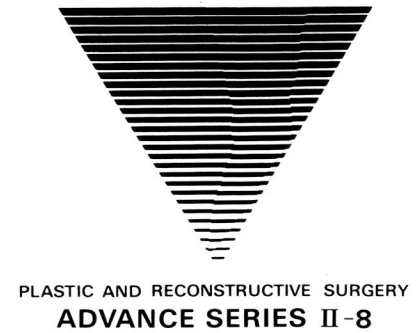

PLASTIC AND RECONSTRUCTIVE SURGERY
ADVANCE SERIES Ⅱ-8

Facial Rejuvenation 最近の進歩

東京大学教授
波利井 清紀 監修
東海大学教授
谷野 隆三郎 編著

克誠堂出版株式会社

執筆者一覧

神戸大学医学部
皮膚科
船坂 陽子

神戸大学医学部
皮膚科
市橋 正光

東海大学医学部
皮膚科
川久保 洋

湘南鎌倉総合病院
形成外科
山下 理絵

サフォクリニック
白壁 征夫

まゆみクリニック
戸佐 眞弓

松倉クリニック
松倉 知之

松倉クリニック
道本 真保

東京大学医学部
形成外科
吉村 浩太郎

鈴木形成外科
鈴木 晴恵

東海大学医学部
形成外科
宮坂 宗男

カネボウ株式会社
基礎科学研究所
井上 紳太郎

カネボウ株式会社
基礎科学研究所
大西 重樹

セフォラ・エーエーピー
ジャパン株式会社
黒田 能子

杏林大学医学部
形成外科
久保田 潤一郎

大阪白壁美容外科
出口 正巳

大阪白壁美容外科
白壁 理志

新橋形成外科
クリニック
新橋 武

大城クリニック
佐々木 克己

大城クリニック
大城 俊夫

大城クリニック
安田 昇平

きぬがさクリニック
衣笠 哲雄

関西医科大学
形成外科
土井 秀明

たか子クリニック
久保田 賢子

白由が丘クリニック
古山 登隆

いちだクリニック
市田 正成

東海大学医学部
形成外科
西村 正樹

(執筆順)

序

　顔面軟組織の老化現象には，大皺，小皺，たるみ，しみ，毛細血管拡張，アクロコルドンなどといったいろいろな現象が見られるが，わが国における"顔面の若返り術（facial rejuvenation）"は従来，フェイスリフトを含めた手術的手法が主流をなしてきた。しかしながら，フェイスリフトのみによって得られる若返り効果には大きな限界があることは当然で，したがって少しでも患者の満足度を上げるためには，これ以外の手法を的確に適用し，総合的な若返り効果を得る必要がある。

　Chemical peeling については1980年代にフェノール peeling が導入されたが，その苦い経験より久しくこの手法はわれわれ日本人には適応がないと信じられてきた。しかし近年，フルーツ酸，サリチル酸，トリクロル酢酸，レチノール酸などの再評価により，chemical peeling は爆発的な普及を果たしている。さらに本書では，ハイドロキノンやコウジ酸などの美白剤や保湿剤，サンスクリーンを用いたスキンケアについても言及した。

　一方では，血管腫や母斑など皮膚の先天性色素異常症の治療を目的として発展したレーザーが，"しみ"や"皺"といった皮膚の老人性変化の治療，いわゆる laser resurfacing にも適用され，facial rejuvenation のツールの一つとして見直しが行われた。これ以外にも酸化アルミナの細粒を用いたマイクロピーリング，コラーゲンやヒアルロン酸の注入法，脂肪注入法，テフロンチューブの埋入術，ボツリヌストキシンの局注など，facial rejuvenation のツールは日進月歩で枚挙にいとまがない。しかし一方，われわれ東洋人の皮膚は瘢痕形成や色素沈着を来しやすいなど，白色人種に比べより慎重な skin resurfacing が要求され，副作用，限界といったことも議論され始めている。

　このように，われわれは facial rejuvenation に対して多くのツールを得てきたが，これらの手法はいずれも両刃の刃で，その適応と使い分けにはきわめて慎重でなくてはならない。多くの選択肢がある中からどの治療法を選択するかについては，当然インフォームドコンセントの問題も絡むので，われわれ自身がこれらのツールを正しく理解し，それぞれの適応と限界についての正しい情報を患者に提供した上で，一緒に治療方針を決定することが大切である。

　これらの手技には，施術にあたっての微妙なコツが治療結果を大きく左右するものが多く含まれており，本書においては各分野でもっとも経験の深い先生方にその秘訣も含めご執筆をお願いした。日常診療における facial rejuvenation のお役に立てれば幸甚である。

2001年6月

東海大学医学部形成外科

谷野隆三郎

目　次

序 .... 谷野隆三郎

I．皮膚の老化

1．皮膚の光老化 .... 船坂　陽子・市橋　正光　3
　　A．分子生物学的機序／3　　B．皮膚の光老化所見／5

2．老化に伴う皮膚病変 .... 川久保　洋　12
　　A．腫瘍性の変化／12　　B．沈着症、その他／16

II．Chemical peeling

3．Chemical peeling概論 .... 山下　理絵　21
　　A．歴史／22　　B．Peelingの深達度分類／23　　C．薬剤の特徴とpeeling剤の作製／24　　D．Peeling剤の薬理作用／25　　E．注意点および副作用と毒性／25　　F．適応／26

4．フルーツ酸、グリコール酸など .... 白壁　征夫　29
　　A．概念／29　　B．材料／30　　C．手技／30　　D．術後管理／32　　E．考察／32

5．サリチル酸 .... 戸佐　眞弓　33
　　A．概念／33　　B．術前の評価／33　　C．手技／34　　D．術後管理／35　　E．症例／36　　F．考察／38

6．トリクロル酢酸 .... 松倉　知之・道本　真保　40
　　A．概念／40　　B．施術の実際／41　　C．方法／41　　D．術後管理／43　　E．症例／45　　F．考察／45

7．レチノイン酸 .... 吉村浩太郎　48
　　A．概念／48　　B．術前の評価と適応／49　　C．外用剤の調合法／50　　D．手技、治療法／50　　E．症例／51　　F．考察／53

8．プライミングとイオントフォレーシス .... 鈴木　晴恵　56
　　A．プライミング／56　　B．イオントフォレーシス／57　　C．手技／59　　D．考察／63

III．スキンケア

9．ハイドロキノン、コウジ酸など .... 宮坂　宗男　67
　　A．概念／68　　B．美白剤（漂白剤）／69　　C．手技／71　　D．症例／72　　E．考察／73

10．スキンケア化粧品 ……………………………………………………………井上紳太郎・大西　重樹　75
A．Skin resurfacingにおける施術後の課題とスキンケア化粧品／76　　B．皮膚正常化の促進／76　　C．色素沈着防止／80

11．サンスクリーン剤（紫外線防止用化粧品） ……………………………………………黒田　能子　83
A．日焼け止めクリームから紫外線防止用化粧品へ／83　　B．紫外線と皮膚障害／84　　C．防止効果の評価と表示／84　　D．サンスクリーン剤に配合される有効成分／85　　E．サンスクリーン剤の種類と製品／85

IV．Laser resurfacing

12．Laser resurfacing概論 …………………………………………………………久保田潤一郎　91
A．原理／91　　B．レーザー機器の特徴／92　　C．日本人のスキンタイプ／94　　D．手技／94

13．ウルトラパルスCO_2レーザー …………………………………………出口　正巳・白壁　理志　96
A．概念／97　　B．術前の評価／97　　C．手技／98　　D．術後管理／99　　E．症例／100　　F．考察／101

14．Er：YAGレーザー ………………………………………………………………新橋　武　105
A．概念／105　　B．特徴／106　　C．手技／106　　D．症例／107　　E．考察／109

15．老化に伴う色素性病変のレーザー治療 …………………………………………宮坂　宗男　113
A．レーザー治療の対象となる色素性病変／113　　B．レーザー治療の対象とならない色素性病変との鑑別／117　　C．考察／117

16．老化に伴う血管性病変のレーザー治療 ………佐々木克己・大城　俊夫・安田　昇平　119
A．概念／119　　B．術前の評価／119　　C．術後管理／120　　D．症例／120　　E．考察／124

17．Non-ablative laser resurfacing ……………………………………衣笠　哲雄・土井　秀明　125
A．概念／125　　B．術前の評価／126　　C．手技／126　　D．術後管理／127　　E．症例／127　　F．考察／128

IV．その他の方法

18．Microdermabrasion ……………………………………………………………久保田賢子　135
A．概念／135　　B．術前の評価／136　　C．手技／136　　D．症例／139　　E．考察／141

19．コラーゲン注入術 ………………………………………………………………古山　登隆　143
A．概念／144　　B．術前の評価／144　　C．手技／144　　D．術後管理／146　　E．考察／146

20．脂肪注入術 ……………………………………………………………………市田　正成　149
A．概念／149　　B．手技／150　　C．術後管理／151　　D．症例／152　　E．考察／153

21．テフロン埋入術 ··西村　正樹 156
　　A．概念／156　　B．手技／157　　C．術後管理／158　　D．症例／158　　E．手技のポイント／158

索　引 ··· 161

I．皮膚の老化

1. 皮膚の光老化

SUMMARY

老化および光老化の病態について in vitro および in vivo の実験結果より，その分子生物学的機序について概説した。また，皮膚の臨床的および病理組織学的な特徴を比較し，現在までに明らかにされてきた光老化の生化学的な機序と，それをふまえた上で抗光老化薬の作用機序についてまとめた。

はじめに

年齢を経ることにより生じる生理的老化（内因性老化）に加え，紫外線に暴露されることにより，さらに修飾された老化を光老化（外因性老化）という。したがって，光老化とは中高年者の慢性に日光暴露を受けた皮膚の臨床的，病理組織学的，機能的な変化を指すものであり，個人の日光暴露歴や紫外線に対する反応性，すなわちスキンタイプにより，その程度は著しく左右される。光老化は，美容学的な見地と紫外線発癌の2点においてとくに重要な問題となるが，平均寿命の伸びと，安定した経済力から，前者に対しても治療と予防を望む人口が世界的に増加している。本稿では，老化および光老化の分子生物学的な機序について現在までに明らかにされている点を述べ，その結果生じる皮膚の変化について概説する。

A 分子生物学的機序（表1・1）

1. In vitro aging

老化は，ヒト組織の機能および予備能が衰退することを意味し，これは細胞レベルでの変化によるためと考えられている。この変化により，恒常的な機能と環境因子に対する反応性に不備が生じ，外来性の刺激により生じた損傷に対する修復が減弱し，結果として疾病や非可逆的な機能不全へとつながる[1]。老化に関連した組織機能の衰退は，個々の培養細胞の機能にも反映していることが明らかにされている[2]。

Hayflickは，正常ヒト2倍体細胞は一定の寿命をもつ，すなわち in vitro では2倍に分裂増加する能力に限界があり，その後では分裂能を失い，老衰に至ることを示した[2]。また，in vitro における細胞の寿命は由来組織の年齢と逆相関することを示し，培養細胞の in vitro での継代による細胞の老化は，in vivo での老化と同様の変化であることを示唆した[2]。したがって，個体の寿命と個々の培養細胞の老化とは同じ遺伝子によりコントロールされているものと考えられる。

2. シグナル伝達の減弱

年齢を経るにつれ，分裂刺激による反応が低下する原因の一つとしては，シグナル伝達不全が考えられている。老齢者由来の細胞において若年者に比較し，正常ヒト線維芽細胞上の上皮成長因子（epidermal growth factor, 以下EGF）の受容体が減少し，結果としてリガンド（受容体に結合する因子）であるEGFとの結合が低下していることが示された[3]。さらに，EGF受容体の自己リン酸

表1・1 生理的老化と光老化の機序

機　序	生理的老化	光老化
in vivo での細胞分裂能	↓	↓↓
分裂刺激に対する反応	↓	↓↓
増殖因子受容体の量	↓	未知
受容体とリガンドとの結合	↓	未知
細胞内シグナル伝達機構の活性化	変化	変化
テロメア	↓	未知
テロメラーゼ活性	未知	↑
酸化ストレスによる損傷	↑	↑↑
ミトコンドリアのDNA変異	↑	↑↑
p53の変異	↑	↑↑↑
分化状態	↑	↓

（Yaar, M., Gilchrest, B. A.：Aging versus photoaging ; Postulated mechanisms and effectors. J. Invest. Dermatol. (Symp. Proc.), 3：47-51, 1998. より引用）

化および内在化，また EGF 受容体下流の細胞内のシグナル伝達が年齢とともに減弱していることが示された[4]。このような分裂刺激によるシグナル伝達の反応低下は，組織の機能，とくに創傷治癒に影響を及ぼす。すなわち，老化に伴い創傷治癒が低下する[5]が，シグナル伝達の減弱が大きな要因の一つと考えられる。

3．老化関連遺伝子

培養細胞を用いた実験において，若い細胞と老化細胞を融合させると，老化の形質が優位に現れる[6,7]。また，不死化した細胞への染色体の導入実験より，優性に働く老化遺伝子は，染色体 1，4，7番目に存在することが示唆された[8]。この系を利用して，ヘリックスループヘリックスロイシンジッパードメインをもつ転写因子である MORF 4 が老化関連遺伝子として同定された[9]。

細胞外マトリックスであるフイブロネクチンのエピトープ[10]や，細胞外蛋白の修飾に関わるプロテアーゼであるコラゲナーゼやストロメリシン[11]，またプロテアーゼインヒビターであるプラスミノゲンアクチベーターインヒビター[12,13]をコードする遺伝子が，老化とともに過剰発現することが明らかにされた。これら細胞外マトリックス蛋白からのシグナルは細胞の増殖を制御することが知られている。

線虫では哺乳類の PI 3 キナーゼの触媒部位と相同性をもつ age-1 遺伝子が[14,15]，抗老化と関連していることが報告されている。抗老化遺伝子 clk-1 や spe-16 は熱に耐性をもち，致死的温度や紫外線等の環境因子により引き起こされるストレスに対しての耐性を与える[16,17]。すなわち，環境因子に対する反応性の優劣が老化を制御することが示されている。

4．転写因子の機能不全

In vitro での老化細胞において過剰発現される遺伝子の大部分は，細胞周期を G 1 期にとどめる働きをもつ。これらの遺伝子産物は，DNA に結合して遺伝子の転写を制御する[18]。とくに in vitro の細胞老化において癌抑制遺伝子 p 53 と網膜芽細胞腫（retinoblastoma，以下 Rb）の遺伝子産物が，主要な働きをなす[19,20]。また，Rb 蛋白のリン酸化の初期段階を抑制すると考えられている statin[21]，サイクリン依存性キナーゼを抑制する p 16[22]，多くの細胞シグナルにより活性化されるマスタースイッチである c-fos，細胞増殖に重要な遺伝子群の発現を誘導する E 2 F などのいくつかの核内転写因子が，老化とともに機能不全に陥ることがヒト細胞を用いた実験で示されている[23]。

5．テロメアの短縮

老化に伴い，細胞の寿命を制御するテロメアが短縮する。テロメアは真核生物の染色体の末端に存在し，TTAGGG の繰り返し配列を有し，染色体の末端が分解されないよう防護する作用をもつ[24]。DNA polymerase はこの末端部を複製できないために，分裂のたびに短縮する。この現象は，in vivo の線維芽細胞の老化において認められている[25]。ビタミン C は，テロメアを伸長する酵素，テロメラーゼの加齢による低下を抑制する。

6．酸化ストレスの関与

ショウジョウバエにおいては，抗酸化に働く酵素や，飢餓，乾燥，熱に対する抵抗性獲得に関連する蛋白をコードする遺伝子の発現により，その個体の寿命が延びる[16,17]。低濃度の H_2O_2 で処理するとヒト 2 倍体の線維芽細胞は老化に特徴的な性質を示すようになる[26]。したがって，酸化ストレスは老化を進める作用をもつことが予想される。

老化に伴い，酸化ストレスによる遺伝子あるいは細胞への傷が増加する。また DNA 修復能は年齢とともに低下するので，比較的軽度の核内 DNA の損傷が速やかに修復されず，時間とともに変異が集積して，細胞機能に変調を来し，老化あるいは癌化へと導かれる[27]。

紫外線照射により活性酸素種が産生され，慢性に日光暴露を受ける皮膚では，酸化による損傷が増強すると考えられる。酸化ストレスの増加は，ミトコンドリアや核の DNA 損傷の増加につながり[28]，老化を進めるとともに，皮膚癌すなわち紫外線発癌の発生に大きくかかわる。

7．光老化細胞の特徴

In vivo での老化の解析がもっとも信頼性が高いものの，その観察個体数および期間，対象臓器が限られること，異なった外来性の影響を受けることにより個体差が生じる点が短所となる。したがって，もっとも簡便な光老化の研究として，同じ個体由来の日光暴露により損傷を受けた細胞と，非暴露部の細胞とを比較検討する手法がとられてきた[1]。

慢性に日光暴露を受けた皮膚由来の細胞は，非裸露部由来の細胞に比し，in vitro での寿命が短い。この傾向は，in vivo での光老化が強いほど顕著となる。この理由は明らかではないが，慢性に日光に暴露された皮膚では，機能を補うために，細胞分裂がより盛んに生じていたためかもしれない[1]。

老化と光老化とのもっとも大きな違いは，後者はより

高頻度に癌を発生しうる点である[29]。その原因の一つとして，紫外線による損傷を受けた皮膚では，癌遺伝子や癌抑制遺伝子の変異がより高頻度で生じていることが挙げられる。In vitro と in vivo の研究にて，太陽光に含まれる紫外線照射は DNA のジピリミジン部位に直接作用して，CC→TT または C→T への変異を引き起こすことが示されている[30]。癌化には一つの細胞においていくつかの異なった変異が必要であるため，光損傷皮膚では癌化には至っていないが，遺伝子の変異をもつ細胞の集団が存在していると考えられる[31]。

p 53 の変異をもつ角化細胞が，日光暴露部においてより多く認められ，またこの変異がジピリミジン部位などの紫外線 hotspot に局在していることが明らかにされている。p 53 の変異は日光角化症や有棘細胞癌のみならず，その周囲の正常皮膚においても見られることより，この変異は紫外線による発癌の初期段階であると考えられる[31]。紫外線暴露皮膚において p 53 の変異が高率に見られることより，この変異は光老化に深くかかわっているといえる。

慢性に紫外線暴露を受けた皮膚由来の角化細胞は，分化に関連する SPR 2 や IL 1 受容体のアンタゴニストの発現が低く，分化しにくい状態にある[32]。また，このような角化細胞の紫外線に対する急性の反応も非暴露部の角化細胞とは異なっており，c-fos の発現が数倍高いことが報告されている[33]。

B 皮膚の光老化所見

1．老化・光老化皮膚の特徴（表1・2）[34]

老化皮膚では，皮膚のたるみ，皺，皮膚の乾燥，皮膚の菲薄化，表皮真皮境界部の平坦化（表皮突起の減少）が見られる。一方，光老化の臨床的な特徴としては，皮膚の粗造化，皺形成，不規則な色素沈着，毛細血管の拡張，皮膚癌（および前癌症）が挙げられる。これらに対応する病理組織学的所見としては，表皮では基底層角化細胞の形態変化，角化細胞数の減少，表皮突起の消失，メラノサイトの数の減少，メラニンの不規則な分布と増加が，真皮ではコラーゲンの減少，日光性弾力線維変性（solar elastosis）が見られる[35]。

この機序としては，表皮基底細胞の変化は，DNA 損傷修復不全による塩基の変異による増殖・分化の変調が，また真皮の変化は，紫外線照射によるコラゲナーゼ遺伝子の発現亢進・コラゲナーゼ酵素の産生増加によるコラーゲンの崩壊亢進[36]が，そしてグリコサミノグリカンと大型コンドロイチン硫酸プロテオグリカンの日光弾力線維変性部における沈着[37]が明らかにされている。グルコースと蛋白アミノ基との酸化触媒反応（メイラード反応）の結果産生される，後期反応生成物の advanced glycation end-products（AGEs）が，日光角化症の日光弾力線維変性部エラスチンに沈着していることが免疫組

表 1・2　生理的老化と光老化の特徴

特徴	生理的老化	光老化
臨床的特徴	細かい皺，乾燥，たるみ 創傷遅延，易出血性	皮膚の粗造化 細かい皺，粗い皺 色素沈着，黄ばみ 乾燥，血管拡張，皮膚癌（あるいは前癌症）
組織学的特徴		
表皮	菲薄化 表皮突起の減少	表皮肥厚と菲薄化，細胞異型性 不規則な色素沈着，表皮突起の消失
真皮乳頭層	弾力線維の減少	変性弾力線維の増加（solar elastosis）
真皮網状層	線維芽細胞の不活性化	線維芽細胞の増殖 マスト細胞の増殖，炎症細胞の浸潤
膠原線維	膠原線維の減少，配列の乱れた太い線維束 コラーゲン産生能の低下 コラゲナーゼ産生能の増加 エラスチン産生能の減少	線維束および膠原線維の減少と均一化 コラーゲン産生能の低下 コラゲナーゼ産生能の著明な増加 エラスチン産生能の亢進
間質	グリコサミノグリカンの増加	グリコサミノグリカンの増加
血管	減少	著明な減少，血管拡張
附属器	汗腺，脂腺の減少 毛成長の減少	汗腺，脂腺の減少 毛成長の減少

(Obagi, Z. E.：Skin Health；The concepts. Obagi Skin Health Restoration & Rejuvenation, edited by Obagi, Z. E., pp. 27-46, Springer, New York, 1999. より引用)

織学的に証明されている[38]。中波長紫外線（ultraviolet B, UVB）または長波長紫外線（ultraviolet A, UVA）が直接誘導するほか，炎症により発生する活性酸素が，このメイラード反応を進行させる。したがって，光老化現象は紫外線の細胞DNAへの直接的な損傷，および酸化ストレスを介したDNAや蛋白，糖，脂質への傷害の結果生じるものと考えられる[35]。

光老化の機序は，以下の手法で検討されてきた。すなわち，長期の紫外線の効果は，①マウスなどの動物に繰り返し照射することにより，ヒトよりも短期間で皺の形成を誘導し，抗酸化剤などの投与にて皺形成の阻害および回復機構を解析する，②生検したヒト光老化皮膚で遺伝子・蛋白発現，酵素活性を測定する。一方，急性の紫外線の効果は，皮膚および培養細胞へ単回ないしは数回の紫外線を照射し，シグナル伝達や遺伝子発現を解析することにより検討されてきた。

これらの系において，光老化による皺発生の機序は，真皮マトリックスメタロプロテアーゼ（matrix metalloproteinase，以下MMP）に注目して検討されている。MMPはその活性中心にZnをもつ金属酵素であり，その基質特異性の違いから19種類のMMPの存在が確認されており，コラーゲンやエラスチンなどの真皮マトリックスを分解する酵素である。紫外線照射によりmitogen-activated protein（MAP）キナーゼが活性化され，活性化されたMAPキナーゼは転写因子AP-1を活性化し，MMPの発現を誘導することが明らかにされている（図1・1）[39]。MMPにより真皮マトリックスが破壊されるが，間歇的な紫外線照射により破壊と不十分な修復を繰り返し受けた結果，光老化による真皮の変化が進み，深い皺形成へと導かれるものと考えられる。UVA照射を受けた線維芽細胞はMMP-1の[40]，UVBではMMP-1, -3[41], 92 kD gelatinase（MMP-9），stromelysinのmRNA，蛋白の発現増加および活性増強[39]が誘導される。

老化に伴い表皮のメラノサイトの数は減少するが，日光暴露部では，この減少率は非暴露部に比し明らかに小さくなる。しかしながら若年者よりは減少していることが観察されている[42]。光老化で認められる色素沈着の原因としては，脂漏性角化症，基底細胞上皮腫などの良性・悪性腫瘍によるもの，および老人性色素斑などの表皮メ

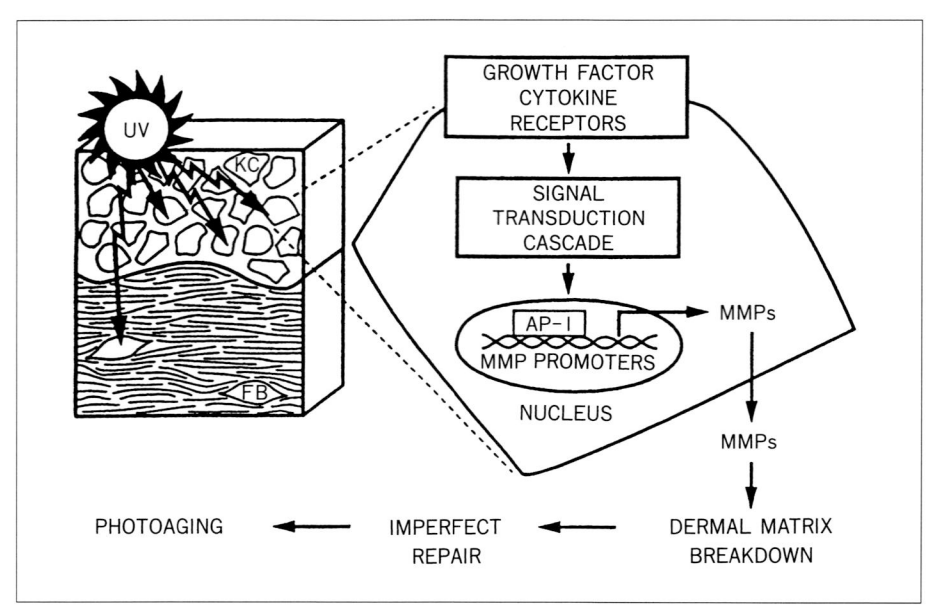

図1・1　紫外線による光老化誘導に関わるシグナル伝達機構
表皮ケラチノサイトや真皮線維芽細胞が紫外線の照射を受けると，増殖因子やサイトカインの受容体が刺激されて，プロテインキナーゼの活性化を伴うシグナル伝達のカスケードの活性化が生じる。この結果，転写因子AP-1が活性化され，活性化AP-1はMMPの発現を誘導する。MMPは真皮の細胞外マトリックスを分解する。損傷を受けたマトリックスは不完全にしか修復されないため，真皮の構築に欠陥が生じる。繰り返し紫外線に暴露されることにより，この欠陥真皮の損傷が蓄積して，皺形成に至るものと考えられる。
（Fisher, G. J., Voorhees, J.：Molecular mechanisms of photoaging and its prevention by retinoic acid；Ultraviolet irradiation induces MAP kinase signal transduction cascades that induce Ap-1-regulated matrix metalloproteinases that degrade human skin in vivo. J. Invest. Dermatol. (Symp. Proc.), 3：61-68, 1998. より引用）

ラノサイトの活性化に基づく表皮内のメラニン量増加に起因するものが挙げられる。

主として rejuvenation の対象となる老人性色素斑では，メラノサイトにおけるメラニン産生の律速酵素であるチロシナーゼの活性が増強しており，メラニンが過剰に産生されて，周囲角化細胞に，より多くのメラニンが受け渡される結果，いわゆる'しみ'として認識される色素沈着を来す。さらに，メラノサイトの活性化のみならず，表皮角化細胞の増殖も伴い，表皮突起の延長が見られるため，メラノサイトのみならず，角化細胞の変化も伴っている病変といえる。

紫外線照射により，メラノサイトのチロシナーゼ活性が増強するが，これは紫外線のメラノサイトへの直接的な作用と，周囲角化細胞が紫外線照射を受けることによりその産生が増強する melanocyte stimulating hormone(MSH)[43]や，endothelin 1(ET 1)[44]，thioredoxin(TRX)[45]がメラノサイトに作用して活性化する間接的なパラクリン作用の両者の機序によることが明らかにされている。

2．抗酸化剤の効果

紫外線により活性酸素が生じるが，活性酸素が光老化を誘導することが知られている。UVA 照射により線維芽細胞にて一重項酸素が発生し[46]，この一重項酸素がコラーゲンの重合を促進し，結果として皺，たるみに関与している可能性が示されている[47]。

活性酸素に対する防御機構は酵素系と非酵素系に二大別される。現在まで頻用され，また研究が進められてきたのは，後者に属するβ-カロチン，ビタミンC，Eである。β-カロチンは一重項酸素の消去を，ビタミンEは脂溶性の細胞膜に結合して脂質過酸化の消去を，ビタミンCは各種の水溶性ラジカル（スーパーオキシド，一重項酸素）を迅速に消去し，さらにビタミンEなど脂溶性ラジカル捕捉型抗酸化物の再生作用も有す。

光老化および紫外線の皮膚への作用にかかわるこれら抗酸化剤の効果としては，β-カロチンのUVBによる紅斑反応の抑制[48]，ビタミンCとEのヘアレスマウスにおけるUVB照射による皺形成[49,50]および皮膚癌形成の抑制[51]，そしてヒト顔面の色素沈着抑制効果[52,53]が報告されている。

3．レチノイン酸とサンスクリーンの作用機序

前述の抗酸化剤は，紫外線による酸化ストレスを抑制することにより皮膚変化の予防作用を有するものの，いったん生じてしまった光老化を元に戻す作用は有していない。レチノイン酸を光老化皮膚に外用することにより，皺[54]や色素沈着[55,56]の改善が見られることが報告され，現在世界中で皮膚の若返りの薬として広く頻用されるに至っている。

その作用機序としては，表皮細胞のTGF-βの発現誘導[57,58]，コラーゲンtype IおよびIIIの発現誘導[57]，UVBにより誘導されるMMP遺伝子のAP-1による転写の抑制[36]，および表皮細胞でのヒアルロン酸の産生亢進の誘導[59]により，コラーゲン量の増加を導き，また角層直下の皮膚の水分環境を改善して，皺に有効に働くものと考えられる。また，メラニン生成の律速酵素であるチロシナーゼ活性を抑制することにより，色素沈着改善に働くとの報告がある[60]。

日常生活および外出において皮膚が過度の紫外線に暴露されないように防御するには，サンスクリーンの外用が必要となる。とくに疫学的調査より幼少時の日焼け[61]が，また魚の発癌実験よりUVA領域が黒色腫発症に関与している[62]との報告がなされており，UVBのみならずUVAをカットするサンスクリーンを幼少時から外用することが望まれる。

サンスクリーンには紫外線吸収剤，散乱剤が配合され，その効果はUVBに対しては，遅延型紅斑惹起量(minimum erythema dose：MED)を指標に，塗布部位MED/未塗布部位MEDにて sun protection factor (SPF) が求められている[63]。また，UVAに対しては，持続型即時黒化反応 (minimum persistent pigment darkening dose：MPPD) を指標に，protection factor of UVA (PFA) が求められている[63]。したがって，健常人では十分なSPF値のサンスクリーンを外用していると，紅斑反応を主体としたいわゆる日焼け反応は抑制されて，戸外で快適にすごすことが可能となる。

紫外線による遺伝子の損傷や免疫抑制，および真皮のマトリックス変化に対するサンスクリーン剤の作用が，紅斑反応や黒化反応と比例しているか否かは現在のところヒト皮膚では十分に検索されてはいないため，どの程度のサンスクリーン外用により，光老化がどの程度まで防御できうるかなどの定量的観点については，今後の課題として残る。

4．Chemical peeling と美白剤の作用機序

Chemical peeling は，希望する一定の深さの皮膚（表皮と一部真皮）を破壊し，光老化に伴う色素沈着や皺を取り除き，同部の皮膚を新生させて皮膚の若返りを図る[64]。皮膚への浸透の深さに応じて，用いる化学物質の種類や濃度が異なるが，比較的よく施行される真皮浅層ま

での浅い peeling に対しては，α-ハイドロキシ酸 (AHA)，Jessner 液，サリチル酸，トリクロル酢酸 (TCA) が用いられている[64]。

α-ハイドロキシ酸は α 鎖に hydroxyl 基のついた有機酸であるが，このうちグリコール酸と乳酸に関して光老化皮膚に対する検討が進められている[65][66]。その効果としては，①角層剥離の促進[67]，②①の結果としてメラニンの拡散促進[68]，③線維芽細胞の増殖亢進[69]，④コラーゲン合成の亢進[68]，⑤ヒアルロン酸産生の亢進[70]，⑥チロシナーゼの遺伝子発現抑制が明らかにされている[71]。

色素沈着に対しては，フェノール化合物のハイドロキノンが米国を中心に 30 年来頻用され，その効果については確立されたものとなっている。しかしながら，その刺激性と長期連用によるメラノサイト破壊などの副作用のため，日本では市販されていない[72]。メラニンは細胞の核上に存在して，紫外線による DNA 損傷（シクロブタン型二量体：隣接したピリミジンの 5 位の炭素および 6 位の炭素どうしが結合した二量体，および 6-4 光産物：隣接したピリミジンの 6 位の炭素と 4 位の炭素が結合した二量体）を防御することが報告されており[73]，紫外線によるメラニン生成の誘導は一種の紫外線に対する SOS 機構と考えられる。したがって，美白剤によりこの SOS 機構に破綻を来すと，紫外線による遺伝子損傷が増加し，ひいては紫外線発癌の増加が懸念される。そのため，美白剤使用時にはさらに厳重なサンスクリーンの使用が推奨される。

筆者らは，抗酸化剤であるフェルラ酸とビタミン E をエステル結合させたビタミン E フェルラ酸に強いチロシナーゼ抑制効果とメラニン生成抑制効果があることを報告してきた[74]が，モルモットを用いた実験にて紫外線色素沈着の形成抑制効果も強いことを明らかにした[75]。さらにこの際，紫外線による直接的な DNA 損傷を反映するシクロブタン型二量体および 6-4 光産物の形成は抑制しないが，活性酸素により二次的に形成され，発癌に深くかかわると考えられる 8-オキソグアニン（グアニンのプリン環の 8 位が酸化されたもの）の形成を抑制することを観察している[76]。今後，このような観点から抗酸化剤の美白剤としての研究・開発の進むことが望まれる。

まとめ

現在まで明らかにされている老化・光老化の機序について概説した。今後 rejuvenation の方法を確立するにあたり，その効果がどういう機序に基づくのかを解明することにより，より良い組み合わせおよび条件にて，より効果的な方法が確立されることが期待される。

（船坂 陽子，市橋 正光）

文 献

1) Yaar, M., Gilchrest, B.A.：Aging versus photoaging ; Postulated mechanisms and effectors. J. Invest. Dermatol. (Symp. Proc.), 3：47-51, 1998.

2) Hayflick, L.：The limited in vitro lifetime of human diploid cell strains. Exp. Cell Res., 37：614-636, 1965.

3) Reenstra, W.R., Yaar, M., Gilchrest, B.A.：Effect of donor age on epidermal growth factor processing in man. Exp. Cell Res., 209：118-122, 1993.

4) Reenstra, W.R., Yaar, M., Gilchrest, B.A.：Aging affects epidermal growth factor receptor phosphorylation and traffic kinetics. Exp. Cell Res., 227：252-255, 1996.

5) Gerstein, A.D., Phillips, T.J., Rogers, G.S., et al.：Wound healing and aging. Dermatol. Clin., 11：749-757, 1993.

6) Smith, J.R., Pereira-Smith, O.M.：Altered gene expression during cellular aging. Genome, 31：386-389, 1989.

7) Wadhwa, R., Kaul, S.C., Ikawa, Y., et al.：Protein markers for cellular mortality and immortality. Mutat. Res., 256：243-254, 1991.

8) Goletz, T.J., Smith, J.R., Pereira-Smith, O.M.：Molecular genetic approaches to the study of cellular senescence. Cold Spring Harb. Symp. Quant. Biol., 59：59-66, 1994.

9) Ehrenstein, D.：Immortality gene discovered. Science, 279：177, 1998.

10) Porter, M.B., Pereira-Smith, O.M., Smith, J.R.：Common senescent cell-specific antibody epitopes on fibronectin in species and cells of varied origin, J. Cell Physiol., 150：545-551, 1992.

11) Zeng, G., Millis, A.J.：Differential regulation of collagenase and stromelysin mRNA in late passage cultures of human fibroblasts. Exp. Cell Res., 222：150-156, 1996.

12) Mu, X.C., Higgins, P.J.：Differential growth state-dependent regulation of plasminogen activator inhibitor type-1 expression in senescent IMR-90 human diploid fibroblasts. J. Cell Physiol., 165：647-657, 1995.

13) West, M.D., Shay, J.W., Wright, W.E., et al.：Altered

expression of plasminogen activator and plasminogen activator inhibitor during cellular senescence. Exp. Gerontol., 31：175-193, 1996.
14) Dorman, J.B., Albinder, B., Shroyer, T., et al.：The age-1 and daf-2 genes function in a common pathway to control the lifespan of Caenorhabditis elegans. Genet., 141：1399-1406, 1995.
15) Larsen, P.L., Albert, P.S., Riddle, D.L.：Genes that regulate both development and longevity in Caenorhabditis elegans. Genet., 139：1567-1583, 1995.
16) Rose, M.R., Vu, L.N., Park, S.U., et al.：Selection on stress resistance increases longevity in Drosphila melanogaster. Exp. Gerontol., 27：241-250, 1992.
17) Dudas, S.P., Arking, R.：A coordinate upregulation of antioxidant gene activities is associated with the delayed onset of senescence in a long-lived strain of Drosophila. J. Gerontol., 50：B 117-B 127, 1995.
18) Wistrom, C., Villeponteau, B.：Cloning and expression of SAG；A novel marker of cellular senescence. Exp. Cell Res., 199：355-362, 1992.
19) Hara, E., Uzman, J.A., Dimri, G.P., et al.：The helix-loop-helix protein Id-1 and a retinoblastoma protein binding mutant of SV 40 T antigen synergize to reactivate DNA synthesis in senescent human fibroblasts. Dev. Genet., 18：161-172, 1996.
20) Bond, J., Haughton, M., Blaydes, J., et al.：Evidence that transcriptional activation by p 53 plays a direct role in the induction o f cellular senescence. Oncogene, 13：2097-2104, 1996.
21) Wang, E., Lee, M.J., Pandey, S.：Control of fibroblast senescence and activation of programmed cell death. J. Cell Biochem., 54：432-439, 1994.
22) Lukas, J., Parry, D., Aagaard, L., et al.：Retinoblastoma-protein-dependent cell-cycle inhibition by the tumor suppressor p 16. Nature, 375：503-506, 1995.
23) Gilchrest, B.A., Bohr, V.A.：Aging processes, DNA damage and repair. FASEB J., 11：322-330, 1997.
24) Blackburn, E.H.：Structure and function of telomeres. Nature, 350：569-573, 1991.
25) Vaziri, H., Schachter, F., Uchida, I., et al.：Loss of telomeric DNA during aging of normal and trisomy 21 human lymphocytes. Am. J. Hum. Genet., 52：661-667, 1993.
26) Chen, Q., Ames, B.N.：Senescence-like growth arrest induced by hydrogen peroxide in human diploid fibroblast F 65 cells. Proc. Natl. Acad. Sci. USA, 91：4130-4134, 1994.
27) Moriwaki, S., Ray, S., Tarone, R.E., et al.：The effect of donor age on the processing of UV-damaged DNA by cultured human cells；reduced DNA repair capacity and increased DNA mutability. Mut. Res., 364：117-123, 1996.
28) Yakes, F.M., Van Houten, B.：Mitochondrial DNA damage is more extensive and persists longer than nuclear DNA damage in human cells following oxidative stress. Porc. Natl. Acad. Sci. USA, 94：514-519, 1997.
29) Gallagher, R.P., Ma, B., McLean, D.I., et al.：Trends in basal cell carcinoma, squamous cell carcinoma, and melanoma of the skin from 1973 through 1987. J. Am. Acad. Dermatol., 23：413-421, 1990.
30) Ziegler, A., Leffell, D.J., Kunala, S., et al.：Mutation hotspots due to sunlight in the p 53 gene of non-melanoma skin cancers. Proc. Natl. Acad. Sci. USA, 90：4216-4220, 1993.
31) Ziegler, A., Jonason, A.S., Leffell, D.J., et al.：Sunburn and p 53 in the onset of skin cancer. Nature, 372：773-776, 1994.
32) Bigler, C.F., Norris, D.A., Weston, W.L., et al.：Interleukin-1 receptor antagonist production by human keratinocytes. J. Invest. Dermatol., 98：38-44, 1992.
33) Garmyn, M., Yaar, M., Boileau, N., et al.：Effect of aging and habitual sun exposure on the genetic response of cultured human keratinocytes to solar-simulated irradiation. J. Invest. Dermatol., 99：743-748, 1992.
34) Obagi, Z.E.：Skin health；the concepts. Obagi Skin Health Restoration & Rejuvenation, edited by Obagi, Z.E., pp. 27-46, Springer, New York, 1999.
35) Gilchrest, B.A.：Physiology and Pathophysiology of aging skin. Physiology, Biochemistry, and Molecular Biology of the Skin, 2 nd ed., edited by Goldsmith, L. A., pp. 1425-1444, Oxford University Press, New York, 1991.
36) Fisher, G.J., Datta, S.C., Talwar, H.S., et al.：Molecular basis of sun-induced premature skin aging and retinoid antagonism. Nature, 379：335-339, 1996.
37) Bernstein, E.F., Underhill, C.B., Hahn, P.J., et al.：Chronic sun exposure alters both the content and disribution of dermal glycosaminoglycans. Br. J. Der-

matol., 135：255-262, 1996.
38) Mizutari, K., Ono, T., Ikeda, K., et al.：Photo-enhanced modification of human skin elastin in actinic elastosis by Nε-(carboxymethyl) lysine, one of the glycoxidation products of the Maillard reaction. J. Invest. Dermatol., 108：797-802, 1997.
39) Fisher, G.J., Voorhees, J.J.：Molecular mechanisms of photoaging and its prevention by retinoic acid；Ultraviolet irradiation induces MAP kinase signal transduction cascades that induce Ap-1-regulated matrix metalloproteinases that degrade human skin in vivo. J. Invest. Dermatol. (Symp. Proc.), 3：61-68, 1998.
40) Kawaguchi, Y., Tanaka, H., Okada, T., et al.：The effects of ultraviolet A and reactive oxygen species on the mRNA expression of 72-kDa type IV collagenase and its tissue inhibitor in cultured human dermal fibroblasts. Arch. Dermatol. Res., 288：39-44, 1996.
41) Wlaschek, M., Briviba, K., Stricklin, G.P., et al.：Singlet oxygen may mediate the ultraviolet A-induced synthesis of interstitial collagenase. J. Invest. Dermatol., 104：194-198, 1995.
42) Jimbow, K., Quevedo, W.C. Jr., Prota, G., et al.：Biology of melanocytes. Dermatology in General Medicine, edited by Freedberg, I.M., Eisen, A.Z., Wolff, K., et al., pp. 192-220, McGraw-Hill, New York, 1999.
43) Chakraborty, A.K., Funasaka, Y., Slominski, A., et al.：Production and release of proopiomelanocortin (POMC) derived peptides by human melanocytes and keratinocytes in culture；regulation by UVB. Biochim. Biophys. Acta., 1313：130-138, 1996.
44) Imokawa, G., Yada, Y., Miyagishi, M.：Endothelins secreted from human keratinocytes are intrinsic mitogens for human melanocytes. J. Biol. Chem., 267：24675-24680, 1992.
45) Funasaka, Y., Ichihashi, M.：The effect of ultraviolet B induced adult T cell leukemia-derived factor/thioredoxin (ADF/TRX) on survival and growth of human melanocytes. Pigment. Cell Res., 10：68-73, 1997.
46) Tyrrell, R.M., Pidoux, M.：Singlet oxygen involvement in the inactivation of cultured human fibroblasts by UVA (334 nm, 365 nm) and near-visible (405 nm) radiations. Photochem. Photobiol., 49：407-412, 1989.
47) Ryu, A., Naru, E., Arakane, K., et al.：Cross-linking of collagen by singlet oxygen generated with UV-A. Chem. Pharm. Bull. Tokyo, 45：1243-1247, 1997.
48) Lee, J., Jiang, S., Levine, N., et al.：Carotenoid supplementation reduces erythema in human skin after simulated solar radiation exposure. Proc. Soc. Exp. Biol. Med., 223：170-174, 2000.
49) Jurkiewicz, B.A., Bissett, D.L., Buettner, G.R.：Effect of topically applied tocopherol on ultraviolet radiation-mediated free radical damage in skin. J. Invest. Dermatol., 104：484-488, 1995.
50) Bissett, D.L., Chatterjee, R., Hannon, D.P.：Protective effect of a topically applied anti-oxidant plus an anti-inflammatory agent against ultraviolet radiation-induced chronic skin damage in the hairless mouse. J. Soc. Cosmet. Chem., 43：85-92, 1992.
51) Bissett, D.L., Chatterjee, R., Hannon, D.P.：Photoprotective effect of superoxide-scavenging antioxidants against ultraviolet radiation-induced chronic skin damage in the hairless mouse. Photodermatol. Photoimmunol. Photomed., 7：56-62, 1990.
52) ビタミンE，C配合剤臨床研究班：顔面色素沈着症にたいするビタミンEとビタミンCの配合剤および単味剤の治療効果．西日皮膚，42：1024-1034，1980．
53) YEC-1研究班：女子顔面色素沈着症に対するYEC-1（ユンケル® EC）の使用経験．基礎と臨床，25：312-323，1991．
54) Kligman, A.M., Grove, G.L., Hirose, R., et al.：Topical tretinoin for photoaged skin. J. Am. Acad. Dermatol., 15：836-859, 1986.
55) Griffiths, C.E., Goldfarb, M.T., Finkel, L.J., et al.：Topical tretinoin (retinoic acid) treatment of hyperpigmented lesions associated with photoaging in Chinese and Japanese patients；A vehicle-controlled trial. J. Am. Acad. Dermatol., 30：76-84, 1994.
56) Yoshimura, K., Harii, K., Aoyama, T., et al.：A new bleaching protocol for hyperpigmented skin lesions with a high concentration of all-trans retinoic acid aqueous gel. Aesth. Plast. Surg., 23：285-291, 1999.
57) Kim, H.J., Bogdan, N.J., D'Agostaro, L.J., et al.：Effect of topical retinoic acids on the levels of collagen mRNA during the repair of UVB-induced dermal damage in the hairless mouse and the possible role of TGF-β as a mediator. J. Invest. Dermatol., 98：359-363, 1992.
58) Fisher, G.J., Tavakkol, A., Griffiths, C.E.M., et al.：Differential modulation of transforming growth fac-

tor-β1 expression and mucin deposition by retinoic acid and sodium lauryl sulfate in human skin. J. Invest. Dermatol., 98 : 102-108, 1992.

59) Tammi, R., Ripellino, J.A., Margolis, R.U., et al. : Hyaluronate accumulation in human epidermis treated with retinoic acid in skin organ culture. J. Invest. Dermatol., 92 : 326-332, 1989.

60) Orlow, S.J., Chakraborty, A.K., Pawelek, J.M. : Retinoic acid is a potent inhibitor of inducible pigmentation in murine and hamster melanoma cell lines. J. Invest. Dermatol., 94 : 461-464, 1990.

61) Tsao, H., Sober, A.J. : Ultraviolet radiation and malignant melanoma. Clin. Dermatol., 16 : 67-73, 1998.

62) Setlow, R.B., Grist, E., Thompson, K., et al. : Wavelengths effective in induction of malignant melanoma. Proc. Natl. Acad. Sci. USA, 90 : 6666-6670, 1993.

63) 福田 實：紫外線防御効果の表示と意義．香粧会誌, 22：111-118, 1998.

64) Ragland, H.P., McBurney, E.I. : Complications of resurfacing. Semin. Cutan. Med. Surg., 15 : 200-207, 1996.

65) Van Scott, E.J., Ditre, C.M., Yu, R.J. : Alpha-hydroxyacids in the treatment of signs of photoaging. Clin. Dermatol., 14 : 217-226, 1996.

66) Stiller, M.J., Bartolone, J., Stern, R., et al. : Topical 8% glycolic acid and 8% L-lactic acid creams for the treatment of photodamaged skin. A double-blind vehicle-controlled clinical trial. Arch. Dermatol., 132 : 631-636, 1996.

67) Van Scott, E.J., Yu, R.J. : Control of keratinization with α-hydroxy acids and related compounds. I. Topical treatment of ichthyotic disorders. Arch. Dermatol., 110 : 586-590, 1974.

68) Ditre, C.M., Griffin, T.D., Murphy, G.F., et al. : Effects of α-hydroxy acids on photoaged skin ; a pilot clinical, histologic, and ultrastructural study. J. Am. Acad. Dermatol., 34 : 187-195, 1996.

69) Lavker, R.M., Kaidbey, K., Leyden, J.J. : Effects of topical ammonium lactate on cutaneous atrophy from a potent topical corticosteroid. J. Am. Acad. Dermatol., 26 : 535-544, 1992.

70) Bernstein, E.F., Underhill, C.B., Lakkakorpi, J., et al. : Citric acid increases viable epidermal thickness and glycosaminoglycan content of sun-damaged skin. Dermatol. Surg., 23 : 689-694, 1997.

71) Ando, S., Ando, O., Suemoto, Y., et al. : Tyrosinase gene transcription and its control by melanogenic inhibitors. J. Invest. Dermatol., 100 : 150 S-155 S, 1993.

72) 船坂陽子，市橋正光：色素沈着の外用療法．臨皮, 51：144-147, 1997.

73) Kobayashi, N., Nakagawa, A., Muramatsu, T., et al. : Supranuclear melanin caps reduce ultraviolet induced DNA photoproducts in human epidermis. J. Invest. Dermatol., 110 : 806-810, 1998.

74) Funasaka, Y., Chakraborty, A.K., Komoto, M., et al. : The depigmenting effect of α-tocopheryl ferulate on human melanoma cells. Br. J. Dermatol., 141 : 20-29, 1999.

75) 船坂陽子，市橋正光，井上和郎：美白剤としてのビタミンEフェルラ酸エステルの開発と応用．ファインケミカル, 28：16-22, 1999.

76) Funasaka, Y., Komoto, M., Ichihashi, M. : Depigmenting effect of α-tocopheryl ferulate on normal human melanocytes. Pigment. Cell Res., 13 (Suppl 8) : 170-174, 2000.

2. 老化に伴う皮膚病変

SUMMARY

加齢に伴う皮膚の病変としては，腫瘍性の変化，沈着症，炎症性の変化，そして主として紫外線による変性となって観察される。加齢に伴い増加する腫瘍として，良性疾患と前癌・悪性腫瘍と分類して説明した。

良性腫瘍としては老人性面皰，老人性脂腺増殖症，老人性血管腫，老人性色素斑，脂漏性角化症につき触れた。前癌病変および悪性腫瘍としては日光角化症，ボーエン病，ケラトアカントーマ，基底細胞上皮腫，有棘細胞癌，乳房外ページェット病，悪性黒子，悪性黒色腫につき説明を加えた。腫瘍以外の変化として黄色腫，皮膚アミロイドーシス，老人性白斑，光線性花弁状色素斑，癜風について述べた。

加齢に伴う変化のうち，悪性化の徴候を示すものや全身疾患の一部分症として生ずるものもあるため，整容学的見地からのみならず皮疹を検討することも重要である。

はじめに

世界一の長寿国となったわが国では今後老年人口の増加に伴い，生活の質の向上を求めていく傾向が強まることは容易に予想され，老化による皮膚病変を診察する機会も増すことと思われる。加齢に伴う皮膚の形態学的な変化は表2・1のごとくであるが[1]，実際の皮膚病変としては，腫瘍性の変化，沈着症，炎症性の変化，そして主として紫外線による変性となって観察される。

このうち炎症性の変化の大部分は本書の目的から外れるため割愛し，また紫外線による変化も「1.皮膚の光老化」の章で詳述されているので，本稿は腫瘍性の変化と沈着症などで形成外科的に問題となりうる疾患を中心に述べることとする。

A 腫瘍性の変化

加齢に伴い増加する腫瘍として，本稿ではまず良性疾患と前癌・悪性腫瘍に分類したが，前癌状態で受診する機会が増すと考えられるので，その病変を見落とさないことがとりわけ重要であろう。その際，デルマトスコープ（照明装置つき拡大観察鏡，ハイネ社，ドイツ）などを用いると診断にかかわる情報量は飛躍的に増加するので，皮疹観察に活用したい。なお，デルマトスコープに関しては成書[2]を参照されたい。

1. 良性腫瘍

a. 老人性面皰（senile comedo）

高齢者の顔面に見られる炎症を伴わない面皰。毛孔性の黒点を特徴とする丘疹が集簇ないし散在性に存在する（図2・1）。

b. 老人性脂腺増殖症（senile sebaceous hyperplasia）

表 2・1 加齢に伴う皮膚の形態学的変化

1) 表皮の変化
   ① 表皮の厚さ，各細胞の大きさが不規則
   ② 角化における異常発生が増加
   ③ ランゲルハンス細胞の減少
   ④ メラノサイトの減少
2) 真皮の変化
   ① 真皮の厚さが減少
   ② 細胞成分，血管成分の減少
   ③ 弾力線維は太くなり走行が不規則
   ④ 膠原線維は細くなり大小不同
3) 皮膚付属器の変化
   ① 毛母メラノサイト消失
   ② 毛は細くなり毛包数も減少
   ③ 皮脂腺機能低下（数は不変）
   ④ 皮膚神経終末器は減少
   ⑤ エクリン腺は減少

（小澤 明，菅井順一：皮膚の構造と機能．日本香粧品会誌，18：14-17，1994．より引用改編）

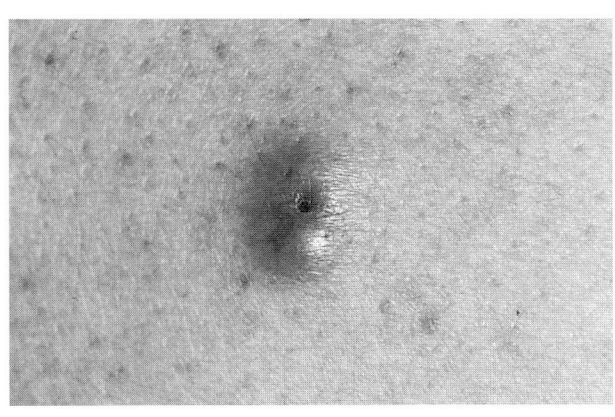
図 2·1　老人性面皰

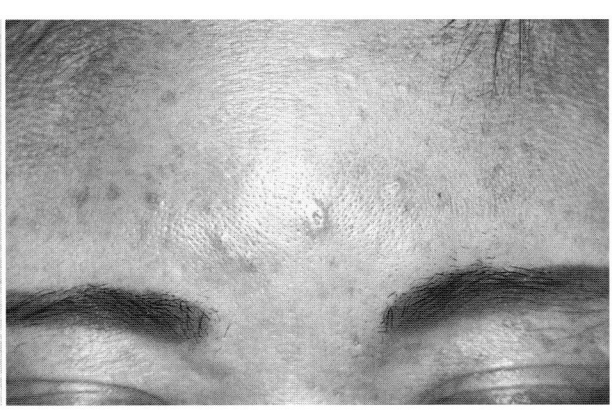
図 2·2　老人性脂腺増殖症

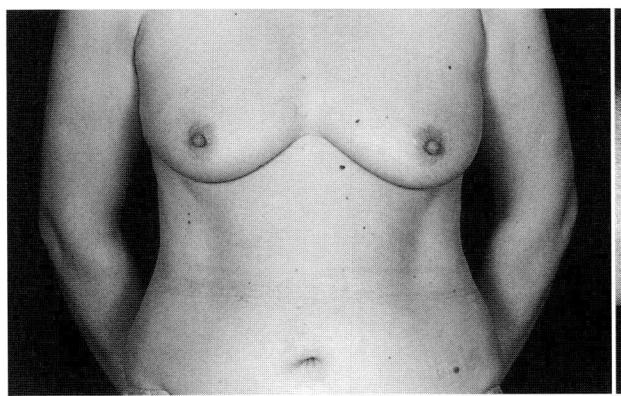
図 2·3　老人性血管腫

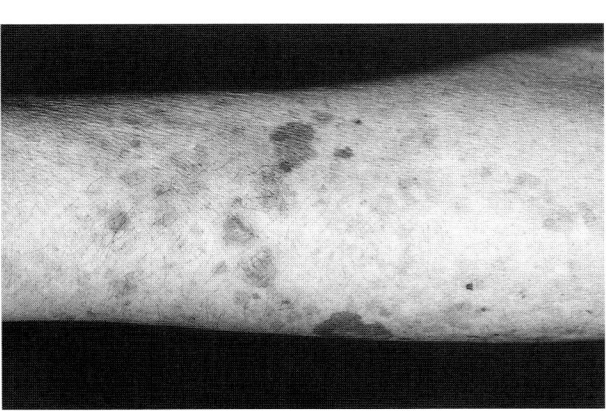
図 2·4　老人性色素斑（扁平な褐色斑）

中年以降に顔面とくに前額部に生ずる。単発性ないし数個を出現する，中心に陥凹のある弾性軟～硬の黄色の小結節である。増大した大型の脂腺小葉，導管からなる腫瘍である（図 2·2）。

c．老人性血管腫〔senile (cherry) angiomas〕

毛細血管の拡張と増殖が本態である。直径 1～5 mm 大の光沢のある鮮紅色小丘疹であり，躯幹・四肢近位側に好発する（図 2·3）。この亜型として同種の皮疹が老人の陰嚢あるいは大陰唇に多発する陰嚢被角血管腫（scrotal angiokeratoma）が知られている。

d．老人性色素斑（lentigo senilis）

高齢者でもっとも頻度の高い色素斑で，60 歳代で半数以上認めるという報告もある。境界の比較的明瞭な，褐色から淡褐色の円形から不整形の色素斑である（図 2·4）。

e．脂漏性角化症（老人性疣贅，senile wart, seborrheic keratosis）

躯幹，頸部，顔面，手背に好発する。最初は径数 mm 程度で常色から淡褐色のごくわずかに扁平に隆起する皮疹であるが，しだいに増大し，褐色から黒色調を帯び，表面は乳頭腫状となるものもある（図 2·5）。腫瘍本体

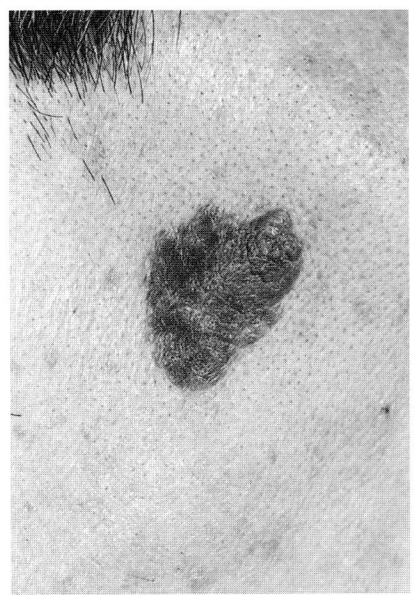
図 2·5　老人性疣贅（脂漏性角化症）

は基底細胞様ないし有棘細胞様の細胞の増殖による。毛孔性の角化，偽性角質嚢腫の存在，表面の「つぶつぶした」形状から悪性黒色腫とは鑑別可能であるが，顔面の場合は悪性黒子との鑑別が困難な場合もあるので詳細に

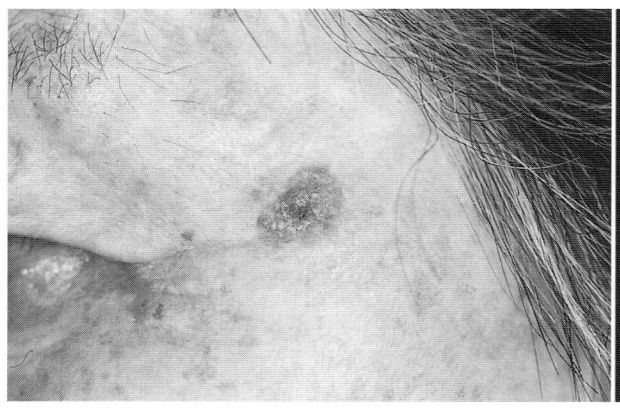

図 2・6 日光角化症

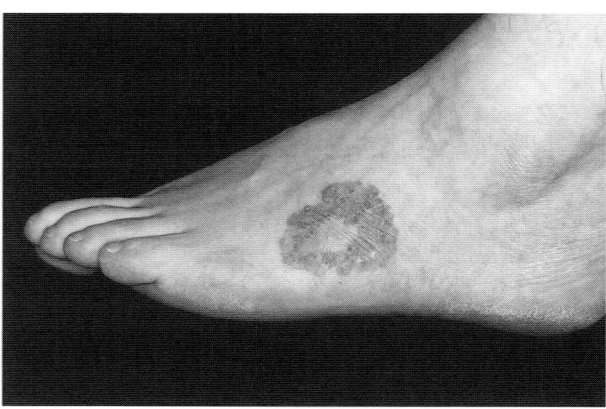

図 2・7 ボーエン病

検討する必要がある。なお，頸部，腋窩に多発する常色から淡褐色の糸状〜小丘疹をアクロコルドン（acrochordon）と呼んでいるが，これは小型の脂漏性角化症であることが多い。急激に脂漏性角化症の数および大きさが増し，瘙痒感を伴う場合は内蔵悪性腫瘍の合併を疑い検査する必要がある（Leser-Trélat syndrome）。この場合も脂漏性角化症自体には悪性化の所見はない。

2．前癌病変および悪性腫瘍

a．皮　角

ケラチンからなる角状の突起が皮表から隆起している状態である。臨床病名であり，この臨床像をとる疾患には尋常性疣贅，日光角化症（solar keratosis），ボーエン病（Bowen's disease），ケラトアカントーマ（keratoacanthoma），基底細胞上皮腫（basal cell epithelioma）がありうる。したがって，とくに高齢者の皮角で診断に疑念のある時は皮膚生検を実施し，しかるのちに治療を行うことが望ましい。

b．日光角化症（solar keratosis，図 2・6）

慢性日光曝露部に生ずる変化で，放置すると有棘細胞癌への移行がありうる。日光に曝露したのちに赤くはなるが色素沈着を残さない皮膚のタイプに多い。黒人にはほとんど見られないといわれている。戸外で長時間労働する職業，たとえば農業・漁業従事者に多い。顔面，とくに前額部，鼻背，耳介，頰部および下口唇，手背そして禿頭部に好発する。

臨床像としては紅斑型，角化型，皮角型，扁平苔癬型，色素型がある。紅斑型は早期の病変で，類円型〜不整形の紅斑の表面に角化性変化を伴うものである。この紅斑が減少し，黄色から褐色の角質塊をつけるようになると角化型，さらにその程度が増すと皮角型となる。苔癬様組織反応が生じると扁平苔癬型を呈する。色素型では褐色調が強い角化性小局面で，場合によっては老人性色素斑，悪性黒子との鑑別が問題となる。老人性色素斑との鑑別のポイントは表 2・2 のとおりである[3]。

表2・2　老人性色素斑と日光角化症の鑑別ポイント

①形が不規則
②色調が不均一
③紅暈を有することがある
④境界はそれほど明瞭ではない
⑤単発のことが多い
⑥表面の角化が強くざらざら触れる

（上野賢一，梅林芳弘，立石　毅ほか：高齢者の色素斑．皮膚病診療，13：219-222，1991．より引用）

日光角化症は数年から十数年の期間を経て有棘細胞癌となるものがある。鑑別診断として悪性化のほとんどない脂漏性角化症が挙げられるが，日光角化症は脂漏性角化症に比較して乾燥している印象があることが相違点である。

c．ボーエン病（Bowen's disease，図 2・7）

慢性炎症性変化で，しばしば乾癬様の皮疹を呈するが，本態は表皮内癌である。放置すると基底層を越えて拡大，ボーエン癌（有棘細胞癌）となる。砒素摂取が発症素因として重要という説もある。また近年 HPV 16 の関与を示唆する報告もある[4]。異型ケラチノサイトの表皮内増殖，表皮の棍棒状増殖，個別角化細胞の出現，表皮極性の乱れなどが組織学的特徴である。ときに瘙痒感を伴うため湿疹と誤診されることがある。躯幹，顔面，前額，手指に好発する。鑑別診断として尋常性乾癬，脂漏性湿疹，日光角化症，円板状エリテマトーデス，尋常性狼瘡などが挙げられるが，視診では困難な場合があるため，経過の長い難治性の湿疹様病変を診察したら生検が必要である。老人性色素斑との鑑別のポイントは表 2・3 のとおりである[3]。

d．ケラトアカントーマ（keratoacanthoma，図 2・8）

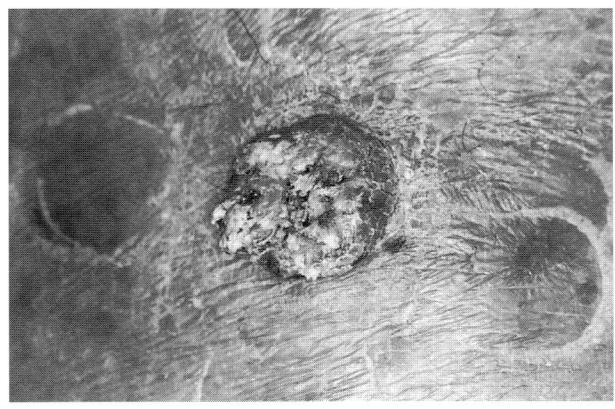

図 2・8 ケラトアカントーマ

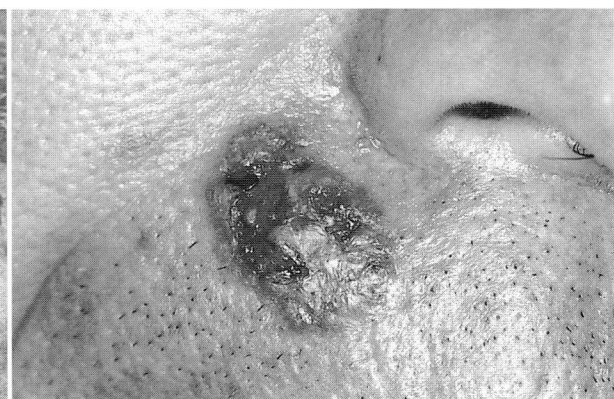

図 2・9 基底細胞上皮腫

表 2・3 老人性色素斑とボーエン病の鑑別ポイント

①ボーエン病では手掌大まで大きくなりうる
②増大すると不整形の輪郭を描くようになる
③扁平ではなくわずかな隆起がある
④表面に粃糠様から角化性の落屑を見る
⑤わずかながら紅色調を認める。とくに角化性鱗屑を剝離するとびらん面が露出する
⑥色調が不均等で淡褐色から黒褐色まで入り混じっている
⑦浸潤を触れることが多い
⑧周囲に紅暈，白暈を認めることがある
⑨まれながら瘙痒感を伴うことがある

（上野賢一，梅林芳弘，立石　毅ほか：高齢者の色素斑．皮膚病診療，13：219-222，1991．より引用）

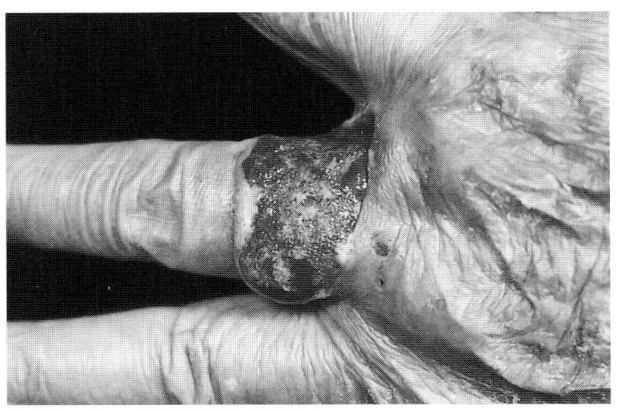

図 2・10　有棘細胞癌

毛囊由来で急速に増大する腫瘍であり，露光部に好発する。多くは単発性。常色の小丘疹で始まり，急速（数週〜数カ月）に増大，中央部に角質塊を入れるドーム状の腫瘤を形成する。腫瘍の一部を生検すると，組織学的に有棘細胞癌と区別がつきにくいので，全体の構築が分かるよう長軸方向を含む標本を採取する必要がある。好中球性膿瘍が腫瘍塊内に見られる。自然消退傾向があるのが特徴である。

e．基底細胞上皮腫（bacal cell epithelioma，図 2・9）

基底細胞の下方・側方への増殖が特徴である腫瘍で，本邦では色素性のものが多い。遺伝因子，紫外線，電離放射線，砒素，繰り返す機械的刺激が発症要因として挙げられている。好発部位は顔面，とくに正中線近くである。転移を起こすことはまれだが，下方への浸潤により組織の破壊を引き起こすことがある。詳細に観察すると，腫瘍辺縁に黒真珠様の小結節が観察される。また，表面は蠟様光沢を有し，毛細血管の拡張を伴うことが多い。

f．有棘細胞癌（squqmous cell carcinoma，図 2・10）

悪性化した表皮角化細胞による腫瘍である。1775 年の Pott[5] による煙突掃除人の陰囊癌の報告をはじめ化学発癌，日光，ヒト乳頭腫ウイルス，慢性持続性炎症など発癌因子は数多く挙げられている。軽度に隆起した疣贅状の広基性の角化性病変から始まり，しだいに拡大，潰瘍化する。転移はまれではない。高齢者においては転移性皮膚腫瘍，amelanotic melanoma などとの鑑別を要することがある。

g．乳房外ページェット病（extramammary Paget's disease）

主として中年以降に，アポクリン腺分布部位（外陰部・肛囲，腋窩に生ずる難治性皮膚炎様の病変である（図 2・11）。時に病巣辺縁部を中心に色素沈着を認め，色素性腫瘍との鑑別も必要となる。直腸，胃，膀胱，子宮頸部などの悪性腫瘍を伴うことがある。

h．悪性黒色腫（malignant melanoma，図 2・12）

しみとして来院する色素斑患者のうち，形状が非対称性のもの，辺縁がぼやけているもの，色素斑自体の色調に濃淡不整のあるもの，直径が 6 mm を超えて大きくなってくるもの，月単位で増大傾向が顕著なものは注意が必要である。デルマトスコープにより特徴的な所見（色素網工の辺縁での放射状の走行，棍棒状肥大が重要）を得ることもある[2]。とくに重要なものは悪性黒子の鑑別

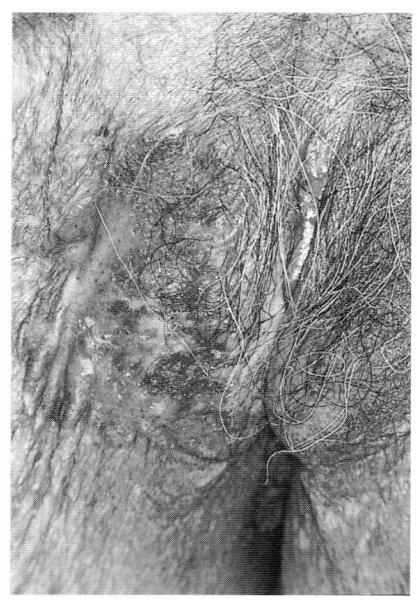
図 2·11 乳房外ページェット病

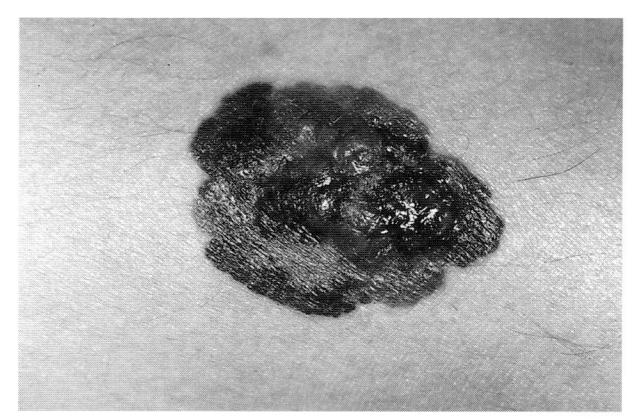
図 2·12 悪性黒色腫（表在拡大型）

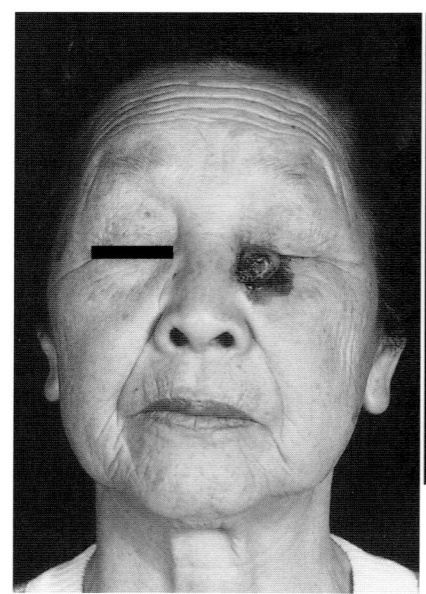
（a） 正面像。
（b） 拡大像。皮表からドーム状に隆起する。色素斑から十数年の経過。 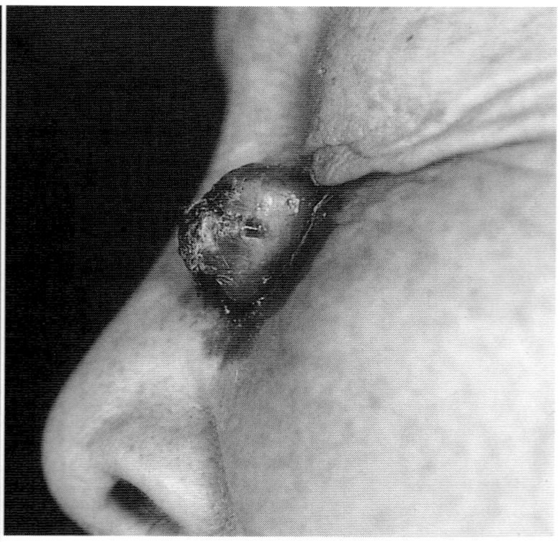
図 2·13 悪性黒子から生じた悪性黒色腫

であろう。

悪性黒子（lentigo maligna）は日光露出部の皮膚に好発する悪性黒色腫の前癌病変である。老人の顔面，鼻部，頬部，まれに手背部に生ずることが多い。5〜20年かかって腫瘤を形成するようになり，黒色腫へ変化する（図2·13）。腫瘤形成後は経過は通常の黒色腫と同様とされている。初期病変では小型の褐色斑として認められるが，しだいに黒色調を増し，かつ辺縁不整，色調の濃淡が著明となる。なお，顔面以外で悪性黒子と診断する場合は悪性黒色腫・表在拡大型（superficial spreading melanoma，SSM）との異同を常に念頭に置くべきである。

B 沈着症，その他

a．黄色腫（xanthoma）

真皮内に脂質を蓄積した組織球（泡沫細胞）が集積して生ずる病態である[6]。

1）眼瞼黄色腫

通常上眼瞼に扁平な軟らかい黄色調の斑を認める。約半数にリポ蛋白代謝異常を認める（図2·14）。

2）発疹性黄色腫

明るい黄色調の小丘疹が急性の経過（数日〜数週）で発症する。四肢，間擦部位，掌蹠に好発する。高カイロ

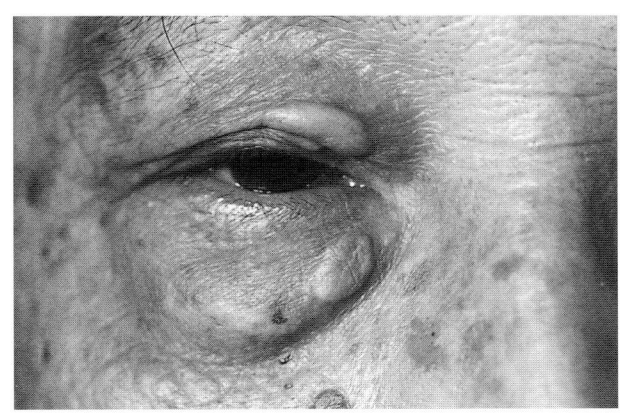

図 2・14　眼瞼黄色腫

ミクロン血症，糖尿病で見ることがある。

　3）結節型黄色腫

　外力の加わる部位，すなわち肘頭・膝蓋などに対称性に生ずる扁平ないし半球状の黄褐色の硬い結節である。多発することが多い。緩徐に増大し，自然消退傾向は少ない。腱黄色腫と合併することが多い。80％以上に家族性高コレステロール血症を認めるという記載もある。

b．皮膚アミロイドーシス（amyloidosis cutis）

　原発性に属する下記のものが高齢者で時に見られる。

　1）アミロイド苔癬

　硬い灰褐色ないし茶褐色の角化性丘疹が下腿伸側・上背部に集簇し，きわめて瘙痒感が強い。癒合傾向はなく，毛包とも関係はない。

　2）斑状アミロイドーシス

　肩甲間部，躯幹，下肢に多い。女性に多く，皮丘に一致した点状の色素斑の集合を認める。これは癒合することなく，さざ波状に配列する。痒みを訴えることはあまりない。ナイロンタオルなどによる慢性の機械的刺激が原因として考えられている。

　3）肛門仙骨部アミロイドーシス

　おもに高齢者の殿部に見られるもので，左右対称性の褐色斑である。

c．老人性白斑（senile vitiligo）

　境界明瞭な脱色素斑で，体幹・四肢に散在性に存在する。尋常性白斑で見られる病変周囲の色素増強は認められない。鑑別として尋常性白斑，炎症後の脱色素斑，梅毒性白斑，癜風後白斑などが挙げられる。

d．光線性花弁状色素斑（pigmentatio pedaloides actinica）

　日焼け後の色素沈着である。肩から上背部にかけての花弁状ないし金平糖状の大豆大までの色素斑である。

e．癜風（pityriasis versicolor）

　体幹，頸部に爪甲大までの境界明瞭な色素斑が多発することがある。多汗性で肥満傾向にある人に多い。*malassezia furfur* による真菌感染症であり，メスで表面をこすって得られた鱗屑を鏡検すれば診断は確定する。

　加齢に伴う変化の中には，悪性化の徴候を示すものや全身疾患の一部分症として生ずるものがあるため，整容学的見地からのみならず皮疹を検討することが肝要である。
　　　　　　　　　　　　　　　　　　（川久保　洋）

文　献

1) 小澤　明，菅井順一：皮膚の構造と機能．日本香粧品会誌，18：14-17，1994．

2) 森島隆文編：Monthly Book Derma, No. 20, 悪性黒色腫のデルマトスコープ入門―色素性腫瘍との鑑別―，全日本病院出版会，1999．

3) 上野賢一，梅林芳弘，立石　毅ほか：高齢者の色素斑．皮膚病診療，13：219-222，1991．

4) Stone, M. S., Noonan, C. A., Tschen, J., et al.: Bowen's disease of the feet. Presence of human papillomavirus 16 DNA in tumor tissue. Arch. Dermatol., 123：1517-1520, 1987.

5) Poff, P.: Cancer scni. Chirurgical Observations; The Chirurgical Works of Percival Poff, Hawes, Clark, and Collings, London, 1975.

6) Melnik, B: Hauterkrankungendurch Störungen des Lipoprotein-und Lipidstoffwechsels.Dermatologie und Venerologie, edited by Braun-Falco, O., Plewig, G., Wolff, H. H., pp. 1113-1130, Springer, Berlin, 1997.

II. Chemical peeling

3. Chemical peeling 概論

SUMMARY

1990年代に入り，米国において laser resurfacing や α-ハイドロキシ酸（AHA）による chemical peeling などの skin resurfacing による rejuvenation が行われるようになり，本邦でもここ2〜3年で急速に普及した。

Chemical peeling は従来よりある剝皮術の一方法であり，本邦においても過去にはフェノールやトリクロル酢酸（TCA）などの薬剤で施行されていたことがあった。しかし，色素沈着が増悪したり，瘢痕などの副作用を起こす危険性が高く，日本人には適応がないものとされ定着しなかった[1〜4]。最近の本邦での普及にはめざましいものがあるが，その理由は米国で開発された方法を黄色人種にあった方法へと改良が成功したことにある。すなわち，グリコール酸を代表とする AHA や Jessner 液による very superficial〜superficial peeling などの浅い peeling 方法の開発である。さらに，peeling 前後の治療いわゆるプライミングとアフターケアにおける軟膏療法（スキンケア）を重視することにより，副作用が減少し，十分な効果を得ることができ，その効果を持続できるようになった点も理由と考えられる。

1994年に AHA peeling 剤の輸入認可が厚生省より下りた後は，本邦でも市販のグリコール酸を購入できるようなり，臨床医の間でも容易に治療に取り入れられるようになったが，このブームにのり，エステティックサロンなどでも安易に行われているのが現況である。安全であるといわれているが，副作用をまったく起こさないことはなく，医療機関の中でも簡易に考えトラブルになっていることもある。医療行為であることを再認識し，施行前の皮膚の診察を十分に行い，患者の治療目的を明確にする必要がある。そして，疾患に適した方法で行うことが重要である。

はじめに

Chemical peeling とは，皮膚に化学物質を塗布し，表皮または真皮を剝離させ，その再生する自然治癒過程を利用し，おもに若返りを目的に始められた剝皮術の一方法である。1990年代に入り，α-ハイドロキシ酸（以下 AHA），いわゆるフルーツ酸による peeling 法が米国で広まり，合併症も少なく安全性が向上したため，1998年以降より本邦でも多くの施設で行われるようになった。

フルーツ酸とは，サトウキビやタマネギなどから抽出されるグリコール酸，サワーミルク，ヨーグルトから抽出される乳酸，青リンゴから抽出されるリンゴ酸，ぶどうや古いワインから抽出される酒石酸，オレンジなどの柑橘類から抽出されるクエン酸などである。これらはいずれも自然発生した有機酸であり，皮膚に対して似た効果をもち，とくにグリコール酸はこれらの中でも peeling 剤に適しているといわれている。

トリクロル酢酸（以下 TCA）は，以前は日本人には強すぎるといわれてきたが，peeling 前療法を十分に行った後，適切な濃度を選択することにより，AHA 以上の若返りの効果がある。また，老人性色素斑や痤瘡にはスポットで使用することもできる。

1940年代後半に Jessner により考案された Jessner 液や β-ハイドロキシ酸（BHA：サリチル酸）は脂溶性であり，角質融解作用をもつため，現在はおもに痤瘡の治療および脂性肌や毛穴の開大した皮膚のスキンケアに有効性を認めている。

A 歴　　史

Chemical peeling の歴史は古く，4000年以上昔のエジプト文明の頃から民間療法として行われていた。クレオパトラがミルク風呂に入っていたという話やフランスのルイ14世が古いワインを皮膚に塗っていたという話が伝えられているが，前者はミルクに含まれている乳酸，後者はワインに含まれている酒石酸を利用した chemical peeling といえる。本邦においても，冬になるとゆずやみかんを風呂に入れる習慣があるが，これも一種の chemical peeling である。

医療的には1882年，ドイツの皮膚科医 Unna がサリチル酸，レゾルシノール，フェノール，TCA の特性を記述し，1900年代に入り Unna's paste を用いたのが初めであるといわれている（表3・1）[5]。その後，1903年より英国の皮膚科医 Mackee[6]がフェノールの使用により痤瘡後瘢痕の治療を行い，1952年に結果を報告した。この頃が米国での chemical peeling の一次ブームであるが，当時の chemical peeling は非医師による行為であったため，臨床医の間では認知されなかった。1960年に入り形成外科医である Baker[1]が，フェノールによる peeling を報告し若返り法として確立してから，医学界でも認知され，米国では急速な発展をみた。

フェノール以外では，1926年 Roberts[7]により10〜30％TCA の peeling が報告され，1945年 Monash[8]により TCA を使用した peeling の実験が報告された。さらに1962年頃，Ayres ら[9][10]により TCA を用いた peeling の方法が考案されたが，これが広まったのは1980年代後半以降である。1984年頃，TCA peeling を改良した Obagi peeling[11][12]が登場した。現在本邦でも blue peeling の名で AHA より強い peeling として広く知られるようになり，1998年より日本での施術も可能となった。

現在本邦で行われている peeling の主流は，グリコール酸などの AHA であるが，これは1974年頃，Van Scott と Yu[13]〜[15]が研究を開始し，1984年に報告した。1990年に入り，AHA peeling が手軽に行えることが認知され，米国で二次ブームが起こった。その後，黄色人種に行っても副作用を生じることが少ない方法であることが分かり，1994年に AHA peeling 剤の輸入認可が厚生省より下りた後は，本邦でも大ブームとなった。

また，サリチル酸の使用も見直され，1996年に Kligman[16]がサリチル酸（35％）による peeling を報告し，本邦においては尋常性痤瘡，いわゆるにきびの治療方法として取り入れられている。1997年以降，本邦でも治療に chemical peeling を取り入れる臨床医が増え，AHA のほかにも TCA，Jessner 液，サリチル酸などの各種 peeling 剤を独自に作製したり研究をする臨床医が増えた。しかし，多くの施設で行われるようになった反面，効果にもばらつきがあり，前療法，後療法も不十分であることが多い。本邦での peeling を一時のブームで終わらせないようにしていくことに重要性を感じている。

表 3・1　Chemical peeling の歴史

Investigator and Date	Advance
Unna, 1882	Salicylic acid, resorcin, phenol, and TCA descriptions
Mackee, 1903-1952	Phenol for scarring
Eller and Wolff, 1941	Sulfur, resorcinol, salicylic acid phenol lotions, CO 2 slush
Monash, 1945	TCA peeling
Urkov, 1946	Resoecinol, lactic acid, salicylic acid, phenol, cantharidin
Combes, 1960	Buffered phenol
Brown, 1960	Phenol histology and buffered formulas
Ayres, 1960	TCA for actinic damage
Baker and Gordon. 1961	Phenol formula, saponified
Litton, 1962	Phenol fomula, monsaponified
Sperber, 1965	Buffered phenol formulas
Resnik, Lewis, Cohen, 1976	TCA peeling
Stegman, 1980-1982	Histologic comparison of wounding agents
Van Scott and Yu, 1984	Alfa-Hydroxy acids
Brody and Hailey, 1986	Medium-depth peeling
Monheit, 1989	Medium depth peelig variation

(Brody, H.J.：Chemical Peeling, pp. 1-5, Mosby-Year book, St. Louis, 1992. より引用)

B Peelingの深達度分類

従来，peeling剤の皮膚への深達度による分類は以下の3段階であった．

Ⅰ．superficial peels：destruction anywhere from the epidermis to the papillary dermis.

Ⅱ．medium depth peels：destruction extending to the upper reticular dermis.

Ⅲ．deep peels：destruction extending to the mid-reticular dermis.

しかし，Rubinによる新分類[17]では

Ⅰ．very superficial (exfoliation)
Ⅱ．superficial (epidermal)
Ⅲ．medium depth (papillary dermal)
Ⅳ．deep (reticular dermal)

の4段階に分けられている（図3・1）．実際，日本人では新分類に従う方が安全である．Rubinによる分類とHaroldによる分類[5]を参考に，おもなpeeling剤，方法を深さ別に日本人に適応させまとめた（表3・2）．

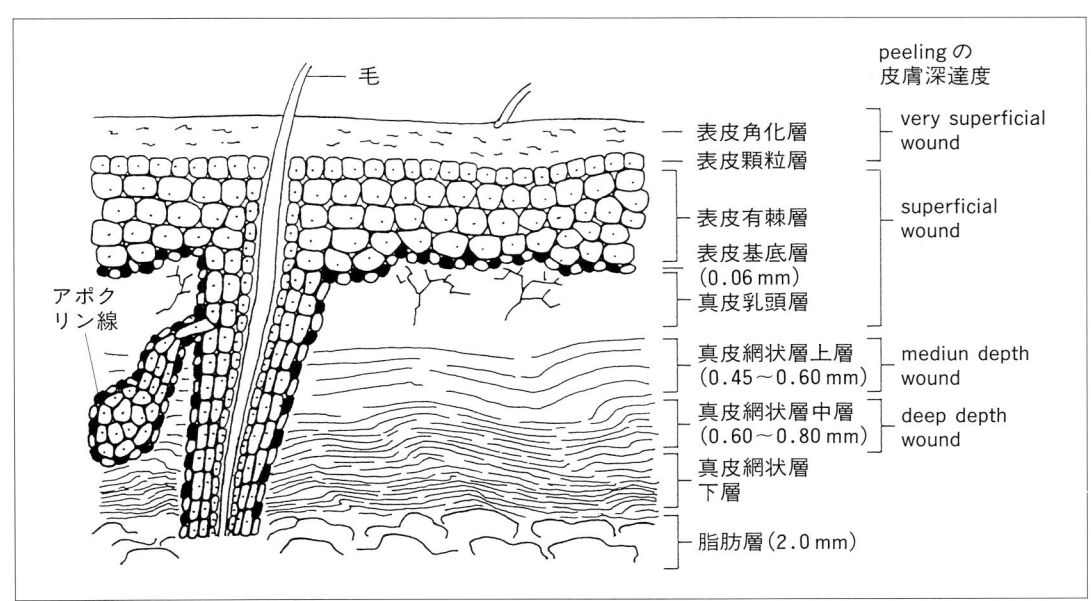

図 3・1 皮膚深達度による peeling の分類
(Brody, H.J.：Chemical Peeling, pp. 1-5, Mosby-Year book, St. Louis, 1992. より引用改変)

表 3・2 各種 peeling 剤と深達度分類

peelingの分類	peeling剤の種類	薬剤深達度
very superficial	Jessner's solution 10〜50%Glicolic acid 10%TCA 10〜35%Salicylic acid 0.01〜0.1%Retinoic acid Azelaic acid	表皮角質層
superficial	10〜25%TCA 50〜70%Glicolic acid	表皮顆粒層または基底層
medium depth	35%TCA＋Jessner's solution 35%TCA＋Carbon dioxide (solid) 35%TCA＋70%Glycolic acid 30〜45%TCA	表皮および真皮乳頭層
deep	Baker-Gordon Phrnol formula 88%Phenol 50%TCA or higher	表皮および真皮乳頭層および真皮網状層の上部

C 薬剤の特徴と peeling 剤の作製

　AHA の皮膚への深達度を決定する因子の一つとして，peeling 剤の濃度が挙げられるが，実際には濃度依存性ではない。AHA の中で，角化層を通過できる free AHA の割合を bioavailable concentration といい，この濃度に依存するといわれている。この free acid value の濃度が実際の効果の指標となり，これは pH 値により決定する。グリコール酸の pKa は 25°C で 3.83 とされている。pH 値が 3.83 であれば，free acid value は 50％ となるので，pH 3.83 の 70％ グリコール酸溶液の効果は，35％ グリコール酸溶液と同等となる（表 3・3）[18]。

　Peeling 剤，とくにグリコール酸は多種の市販品（表 3・4）が存在するが，明確な成分表示がされているものはない。pH 値に関しては自己計測が可能であるが，その他，緩衝剤，基材などの含有物に関しては皆無である。同じ濃度でも製品により pH 値もさまざまであるため，皮膚への深達度は異なる。市販品を使用する場合は，pH 値を測定し実際の濃度である free acid value を算出し，これを考慮して施行することが望ましい。Peeling 剤の自己作製は簡易であり，非常に安価であるが，緩衝剤の必要性や最適な pH 値などに苦慮している医師は多いと思われる。濃度が高く pH 値が低ければ，塗布時間を短くすればよいことであるが，それだけトラブルも起こりやすい。一概に何が最良であるかは，現在の段階では比較データがないため確定することはできない。まず一つの製品を熟知し，使いこなすことが成功への道といえる。

1．グリコール酸（ヒドロキシ酢酸）

物理・化学的性質：無臭の幾分吸湿性の結晶
化学式：$CH_2OHCOOH$
分子量：76.05
溶解性：水，メタノール，アルコール，アセトン，酢酸，エーテルに可溶である。
作製方法：70％の液体と 97％の結晶成分の 2 種類が市販されている。精製水単独やこれにプロピレングリコールなどを混合したものなどで希釈する。筆者は 70％ グリコール酸溶液をヒアルロン酸溶液で希釈し，緩衝剤（Hepes）を混合したものを用いているが，精製水だけで希釈する方法も簡易である。また，溶液をジェル状にするためにキサンタンガムなども使用されている。基材の種類により皮膚への深達度も変わる。グリコール酸は，皮膚の変化が end point の指標になるため，皮膚面を観察できる透明な基材でなくてはならない。
保存方法：光感受性は高くないため，保存ビンの指定はなく，透明なビンで 2 年間保存可能である。

2．乳　　酸

物理・化学的性質：結晶
化学式：$CH_3CH(OH)COOH$
分子量：90.08
溶解性：水，アルコール，フルフロームに可溶であり，エーテルに難溶である。

表 3・3　Henderson-Hasselbach の式

$$pH = pKa + \log \frac{[A-]}{[HA]}$$
or
$$HA = \frac{1}{1 + \text{antilog}(pH - pKa)} \times C$$

Where C = original concentration of acid
HA = free acid value

（Naomi, L., Coleman, W. P. III : Skin Resurfacing, pp. 52-53, 1998. より引用）

表 3・4　市販 peeling 剤

製品名	製品の種類	販売元
エンビロン®	グリコール酸ジェル：5, 10, 20, 30％ グリコール酸・乳酸マスク：マイルド，ストロング 乳酸ジェル：5, 10, 20, 30％	エンビロン
リセルビータ®	グリコール酸ジェル：5, 10, 20, 30％ グリコール酸マスク：10, 20, 30, 50％	コスメディコ
サンソリット®	グリコール酸ジェル：10, 20, 30％ 乳酸マスク：20, 40％	サンソリット
AHA's ジェル®	グリコール酸液：20, 40, 60％	おんでこ
ジョルビ®	グリコール酸ジェル：5, 10, 20, 30, 40, 50％	ケイセイ
ナチュラルビセ® （ホームケア用のみ）	グリコール酸ジェル：25, 50％	インディバ

作製方法：原液は85%の液体である。精製水などで希釈する。単独で使用したり，ほかのpeeling剤と混合して使用することもある。

保存方法：光感受性はそれほど高くはないが，褐色の保存ビンの方が望ましい。2年間保存可能である。

3．Jessner液（Jessner's solution）

作製方法：レゾルシノール14g，サリチル酸14g，乳酸14gを95%エタノールと混合し100mlとする。

保存方法：光と空気に感受性が強いので褐色調のビンに保存すれば，常温で2年間安定である。

＜レゾルシノール＞

物理・化学的性質：白色針状結晶，特異な臭いと不快な甘味がある。加熱分解により有毒ガスを発生する。

化学式：$C_6H_4(OH)_2$

分子量：110.11

溶解性：水，アルコール，グリセリン，エーテル，ベンゼン，アミルアルコールに可溶であり，クロロホルムに難溶である。

4．サリチル酸（β-ハイドロキシ酸：BHA）

物理・化学的性質：無臭，わずかに酸味があり刺激性である。

化学式：$C_6H_4(OH)COOH$

分子量：138.12

溶解性：アルコールに可溶である。

作製方法：サリチル酸はパウダー状であり，エタノールで溶解する。

保存方法：褐色調のビンに保存し，常温で2年間安定である。

5．トリクロル酢酸（TCA）

物理・化学的性質：少し特異臭を有し，非常に潮解性のある結晶。腐食性が強い。水溶液は強酸性（0.1mol水溶液のpHは1.2）である。

化学式：CCl_3COOH

分子量：163.40

溶解性：0.1溶の水に溶ける。アルコール，エーテルに易溶である。

作製方法：100%の結晶成分であり，精製水で溶解する。エタノールなどのアルコール類にも可溶であるが，皮膚に浸透しない。

保存方法：透明のプラスチック性のビンで常温で保存し，2年間安定である。

6．フェノール（石炭酸）

物理・化学的性質：白色結晶塊状，灼くような味をもち，特異なフェノール臭がある。腐触性があり有毒で，大気中から水分を吸収して液体となる。

化学式：C_6H_5OH

分子量：94.11

溶解性：水（1g/15ml），ベンゼン（1g/12ml），アルコール，エーテル，グリセリン，などに可溶であり，パラフィン類，石油エーテルにはほとんど溶けない。

作製方法：原液は88%の液体である。フェノールを含有した溶液はいくつかあるが，下記の溶液が一番有名である。

＜Baker-Gordon液＞

フェノール（88%）：3ml，クロトンオイル：3滴，石鹸水：8滴，蒸溜水：2mlを混合する。

D Peeling剤の薬理作用

Chemical peelingには，皮膚を化学的に剝離し，表皮または真皮の再生する自然治癒過程を利用し，健常な皮膚組織で置き換える効果がある。グリコール酸は，角質層下部のヘミデスモゾームを破壊し，角化細胞間の接着を弱め，表皮を剝離しターンオーバーを速める作用がある[19]。この所見は電顕でも認められている[20]。ほかのpeeling剤が角質表層から溶解していくのとは異なり，この作用はグリコール酸特有である[13]。さらに，コラーゲン，エラスチン，グリコサミノグリカンなどの真皮成分の産生を促進し，真皮を肥厚させる[21)22)]。また，メラノサイトのメラニン産生能を抑制する効果があるともいわれている[23]。皮脂腺に対しては皮脂を除去し，開大した毛穴にも浸透し毛穴を収縮させる効果もある。

TCAやフェノールは皮膚表面の蛋白質変性を起こして組織の壊死を来す。その後，組織修復過程でコラーゲンの増加と真皮乳頭層の肥厚が起こる。また，フェノールには脱色作用もある。サリチル酸は角質を融解する作用があり，50%サリチル酸含有絆創膏（スピル膏®）は皮膚科の角質化病変の治療に従来より用いられている。

E 注意点および副作用と毒性

Chemical peelingの副作用として，① 色素沈着，脱出，② 紅斑，③ ヘルペス，細菌，真菌感染，④ 瘢痕形成，⑤ アレルギー，⑥ 中毒などが挙げられる。

Peeling剤を塗布すると，皮膚に刺激痛を感ずる。むず

がゆいと表現する患者もいる。しかし，peeling時に過度の痛み，急激な皮膚変化が起こった場合は，ただちに除去した方が安全である。ただし，Jessner液は浅いpeelingではあるが痛みを伴うことが多い。溶液は揮発性であり時間の経過とともに痛みの強さも減少する。Peeling後に皮膚に熱感や痛みが継続する場合は，冷水などでcoolingを行うとよい。前日に顔の剃毛，パックなどを行った場合や，日やけ後，とくに春は花粉症による鼻炎や結膜炎による周囲の皮膚炎がある場合，アトピー性皮膚炎の患者などは，過度の痛みやpeelingが深くなる可能性があるため要注意である。皮膚に細かい傷があると薬剤は深く浸透する。

グリコール酸peelingは，塗布時間により深達度が増すため，必ず中和を行うか洗い流す必要がある。また，TCA peelingではフロスティング（frosting）という皮膚が白くなる現象を起こす。蛋白凝固により真皮の損傷を起こしているサインであり，この状態が長時間続くと瘢痕形成を起こす可能性があるため注意が必要である。フロスティングの状態によりpeeling剤の深達度が分かるが，薬剤を塗布しフロスティングが生じた後は中和ができないので，濃度を慎重に選択する必要がある。Jessner液やサリチル酸でも，類似の現象を起こすことがあるが，これはフロスティングではなく，皮膚表面に残存したアルコールのカスが白く変性し被膜形成したものである。

フェノールには，心毒性があり，重篤な不整脈やアレルギー性ショックを起こす危険性があり[24]，フェノールpeeling時には心電図などのモニター下で行う必要がある。レゾルシノールは長期に使用すると甲状腺機能低下症を引き起こす恐れがあり，またメトヘモグロビン血症により黄疸を起こすこともある。サリチル酸にはsalicylismといわれる中毒症状を起こすことがある。耳鳴りやめまいに始まり，過度に使用するとショックを引き起こす。

これらに比較し，AHAやTCAには全身性の副作用の危険性はほとんどないといってよい。しかし，安全に行うためには施術者の経験とトラブル後の対処の仕方が重要であるため，chemical peelingは手術同様，医療機関で行うものと理解している。

F 適 応

欧米でのchemical peelingは若返り目的に行われている。しかし，現在本邦で行われているvery superficial～superficial peelingは，日本人には痤瘡治療にもっとも適応があり[25)～27)]，治療効果が早期に現れる（図3・2-a，b）。疾患，目的によって，peeling剤の種類，方法などの選択を行うことが重要で，一方法ですべての疾患を治療することは不可能である。痤瘡の治療および脂性肌のスキンケア，photoaged skinの治療，瘢痕性病変，と

表 3・5　Chemical peelingの適応疾患

1．尋常性・膿疱性痤瘡
2．photoaged skin 老人性色素斑，脂漏性角化症，小皺
3．毛穴の開大した脂性肌
4．乾燥肌
5．肝斑および顔全体の黒ずみ，くすみ
6．痤瘡後瘢痕
7．毛孔苔癬

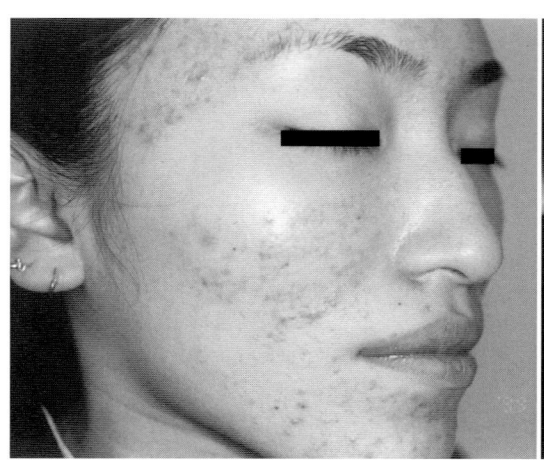

(a) 術前。他院にて内服，外用療法を施行するも，軽快傾向を認めなかったため来院した。

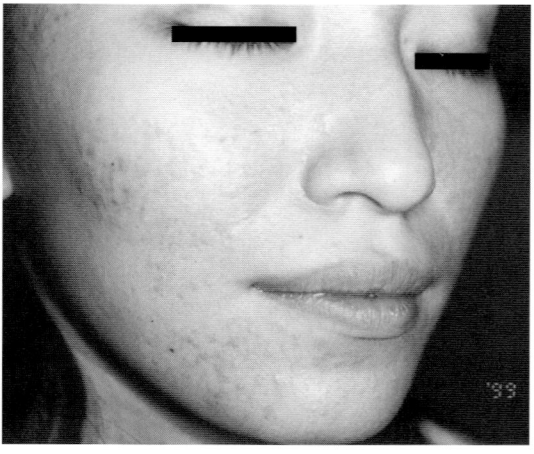

(b) 術後3カ月。Jessner液およびグリコール酸によるpeelingを4回，膿疱部にTCAスポットを2回施行した。

図 3・2　症例1：27歳，女，尋常性痤瘡

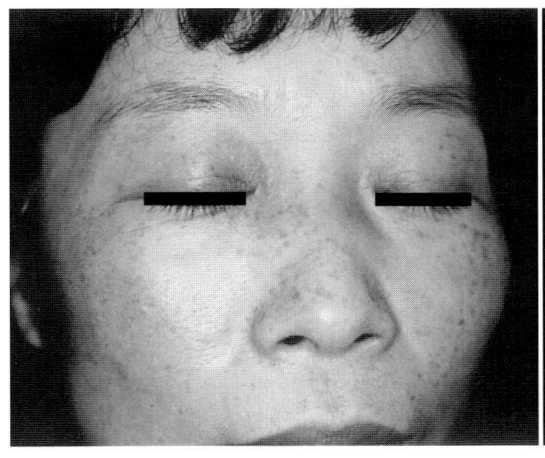

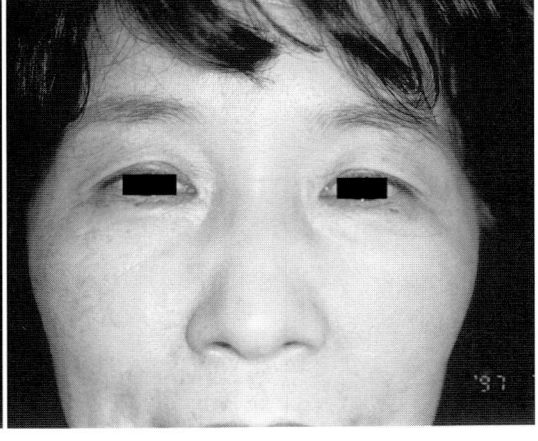

(a) 術前。　　　　　　　　　　　(b) 術後6カ月。グリコール酸と乳酸による
　　　　　　　　　　　　　　　　　　　　peelingを6回行った。

図3・3　症例2：47歳，女，顔面の黒ずみ，くすみと散在する色素沈着

くに痤瘡後瘢痕の治療，その他など治療目的を分け，これに患者の希望と社会生活を考慮し治療方法を決定していくとよい（**表3・5**）。

痤瘡や脂性肌には，脂溶性のJessner液やサリチル酸peelingが有効であり，グリコール酸と比較し，落屑が多いため，患者は「peelingを行った」という満足感を得ることが多い。しかし，落屑が落ち着くのに1週間かかるため，患者の社会生活を考慮しなければならない。

Photoaged skin の中でも老人性色素斑や脂漏性角化症などはレーザー治療の方が早期に効果が現れるため，併用する方が効率的である。また，グリコール酸で顔面全体を行い，シミの部分のみTCAをスポットで用いることもできる。肝斑や老化による皮膚のくすみには，グリコール酸[27)28)]や乳酸によるpeelingとレチノイン酸やハイドロキノンなどの軟膏治療，そしてトラネキサム酸やビタミンC，Eなどの内服などの治療を併用して行うと非常に有効である（**図3・3**-a，b）。

痤瘡後瘢痕の治療は皮膚の状態により，薬剤を選択している。顔全体には，Jessner液の施行後にグリコール酸を用いている。また，局所的に瘢痕陥凹部の周囲にTCAを用いているが，いずれも1回の施行では皮膚の質感は良くなるが改善は難しい。凹凸が激しい場合の治療が一番難しく，筆者はlaser resurfacingの併用や顔全体のTCA peeling，また最近ではクールタッチレーザーによる治療なども行っている。

今後は各疾患ごとの方法を研究し，副作用の少ない，有効なchemical peelingを考案し，患者の社会生活や希望に応じた方法の検討も必要になると思われる。また，市販品も安価で安定性があるものが望まれ，医薬品の一部であることを認識し，明確な成分表示のできる製品を製造する必要がある。　　　　　　　　（山下　理絵）

文　献

1) Backer, T. J.：Chemical face peeling and rhytidectomy ; A combined approach for facial rejuvenation. Plast. Reconstr. Surg., 29：199-207, 1962.

2) Clyde, L.：Chemical face lifting. Plast. Reconstr. Surg., 29：371-380, 1962.

3) Melvin, S., Frank, J. G., Baron, H.：Complications of chemical face peeling. Plast. Reconstr. Surg., 54：397-403, 1974.

4) Thomas, H.：Occuluded Baker-Gordon Chemical Peel ; Review and Update. J. Dermatol. Surg. Oncol., 15：980-993, 1989.

5) Brody, H. J.,：Chemical Peeling, pp. 1-5, Mosby-Year book, St. Louis, 1992.

6) MacKee, G., Karp, F.：The treatment of post-acne scars with phenol. Br. J. Dermatol., 64：456, 1952.

7) Roberts, H. L.：The chloroacetic acids ; A biochemical study. Br. J. Dermatol. Syp., 38：323-334, 375-391, 1926.

8) Monash, S.：The use of diluted trichloracetic acid in dermatology. Urol. Cutan., 49：119, 1945.

9) Ayres, S. III：Superficial chemosurgery in treating aging skin. Arch. Dermatol., 85：385-393, 1962.

10) Ayres, S. III：Superficial chemosurgery. Arch. Dermatol., 89：395-403, 1964.

11) Obagi, Z. E., Sawaf, M. Z., Johnson, J. B., et al.：The controlled depth trichloroacetic acid peel ; Methodol-

ogy, outcome, and complication rate. Int. J. Aesthe. Reconstr. Surg., 4：81-94, 1996.
12) Johnson, J. B., Ichinose, H., Obagi, Z. E., et al.：Obagi's modified trichloroacetic acid (TCA)-controlled variable-depth peel；A study of clinical signs correlating with histological finfings. Ann. Plast. Surg., 36：225-237, 1996.
13) Van Scott, E. J., Yu, R. J.：Hyperkeratinization, corneocyte cohesion and alpha-hydroxy acids. J. Am. Acad. Dermatol., 11：867-869, 1984.
14) Van Scott, E. J., Yu, R. J.：Alpha-hydroxy acids；Therapeutic potentials. Can. J. Dermatol., 1：108-112, 1989.
15) Van Scott, E. J., Yu, R. J.：Alpha-hydroxy acids；Procedures for use in clinical practice. Cutis, 43：222-228, 1989.
16) Kligman, D., Pagnoni, A., Sadiq, I., et al.：A new approach to superficial facial chemical peels using salicylic acid. Presented at the American Society for Dermatologic Surgery., Palm Springs, California, 1996.
17) Rubin, M. G.：Manual of Chemical Peels, J. B. Lippincott Co., Philadeiphia, 1995.
18) Yu, R. J., Van Scott, E. J.：Bioavailability of alpha-hydroxy acids in topical formulations. Cosmet. Dermatol., 9 (6)：1996.
19) Smith, W. P.：Comparative effectiveness of α-hydroxy acids on skin properties. Int. J. Cosmet. Sci., 18：75, 1996.
20) Fertasch, M., Teal, J., Menon, G. K.：Mode of action of glycolic acid on human stratum corneum；Ultrastructural and functional evaluation of epidermal barrier. Arch. Dermatol. Res., 289：404, 1997.
21) Moy, L. S., Peace, S., Moy, R. L.：Comparison of the effect of various chemical peeling agents in a mini-pig model. Dermatol. Surg., 22：429-432, 1996.
22) Moy, L. S., Howe, K., Moy, R. L.：Glicolic acid modulation of collagen production in human skin fibroblasts cultures in vitro. Dermatol. Surg., 22：439-441, 1996.
23) Moy, L. S., Murad, H., Moy, R. L.：Superficial chemical peels. Cutaneous Surgery, edited by Wheeland, R. G., pp. 463-478, W. B. Saunders, Philadelphia, 1994.
24) Melvin, S., Frank, J. G., Baron, H.：Complication of chemical face peelig. Plast. Reconstr. Surg., 54：397-403, 1974.
25) Wang, C-M., Huang, C-L., Sindy C-T., et al.：The effect of glycolic acid on the treatment of acne in Asian Skin Dermatol. Surg., 23：23-29, 1997.
26) 山下理絵：Chemical Peelingによる尋常性ざ瘡の治療. Skin Surg., 8：7-11, 1999.
27) 山下理絵：ケミカルピーリングとは. 美容外科手術プラクティス1，第1版，pp. 132-134, 真興社, 東京, 2000.
28) Daniel, P., Mary, D., Steven, H., et al.：Short contact 70％ glycolic acid peels as a treatment for photodamaged skin. Dermatol. Surg., 22：449-452, 1996.
29) Joyce, T. E. L., Siew, N. T.：Glicolic acid peels in the treatment of melasma among asian women. Dermatol. Surg., 23：177-179, 1997.

4. フルーツ酸，グリコール酸など

SUMMARY

1882年ドイツのUnnaによって医療に基づいて開発されたchemical peelingは，有色人種には不適とされていた。しかし，1984年にVan Scottらにより開発されたフルーツ酸の中のグリコール酸は有色人種にも術後の色素沈着が少なく有効であることが分かり，わが国でも1995年頃より美容外科医により試みられ，現在では美容外科の中でchemical peelingとして重要な地位を占めるようになってきた。

フルーツ酸は有機酸で自然に発生し，皮膚に対して安全に同じような角質剥離効果をもっているが，中でもグリコール酸と乳酸はpeeling剤としてよく用いられている。Peelingを行う上でもっとも大切なことは濃度，時間，重ね塗りの層である。この3点と患者の皮膚の状態を十分に考慮して行うことでフルーツ酸がもつ①角質層を薄くする，②表皮を厚くする，③メラニンを散乱させる，④コラーゲンの増殖，⑤血行改善，⑥コメド溶解作用，など6つの作用を利用して色素沈着，痤瘡，荒れ肌，浅い皺を改善することができる。とくにグリコール酸と乳酸とのdouble peeling法は両酸のもつ特徴を生かして弱い濃度でも十分に効果が現れ，徐々に濃度を高くしていくことで有色人種でも安全かつ有効にpeelingを行うことができる。

Chemical peelingは術前，術後の管理が大切で，これを怠るとたとえpeelingを安全に行っても良い結果が得られない。すなわち強制的な角質剥離を行っているため，術後のホームケアーとしては十分な保湿と紫外線からの保護を励行しなければならない。

はじめに

1882年ドイツの皮膚科医Unnaが医療に基づいて行ったchemical peelingは，白色人種のための治療法と位置づけられていた[1]。

その後1960年代に米国でchemical peelingが手術をしない若返り法として多くの形成外科，美容外科医により行われ，Baker[2]，Litton[3]らのフェノールを主体にした方法が近代peelingの代表的なものであった。しかし有色人種には色素沈着などの副作用があるため禁忌とされていた。

1984年にVan Scottら[4]は肌色に関係なく安全なフルーツ酸を用いたpeelingとしてα-ハイドロキシ酸（以下AHA）を報告し，人種に関係なく世界中で用いられるようになった。とくにAHAの中でグリコール酸のpeelingはもっとも多くの医師により使用されている。

A 概　念

AHAは有機酸で自然に発生する。すべて分子結合のα基か2番目の炭素上にOHの水酸基をもつ構造である（表4・1）。フルーツ酸はどれも皮膚に対して似たような効果をもつが，乳酸とグリコール酸はほとんど同じで，人間の肌の改善にはもっとも適している。実際，乳酸とグルコン酸は体内でのグルコース代謝での生成物である。

この事実により，peeling剤として使用する場合，前記のフェノールと違ってはるかに安全で毒性の危険性が少ないことが分かる[5]。しかし日本人の肌では，グリコール酸といえども高濃度のpeelingを行うと色素沈着や赤顔になり非常に危険である。したがって，必ず低濃度から徐々に高くすべきである。

Peelingでもっとも大切な要素は，濃度，時間，重ね塗りの層，といわれている。さらに肌の状態をチェックし，

表 4・1　フルーツ酸（AHAs）の種類

酸	構造式	抽出物
グリコール酸	$CH_2OHCOOH$	サトウキビ
乳酸	$CH_3CH_2OHCOOH$	サワーミルク
りんご酸	$COOH_2CHOHCOOH$	りんご
酒石酸	$COOH(CHOH)_2COOH$	ブドウ
クエン酸	$COOHCH_2COHCOOHCH_2COOH$	レモン

乾燥肌か脂性肌かを見極めて peeling 剤を決定する。肌は季節，施術場所の環境，身体の状態（生理など）によっても左右されるので，毎回問診を行い前回の施術後の状態，当日の状態を確認し方針を決定する必要がある。

本来 chemical peeling には AHA だけではなくトリクロル酢酸（以下 TCA）[6]，サルチル酸（以下 BHA）[7,8]などの材料がある。フェノールは別にして，これらの peeling 剤を AHA と併用して良い効果を得ている。

有色人種にとって peeling でもっとも避けねばならない合併症として，施術後の色素沈着が挙げられる。敏感肌や乾燥肌で peeling の刺激が強すぎる場合や，最初から高濃度 peeling 剤を使用した場合にこのような合併症が起こる[1]。

B 材　　料

これらの AHA の作用機序としてつぎの 6 項目が挙げられる。

①肌をスムーズに柔らかくする（角質層を薄くする）
②皮膚に張りを与える（表皮を厚くする）
③色素沈着を改善する（真皮層のメラニンを散乱させる）
④皮下のボリュームを増やし張りを作る（コラーゲンの増加，グリコサミノグリカンの増加）
⑤顔の血色を良好にする（皮下の血行改善）
⑥形成中の痤瘡のコメド溶解作用，酸による殺菌を行う（痤瘡治療）

筆者はグリコール酸（5，10，20，30％）と乳酸（20，40％）の 2 種類を組合せ症状にあわせ使用している。

C 手　　技

1．注意点

Chemical peeling でもっとも大切なことは前述したごとく，①peeling 剤の濃度，②塗布時間，③何層に重ね塗るかである。

たとえば低濃度の peeling 剤であっても時間をかければ浸透は深くなる。この 3 つの要素を利用すれば低濃度 peeling でもかなりの深さまで浸透させることができ，色素沈着などの合併症を避けることができる。とくにジェル状の peeling 剤に関しては蒸発が早いため，重ね塗りをすると濃度が高くなる。20％で 5 分おいて，さらに 20％を重ね塗ると，40％にはならないがそれに近い濃度となる。一般的な目安として 70％グリコール酸を 15 分塗布した場合と 40％TCA を 1 分塗布した場合とが同じ，70％グリコール酸を塗布直後に中和すると 50％グリコール酸を長時間おいた状態と同じといわれている。

2．手技の実際

施術方法には①筆で塗る，②ガーゼで塗る，③綿棒で塗る方法がある。筆者は施術者の手を守るために筆を用いている。また塗布の方法，順番はほとんどの peeling 剤で共通である。パック状で行なう場合もあるが，色のついたパックは施術中の肌の変化が見られないので避けた方がよい。ここでは筆者の AHA peeling について述べる。

a．術前の準備

Peeling 施術前に行う日常の皮膚の手入れは最低 3 週間前から低濃度（3〜5％）グリコール酸水溶液やクリームで角質層の手入れをしておく。これにより皮膚の表面的な汚れを落とし，peeling 時の AHA の浸透を良くする。

b．基本手技

患者の頭を少し高くして，目に peeling 剤が入らないようにする。グリコール酸ジェルを最初は前額部に均一に塗布し，つぎに側頭，両頬，鼻，下眼瞼，顎，最後に上口唇と行う。平均的に二重塗りするが，下眼瞼，上口唇のみ一重とする。また鼻翼溝には peeling 剤が流れて溜まり，発赤を来す場合があるので注意が必要である。初回はグリコール酸 5％程度で行い，10 分後に低温の湯でふき取る。グリコール酸 peeling の特性に乳酸，TCA，BHA，アミノ酸などの浸潤を促進させる作用があり，この作用を利用して目的に応じて double peeling[9]を行うと弱酸でも容易に浸透する。これは安全な方法として日本人には向いている（図 4・1，4・2）。5％で異常がな

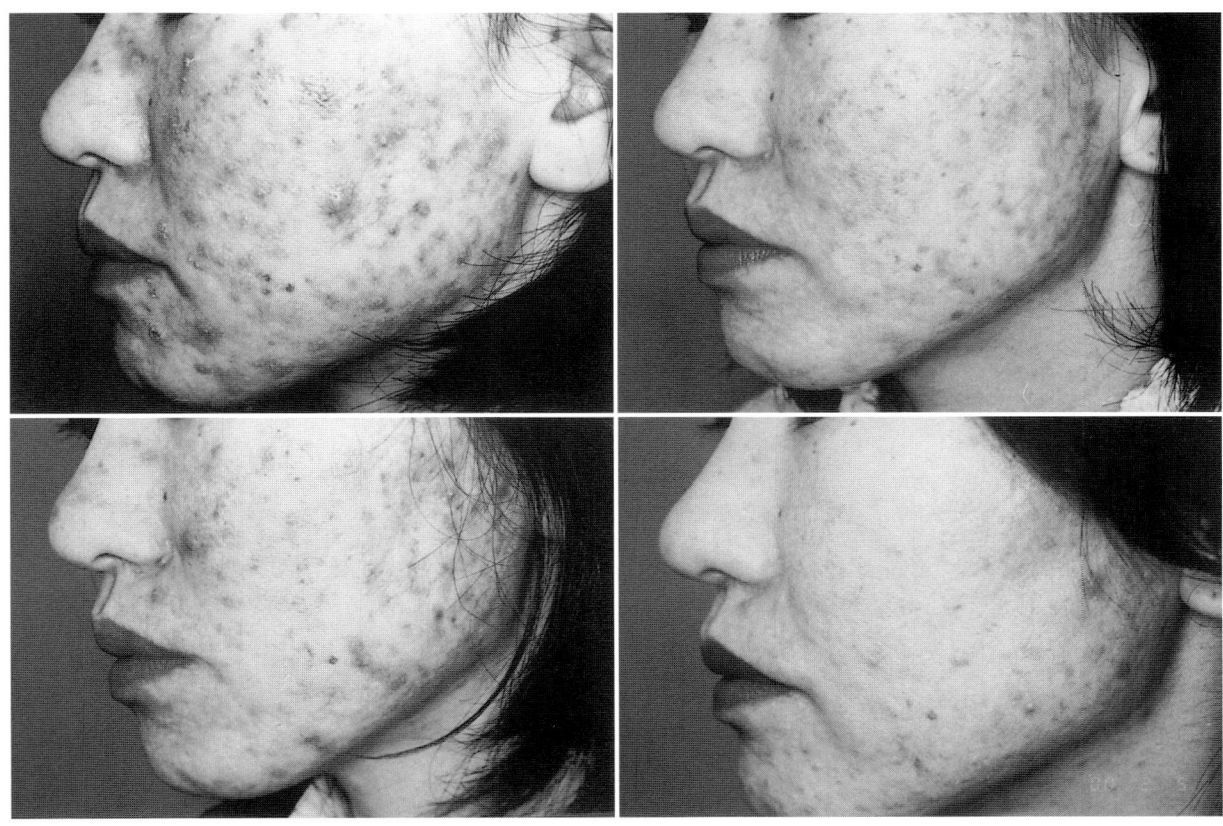

(a) 術前。顔全体に膿疱性丘疹を認める。3年前より尋常性痤瘡を顔に認め各種の治療を行ってきたが完治しなかった。一般血液検査では異常を認めなかった。

(b) グリコール酸，乳酸の double peeling を6回行った。術後1.5カ月。

(c) グリコール酸，乳酸，スポット TCA を6回行った。術後3カ月。

(d) ホームケアーを十分に行った。術後6カ月。

図 4・1　症例1：26歳，女

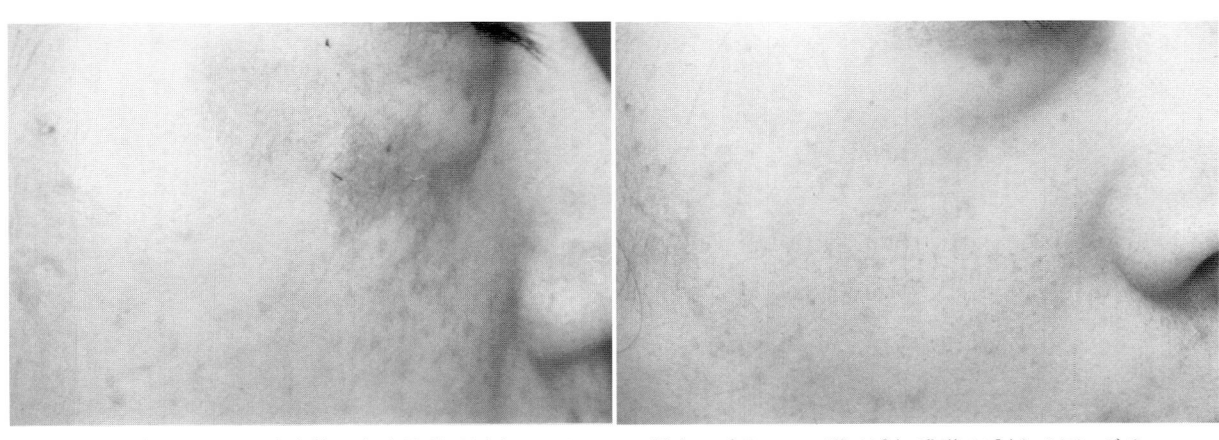

(a) 術前。2回目の出産後に色素沈着が目立ってきた。

(b) グリコール酸20%，乳酸20%を6回，グリコール酸20%，乳酸30%を3回，一部アスコルビン酸イオン導入を行った。術後3カ月。

図 4・2　症例2：31歳，女，下眼瞼部の色素沈着

い場合は1週間後に10%で行い，徐々に濃度を上げながら最終的にはグリコール酸30%を塗布して10〜15分置き，その後各種高濃度の peeling 剤を用いる。

ふき取りは低温の湯で行い，疼痛時は扇風機かハイドロキシエチルセルローズなどのクーラージェルで患部を冷却する。また最後にトリエタノールアミンなどの中和剤を用いると浸透が完全に止まるのでぜひ行ってほしい。低濃度の場合の間隔は1週間に1回，高濃度は1カ

月に1回の割合がよい。

c．Peelingを行ってはならない患者

① 3週間以内に他院でchemical peelingを行った患者
② 日光浴，日焼け直後で肌が発赤している患者
③ 糖尿病など重篤な基礎疾患を患っている患者
④ 皮膚病の患者（皮膚科医の許可が必要）
⑤ このpeeling法に非現実的なほど過剰に期待を抱いている患者
⑥ 精神的に異常のある患者

D 術後管理[10]

Chemical peelingにおいて施術前後のホームケアーは大切である。最終目的は若い頃のような定期的な角化作用（ターンオーバー）の状態を取り戻すことにあるため，補助として低濃度のpeeling剤を家庭で用いて良い状態を保つ。また敏感肌の場合は，施術3週間前から用いて肌に酸の耐性を作るなどの目的がある。最近ではフルーツ酸が含まれた石鹸もある。敏感肌ではこれを用いて低濃度から始め，徐々に高濃度に変えていくといつの間にか耐性ができている症例を経験したので良い方法である。

Chemical peelingを行った皮膚は強制的に角質が剥離されているため乾燥肌になっている。この状態で放置すると色素沈着の原因になるので必ず保湿を行うことが大切で，施術直後から十分に保湿剤を与える。また外出時は紫外線からの保護の目的でサンスクリーン剤を用いることが大切である。

E 考 察[11]

Chemical peelingは決して難しい手技ではない。ただ皮膚科医のごとく常に皮膚に接している医師に比べ，形成外科や美容外科医は患者の肌の特性を判断することで少し苦労することがある。われわれを訪れる患者の肌はほとんどが健常であり，むしろ問診によりアレルギーや化粧による皮膚炎などの既往歴を問診し肌の性格を判断する。あとは乾燥肌か脂性肌か敏感肌かを分類し，患者が何を求めて診察を受けにきたかを確認した上でpeelingの方針を立てる。間違っても効果や治癒期間に過大な期待をもたせないことが大切である。濃度は必ず低濃度から始めることが合併症を起こさない一番の方法といえる。米国では皺，色素沈着の改善と創傷治癒の目的からアミノ酸[11]が重要視されている。今後わが国でも真皮層に影響するpeelingの方法が用いられるためにも，アミノ酸による早期創傷治癒効果は期待される。

（白壁　征夫）

文　献

1) Brody, H. J.：Chemical Peeling, Mosby Year Book, Philadelphia, 1992.
2) Baker, T. J., Gordon, H. L.：The ablation of rhytids by chemicalmeans in a preliminary report. J. Fla. Med. Assoc., 48：451, 1961.
3) Litton, C.：Chemicalface lifting. Plast. Reconstr. Surg., 29：371-380, 1962.
4) Van Scott, E. J., Yu, R. J.：Hyperkeralinization corneosyste cohesion and alpha hydroxy acids. J. Am. Acad. Dermatol., 11：867-879, 1984.
5) 白壁征夫：フルーツ酸(AHA)を用いた皺，しみ取りピーリングの現状．医学のあゆみ，176：247-248, 1996.
6) 白壁征夫：Chemical peeling—AHA，TCAを中心として—．形成外科，42：807-814, 1999.
7) 鈴木晴恵：ケミカルピーリングの実際と効果．日美外報，21：1-13, 1999.
8) Rubin, M.：Salicylic acid peels (Nonfacial). Manual of Chemical Peels, pp. 103-109, J. B. Lippincott, Philadelphia, 1995.
9) 白壁征夫：ケミカルピーリング総説．Skin Surg., 9(2)：2-7, 2000.
10) 白壁征夫：スキンケアの実際．皮膚科診療プラクティス，pp. 110-111, 文光堂，東京，1999.
11) Klein, M.：Amino fruit acids. New Cosmecevtic. Cosmet. Dermatol.：25-28, 2000.

5. サリチル酸

SUMMARY

Superficial peelingの一つである濃度20〜30％サリチル酸peelingは，黄色人種にも施行可能な新しいpeeling法として，安全性および有効性の高い治療法である。既存の30％グリコール酸peelingよりは，深達度は高く厚い剥離が期待できるが，唯一の欠点として治癒経過に1週間程度必要となる。しかし，トリクロロ酢酸（TCA）やJessner液よりは深達度が浅いため，合併症の頻度は少なく，手技的にも単純で，施行が容易である。とくに痤瘡，痤瘡後瘢痕症例に有用性が高く，正確な知識と手技を用いることにより，優れた治療結果を得ることが可能であると思われる。すでに米国では定着しており，日本においても今後広く普及し施行されるものと確信している。

はじめに

1997年のKligmanの報告以来，superficial peelingの一つの方法であるサリチル酸peelingは，米国において手技の簡易さおよび安全性の高さの点で，急速に普及している。これまで米国で施行されていたサリチル酸peelingは，濃度50％の薬剤を四肢に塗布し，24時間密閉し剥離を促すものであったが，サリチル酸中毒のリスクや，顔面には施行できない点などの問題点があった。しかし，このKligmanの方法では濃度を20〜30％にし，接触時間も5分程度とし，中毒のリスクも手技的煩わしさも解決したものである。

また，現在広く普及しているグリコール酸peelingは，高濃度（50％以上）ではリスクが激増し，フェノールと同様の病理学的変化を生じると報告されている。一方，色素沈着や，瘢痕を生じやすい，東洋人ではトリクロロ酢酸（以下TCA，10〜25％trichloroacetic acid）やJessner液（14％salicylicacid, 14％resorucinol, 14％lactic acid）もdeep injuryを起こしやすい。これらの点より，本邦においては主流となっているグリコール酸peelingのつぎのステップとして，サリチル酸peelingが考えられており，以下に症例の選択方法，手技などについて記述する。

A 概　　念

サリチル酸は，芳香族環をもった酸であり，皮膚科領域では，角化症の治療に軟膏やスピール膏として用いられている（図5・1）。おもな作用としては，①角質溶解作用，②鎮痛解熱作用，③鎮痒作用，④防腐作用などがある。とくにこの中の角質溶解作用と鎮痛作用を用い，エタノール溶液に溶解し行うものが，このpeelingである。ほかのsuperficial peelingの基材と同様に，適応は初期の光老化や色素沈着，痤瘡などである。しかし，同じsuperficial peelingでも各種基材，濃度により浸透する深さが多少異なっている。

ダウンタイムがなく，日常生活に支障がないものとしては，グリコール酸が第一選択となるが，1回の剥離レベルは浅く，複数回の治療が必要となる。サリチル酸peelingは，グリコール酸より深達度は強く，逆にTCAやJessner液よりはやや弱いものの，安全性は高く，5〜7日のダウンタイムのみで済み，日常生活の制約が比較的少なくて済む特徴がある。

B 術前の評価

第一にFitzpatrick分類（表5・1）をもとに，スキンタ

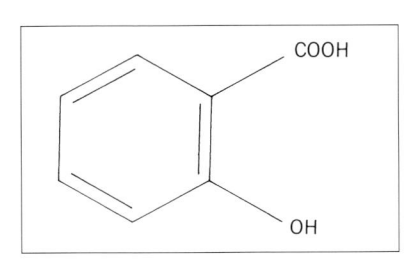

図5・1　サリチル酸

表 5·1　スキンタイプ（欧米での分類，Fitzpatrick ら）

スキンタイプ	皮膚色	紫外線感受性	sunburn	suntan	IDP*
I	白色（ケルト人など）	高度過敏	always	never	(－)
II	白色	高度過敏	always	minimally	(＋)
III	白色	中等度過敏	moderately	gradually	(＋)
IV	淡褐色	中等度過敏	minimally	always	(＋)
V	褐色	軽度過敏	rarely	profusels	(＋)
VI	黒色	非過敏	never	profusely	(＋)

＊即時型黒化（immediate pigment darkening）

イプを評価する。とくに type I～IIIの症例では問題ないが，type IV～VIの症例では一過性の色素沈着が生じる可能性を認識しておく必要がある。

また，適応禁忌症例としては以下のものが挙げられる。①過度の日光浴愛好者，②自己免疫疾患の既往者，③光感受性を亢進させる経口薬の服用者，④妊娠授乳中の患者，⑤エタノール過敏症例，⑥アトピー性皮膚炎症例などである。

適応症例は，①環境的ダメージスキン，②痤瘡，③痤瘡後瘢痕，④グリコール酸施行時に反応がない症例などである。

C 手　　技

1．術前準備

施行1週間前よりビタミンA，レチノール，ハイドロキノンの外用は中止しておく。施行部位は，よく洗浄し油分を取り除いておく。

2．薬剤と器具（図5・2）

薬剤は濃度20％または，30％のサリチル酸エタノール溶液を準備する。当院で使用している製剤（米国 Biomedic 社製）は，20％の溶液がpH 2.01，30％がpH 1.95とpH調整されているが，自家作製の場合pHがかなり低くなり，そのまま使用すると危険性が高いので，注意が必要である。また，開封前は安定性があるが，揮発性のため一度開封してしまうと保存は困難である。そのため自家作製の場合，基材の安定性の信頼度が疑問視され，一定の結果が得られない可能性がある。

頸部，胸部は濃度20％，顔面，上肢，背部は30％まで安全に施行できるが，初回はどの部位も20％から選択することが望ましいと考える。

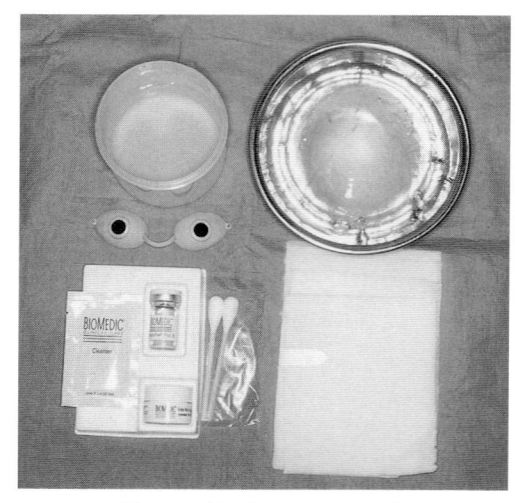

図 5·2　Peeling セット一式

そのほかに①塗布用の綿棒（吸水性の優れた軟らかい物が望ましい），②サリチル酸除去用の温水，③冷却用の冷水，④ガーゼ，⑤皮膚の薄い部分に塗布するプロテクトクリーム，⑥アイプロテクトを常備する。顔面を施行する場合は，必ずアイプロテクトを装着する。

3．麻　　酔

サリチル酸の表面麻酔作用を利用しているため，必要としない。

4．手　　技

①peeling セット一式を用意する（図5・2）。
②皮膚を洗浄し，油分を取り除く。男性などで皮脂が多い場合は，アセトンでふき取りを行う。
③外眼角部，口角部など，皮膚が反応しやすい部分にプロテクトクリームを塗布して，過剰反応を予防する。クリームは，白色ワセリンなどを用いてもよい。
④アイプロテクトを装着しサリチル酸を綿棒にて塗布する（図5・3）。なおサリチル酸は揮発性のため，塗布

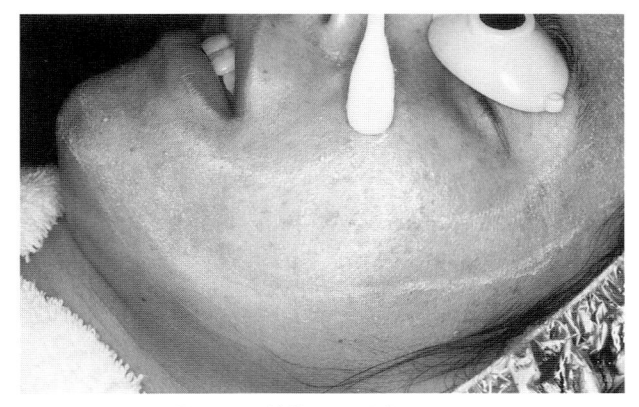

図 5・3　綿棒にて塗布する。

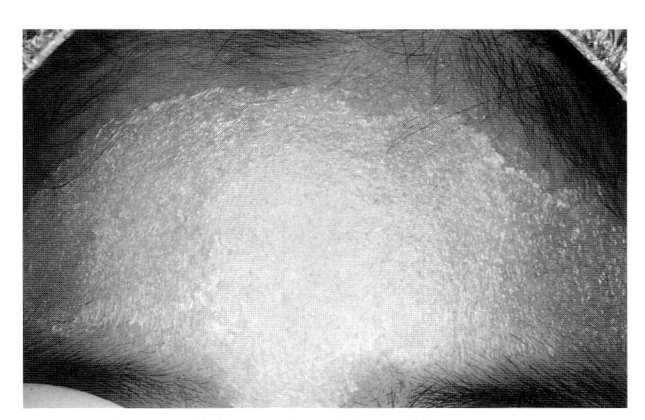

図 5・4　前額部。白い被膜を形成している。

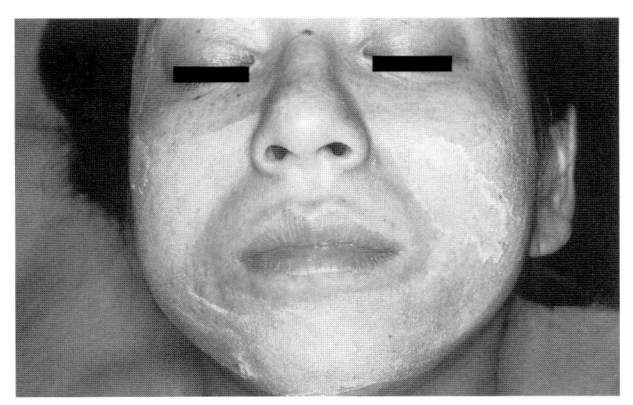

図 5・5　下顎部。痤瘡の膿疱部に厚い被膜を形成している。

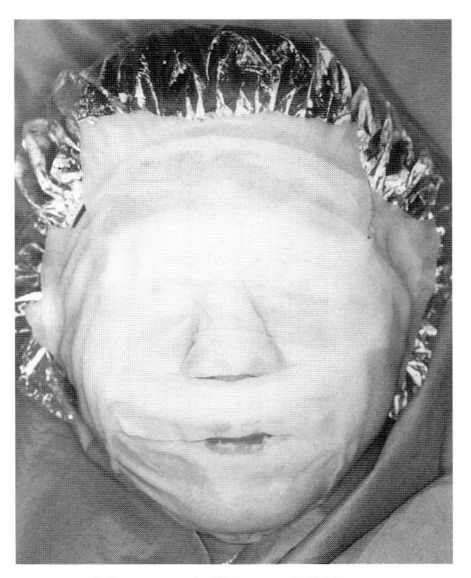

図 5・6　冷却を 15 分行う。

直前に開封し，十分綿棒を湿らせてから，塗布を開始する。塗布開始1分後ぐらいより徐々にエタノールが揮発し，サリチル酸の結晶成分のみ残存し白い被膜を形成してくる（図5・4）。この時点において，患者は熱感，軽度の疼痛を自覚する。また，エタノールの刺激臭により鼻呼吸がしにくくなるため，あらかじめやや開口させておくとよい（図5・5）。もし被膜形成が不完全の場合は，塗布を重ね被膜を完全に形成する。塗布終了3分後ぐらいより，表面麻酔作用により疼痛が軽減する。

⑤塗布終了5分後より，完全に形成された被膜を温水ガーゼにて擦り落としていく。

⑥部分的に発赤を伴う部分もあり，冷水にて15分冷却する（図5・6）。疼痛はほぼ消失し，皮膚のこわばり感が軽度残存する。

D 術後管理

洗顔後，保湿剤（油性のクリーム）を塗布する。発赤，疼痛があれば，弱いステロイド軟膏を使用する。当日より洗顔，入浴が可能であり，化粧水，保湿剤を適時使用する。当日〜1日目は皮膚に緊張があり，こわばり感が出現する。2〜4日目には，厚く茶褐色の痂皮が生じ部位により段階的に剥離してくる。この時，洗顔を頻回に行うことにより剥離しやすくなる。決して自ら無理に剥離しないように注意しておくことが必要である。無理に剥離することにより，発赤や色素沈着の残存期間が延長することがある。術後4〜6日ですべての痂皮が剥離し通常のケアが可能となる。また，日焼け予防は必須であり，UVケアクリームを使用する。術後4〜7日に必ず再受診させ，剥離状態を把握し，次回の強さの目安とする。ビタミンA，ビタミンC，ハイドロキノンの使用は，術後2週以降とする。

Fitzpatrick分類IV〜VIでは色素沈着を生じる可能性があり，症状が認められたら，術後2週よりハイドロキノン軟膏，ビタミンA軟膏の塗布を開始する。これは一過性のものであり，1，2カ月で必ず消失してくる。米国では3週間以上の間隔で6回程度の治療プログラムであるが，黄色人種では1〜2カ月間隔が適当と考える。

また，濃度20％サリチル酸でまったく剥離しない症例もあり，その際は濃度を30％に上げ再施行を試みる必要がある。

症　　例

【症例1】　26歳，女，難治性の前額部尋常性痤瘡

20％サリチル酸peelingを1回施行した。1回の治療のみで痤瘡の劇的な改善が見られた。尋常性痤瘡では，1回でも治療の有効性が高いといえる（**図5・7**）。

【症例2】　28歳，女，痤瘡後瘢痕

20％サリチル酸peelingを1回施行した。色調の改善および凹凸の軽度改善が認められた。しかし，凹凸に対してはまだ十分でなく複数回の治療が必要とされ現在，治療継続中である（**図5・8**）。

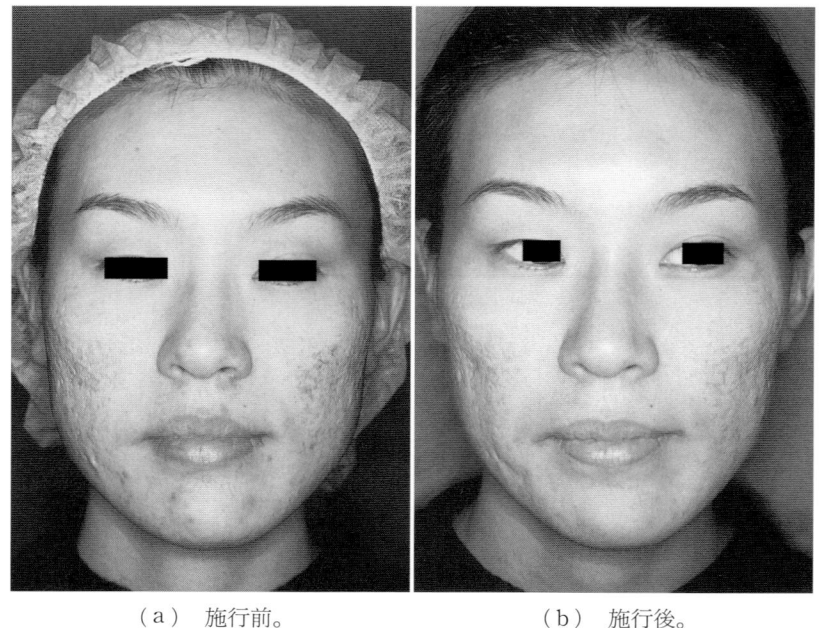

【症例3】　22歳，女，痤瘡後瘢痕

20％サリチル酸peelingを3回施行した。痤瘡後瘢痕例では，その部分のみを選択的に施行することも可能である。白い被膜形成が認められ，術後5日には両頰部に茶褐色の痂皮が観察できた。この痂皮は1，2日ですべて剥離する。頰部の治療前後の比較で，発赤の消失，瘢痕の改善が認められた（**図5・9**）。

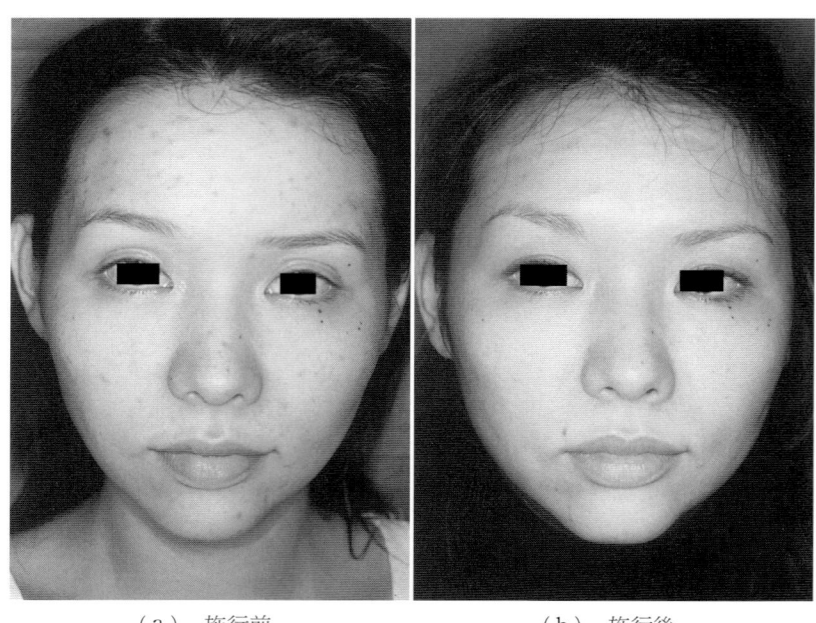

（a）施行前。　　　　　　（b）施行後。
図 5・7　症例1：26歳，女，尋常性痤瘡

（a）施行前。　　　　　　（b）施行後。
図 5・8　症例2：28歳，女，痤瘡後瘢痕

5．サリチル酸　37

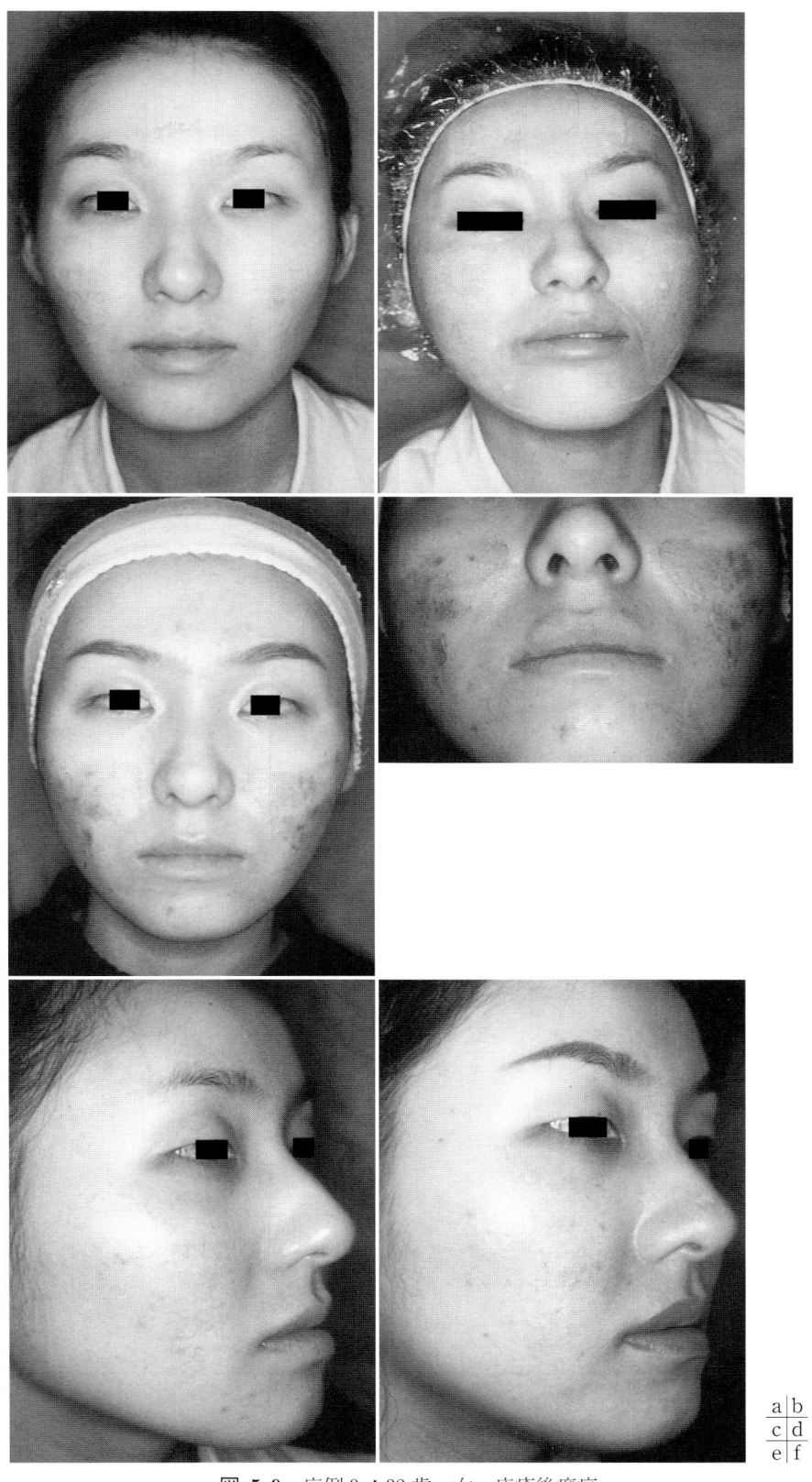

図 5・9　症例3：32歳，女，痤瘡後瘢痕
（a）施行前。
（b）施行中。
（c，d）施行後5日。
（e）施行前。
（f）施行後。

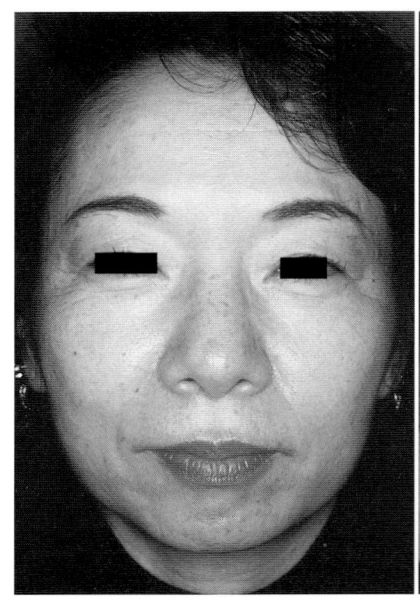

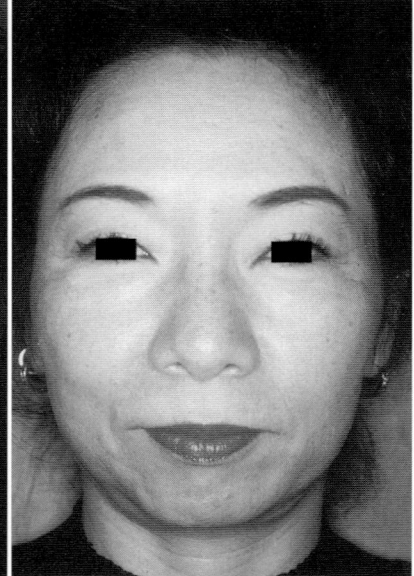

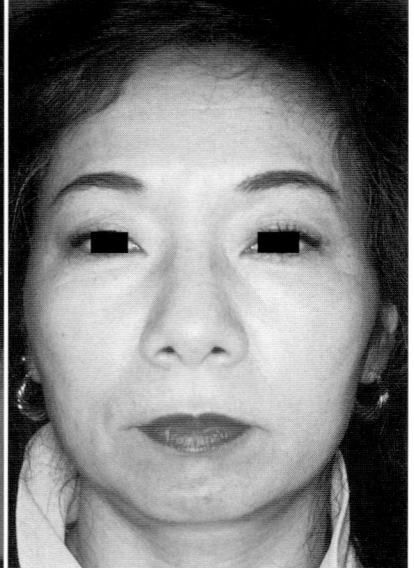

(a) 施行前。　　　　　　　　(b) 2回施行後。　　　　　　　(c) 4回施行後。

図 5・10　症例 4：52歳，女，環境的ダメージスキン

【症例4】 52歳，女，環境的ダメージスキン

20%サリチル酸 peeling を4回施行した。術前には顔全体が光老化により色素沈着しており小皺が目立っていた。2回施行後には皮膚のスキントーンが明るくなり，小皺の改善も見られた。4回施行後には皮膚の色調ばかりでなく，透明感，緊張感の改善も見られ，患者の満足度はかなり大きいものであった（図5・10）。

F 考　察

サリチル酸を用いた peeling は，superficial peeling の中でも，30%グリコール酸 peeling より深達度が高く，1回の有効性の高いものである。しかし，TCA などに比較すると深達度が浅く，真皮の細胞活性化などの点で劣るものである。しかし，TCA はダウンタイムに10～14日必要であり，どんな低濃度でも真皮層への浸潤の可能性が報告されており，黄色人種においては合併症の注意が必要となる。Jessner液は，TCA よりやや弱くサリチル酸よりやや強い peeling として位置しているものである。14%のサリチル酸を含有し，活性化物質として resorucinol が用いられているが，心毒性の面で使いにくい点が指摘されている。以上の理由により，サリチル酸 peeling が有望な一手技であることが理解できる。

特徴として，サリチル酸の角質溶解作用と鎮痛作用，またエタノール溶液であるためつぎのような利点が挙げられる。

①サリチル酸の結晶成分により白い被膜を形成するため，一様の塗布が可能であり，部位による治療格差

表 5・2　Peeling を安全に施行できる期間の目安

コラーゲン注射	2週間以前，または以後
顔面外科手術	術後6週間，腫脹消退後
電気脱毛後	7日前後
レーザー治療	
pigmentation	治療前後2週間
resurfacing	治療前後6週間
ワックス脱毛	使用の3週間以後
ヘアケミカル	使用7日以前と7日以後

が生じにくい。

②鎮痛効果により疼痛のコントロールができ，術後の不快感も認められない。

③揮発性のため over peeling になりにくく，手技的な安全性が高い。

④グリコール酸より厚い剥離が生じる。

このような利点に対し，一番問題となる欠点は，ダウンタイムが7日程度かかることである。もう一つの大きな問題としては，一過性の色素沈着の出現である。これらの点を認識した上で，症例を選択し，施行してくことが必要となってくる。

適応と禁忌については既述したが，peeling はほかの処置や手術と組み合わせることも多く，安全に施行できる期間の目安を理解しておくことが重要である（表5・2）。

またその他の注意点として，

①口唇ヘルペスに罹患している場合は，治癒してから4～6週後に施行することが望ましく，ヘルペス罹患時に施行した場合，重症化することが多く，また治癒直後

の場合は，再発させる可能性がある。

②通常よりも peeling の反応が強く出る症例として，生理中の女性，アレルギー性鼻炎の罹患患者などが挙げられる。Peeling 施行当日の患者の状態を必ず把握しておく必要がある。それにより，できるだけ合併症のリスクを低下させることが必要である。

おもな合併症，後遺症は以下の通りである。

1）眼内への混入

予防的に必ずアイプロテクトを装着する。誤って入ってしまった場合は流水で洗い流すが，被膜が付着している可能性もあり，専門医を受診させることが望ましい。

2）一過性の色素沈着

発現しやすい部分は，口周囲や外眼角部などである。とくに Fitzpatric 分類Ⅳ～Ⅵでは，生じる可能性が高い。また，肝斑症例でも生じることがあり注意が必要である。術後2週よりハイドロキノン，ビタミンA軟膏の使用を開始し，1～2カ月程度で消失する。

3）皮膚過敏症

治癒後，一過性に皮膚の過敏性が上昇することがある。peeling 全般に起こりうることであるが光過敏性が上昇するため，紫外線反射剤のみ使用の UV ケアクリームを使用させ，術後2週以降も低刺激の化粧品を使用させる。またハイドロキノン，ビタミンA，ビタミンCの使用開始を遅らせる必要がある。

以上のことを踏まえてインフォームドコンセントを施行し，peeling を行わなければならない。とくに治療期間，治癒経過，複数回の治療が必要であることの説明が重要であり，1回で改善するような過度な期待はもたせないことが必要である。もちろん，合併症の可能性の示唆，術前術後のケアの重要性についても認識させなければならない。サリチル酸 peeling は，黄色人種においても安全で，かつ有効性の高い手技として今後広く普及していくものと考えており，それには正確な手技と認識が必要であると考えている。　　　　　（戸佐　眞弓）

文　　献

1) Kligman, D. : Salicylic acid peels for the treatment of photoaging. Dermatol. Surg., 24：325-328, 1998.
2) Kligman, D. : Salicylic acid as a peeling agent for the treatment of acne. Cosmet. Dermatol., 10 (9)：44-47, 1997.
3) Grimes, P. E. : The safety and efficacy of salicylic acid chemical peels in darker racial-ehtnic groups. Dermatol. Surg., 25：18-22, 1999.
4) Greenwood, S. : Salicylic acid peeling. J PCI, 8 (1)：23-24, 1999.

6. トリクロル酢酸

SUMMARY

Chemical peeling に使用する薬物には，トリクロル酢酸（TCA），α-ハイドロキシ酸（AHA），β-ハイドロキシ酸（BHA）などがある。なかでも TCA は，約 50 年以上前から痤瘡後瘢痕などに使用され，chemical peeling の原型といわれている。現在は痤瘡後瘢痕のみならず，しみ，くすみ，皺や皮膚の張りの改善に効果を上げており，患者選択や施行技術に問題がなければ良い治療法であると考えられる。

TCA は濃度や塗布後の放置時間などによって皮膚表層から深部までの peeling が可能である。近年では Obagi が考案した blue peeling と呼ばれる方法も確立され，それまで不明瞭であった塗布範囲などの問題も解決された。これにより TCA がより幅広く使用されるようになったわけである。

TCA peeling には原則として禁忌はない。しかし，適応疾患，適応となる肌の状態や，十分な術後経過と合併症についての説明により，施術の全経過に対する患者からの同意を得なければならない。施行にあたっては前処置を十分に行い，スキンタイプや目的に合った濃度などを決定することが必要である。施行中はフロスティング（frosting）と呼ばれる皮膚の変化を慎重に観察すべきである。

TCA peeling によるおもな合併症には，長引く紅斑，色素沈着，色素脱失，瘢痕形成や感染症がある。治療は合併症の種類や程度によりハイドロキノン，レチノイン酸，ステロイドの外用などを使用する。しかし，合併症は発現しないことが肝心であり，そのためにもっとも重要なことは，慎重な症例選択と術前の十分な患者指導およびスキンコンディショニングである[1]。

はじめに

1960 年代に Ayres[2]は，Monash[3]によって 1945 年に発表された TCA の実験を含めて，老化した皮膚，皺，紫外線ダメージに対する TCA の臨床的経験および組織学的知見をまとめている。以降，TCA は peeling に使用する薬物として一般的となった。

TCA を皮膚に塗布することにより，組織の蛋白変性および凝固壊死を引き起こし，結果的に表皮あるいは真皮は剥離され，しみ，くすみが改善される。また，線維芽細胞が刺激されることによってコラーゲンの活発な産生が促され，痤瘡後瘢痕・皺は改善し，皮膚は張りを取り戻していくことになる。主として顔面の皮膚トラブルに使用されるが，四肢や背中などにも使用可能である。

TCA は塗布後，皮膚血管からの血清によって中和されるため，体内臓器に対する毒性は認められない。このためフェノール peeling と異なり腎疾患，肝疾患，心筋疾患を有する患者でも使用可能である[4]。しかし，有色人種に対する深い peeling は，フェノール peeling より色素脱失の副作用がより多く見られる[5]。

現在，表層の peeling には AHA が使用されることが一般的で，TCA は中等度の peeling に用いられることが多い。TCA に関しては単独で使用されるほか，Jessner 液[6]やグリコール酸[7]を加える方法も報告されている。

本稿ではおもに TCA を単独使用した際の peeling および Obagi が開発した blue peeling における術前処置，方法，術後管理，患者指導の実際について述べる。

A 概　念

TCA は peeling すべき皮膚の深度によって濃度を変

える必要がある。通常，表層，中等度そして深いpeelingとに分別される。

表層のpeelingには15〜25％のTCAを用いる。目的は細かく薄い皺の除去，皮膚の感触改善，さらに毛孔を目立たなくし，色素沈着を軽減することである。組織学的には，20％TCA塗布後24時間でporcine modelの表層の真皮乳頭層に壊死が観察される[8]。臨床的にはこの濃度で軽度の表皮剥離をもたらす。筆者らの症例経験からいうと，紫外線老化の改善は真皮乳頭層までのpeelingによって十分得られることが確認されている。

40〜60％のTCAでは表皮壊死，真皮乳頭層の浮腫（pappillary dermal edema）とリンパ球浸潤が生じる[9]。50％濃度のTCAは口唇の皺などに用いられることがあり効果はあるが，副作用としてしばしば色素脱失が認められる。TCAの中でも60％以上の高濃度のものは非常に危険であるため薦められないが，部分的なactinic keratosisには使用する場合もある。また，75％のTCAを刺青の除去に使用するという報告もまれにある[10]。しかし，低濃度のTCAでも重ねて塗布することによって高濃度のTCAと類似した効果が得られるため，筆者らは低濃度のTCAを重ねて塗布していくpeelingでも十分な効果が得られ，より安全な治療が可能であると考えている。さらにblue peelingは深度レベルが6段階に分類されており，緩衝TCAを用いるため，浸透速度がより緩徐となっている。これにより皮膚反応を確認しながら目的の深度まで容易にpeelingすることが可能となる。

B 施術の実際

1．術前の評価

TCA peelingを施行する際には，十分なカウンセリングが必要となる。適応，不適応以外にも既往歴，アレルギー，ケロイドになりやすいかどうか，口唇ヘルペスの有無，現在治療している疾患名，治療内容などは必ず事前に聴取すべきである。既往歴は，疾患のみならず日常紫外線暴露の程度，日常使用している化粧品，美容外科的手術，喫煙，妊娠歴についても聴取すべきである。さらに，TCA peelingを成功させるためには患者の日常的な精神状態が大きく関与してくる。カウンセリング中に，表情や話し方など多方面から患者の精神状態を把握するよう努める必要がある。

その他，スキンタイプ（普通，乾燥，脂性，混合），皮膚の厚さ，角化や紫外線老化の程度，柔軟性，敏感性は使用するTCAの深度を決定する上で重要である。たとえば，同じ50％のTCAでも男性で皮脂腺が多く皮膚の厚い症例での反応と，女性で皮膚が軟らかく薄い症例での反応は，塗布回数や施行者など症例以外すべての条件が等しくても反応は著しく異なり，この場合，女性では瘢痕を形成する可能性がある。また，スキンタイプはFitzpatrickの分類を用いて評価しておくとよい（**表6・1**）[11]。とくにタイプⅣの患者は，術後に色素沈着を起こしやすいため，術前のレチノイン酸などの使用によるスキンコンディショニングが重要となる。

2．術前の準備

TCA peelingを施行する2〜4週前からレチノイン酸とハイドロキノンによる前処置を行う。この前処置によって，表皮の厚さが均一化され，浸透のむらを少なくすることが可能となる。さらに，施行後の創傷治癒が促進され，色素沈着を最小限に抑えられる。

C 方法

1．処方

TCAの処方は，たとえば50％濃度のTCA溶液を作る場合には，50 mgのTCA結晶と100 mlの蒸留水を混合すればよい。25％の場合にはTCA結晶を25 mgにし100 mlの蒸留水で溶解する。

溶液は，処方内容や濃度を記入したラベルを貼付して茶褐色などの濃い色のガラス瓶に保存すべきである。使用するごとに混合し，使用後はすばやく密閉し冷蔵する[12]。水分は蒸発してしまうためTCAが徐々に高濃度

表 6・1　Sun-reactive skin typing system (Fitzpatrick)[11]

Skin Type	Skin Color	Characteristics
Ⅰ	White	Always burns, never tans
Ⅱ	White	Usually burns, tans less then average
Ⅲ	White	Sometimes mild burn, tans about average
Ⅳ	White	Rarely burns, tans more than average
Ⅴ	Brown	Rarely burns, tans profusely
Ⅵ	Black	Never burns, deeply pigmented

になることに注意する。

Blue peeling では，緩衝された 30％TCA（Delasco）と Obaji の青色の顔料を混合し最終濃度を 15〜20％に調節して使用する（図 6・1）。

通常の TCA より作用の速度が緩徐なため，blue peeling では，peeling の深度を示す皮膚の変化を十分確認しながら重ね塗りすることが可能である。このため，術者は余裕をもって患者の反応が確認でき，より安全で効果的な peeling が可能となる。これらの理由から，通常筆者らは blue peeling を使用している。

2．麻　酔

一般的に TCA peeling では深度にかかわらず麻酔は施行しない。しかし，中等度以上の peeling では，TCA 塗布中に強い灼熱感を伴う疼痛を患者は訴える。この疼痛は一過性であるが不快であるため，筆者らは midazolam（ドルミカム）を 10 mg 以内の量で使用している。術中は心電図モニター，血圧，Sat O$_2$ チェックを行う。また，塗布中に小型扇風機で送風するのも疼痛緩和に効果がある。術後は flumazenil（アネキセート）を使用し覚醒状態を得る。

3．塗布法（図 6・2）

洗顔後，均一に TCA を浸透させるためにアセトンやアルコールなどで脱脂を行う。目標とする皮膚の状態に合わせた TCA 濃度に調節する。患者の眼球内には，TCA が浸入しないようにアイプロテクトを装着することが望ましい。全体に均一になるように TCA をスポンジまたはガーゼに含ませて塗布し反応を観察する。

どの部分から開始してもよいが，上下の瞼は最後まで残しておくのが肝心である。色素沈着の起きやすい頬骨上や下顎ラインに注意しながら塗布し，下顎ラインでは顎のラインから約 2 cm 内側にとどめておく。より安全に peeling を行うために，開始時に時計回り，反時計回りなどの方向を決定しておくとよい。髪の生え際，耳垂，耳後部にも peeling を行い，顎のラインから下はグラデーションをかけるようにする。表層のピーリングでは，2 週間に 1 回あるいは 1 カ月に 1 回の割合で繰り返すとより効果的である。

TCA の深さについてさまざまな検討がされている。Dolezal ら[13]は表層あるいは中等度の深度の TCA peeling を 4 段階に分けている。レベル 0 ではフロスト（frosting：組織の蛋白凝固，血管攣縮や閉塞に起因する皮膚の白色変化と硬化，図 6・3）は認められない。角質

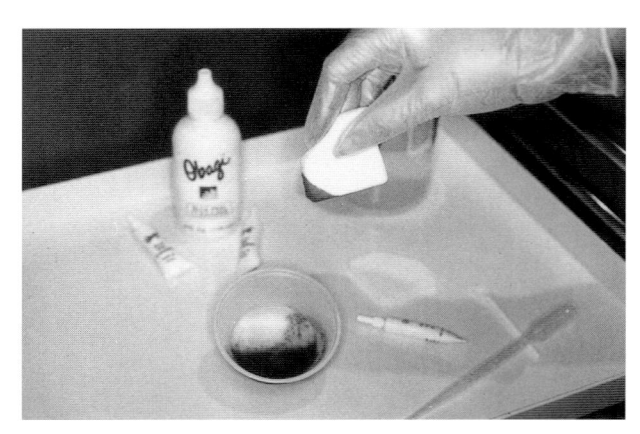

図 6・1　青色の顔料を混合し，20％ TCA を作製する。

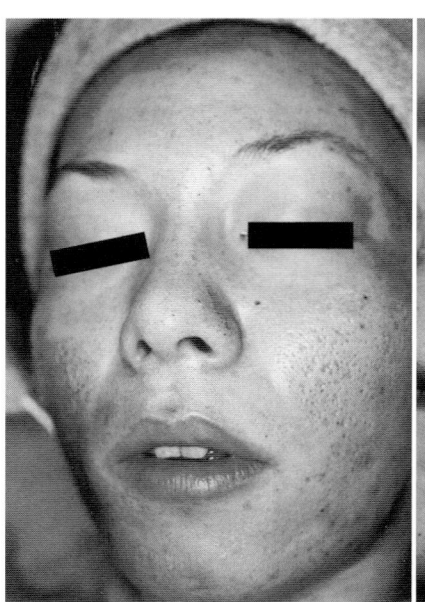

図 6・2　blue peeling 濃度 15％を 1 coat 施行した状態。

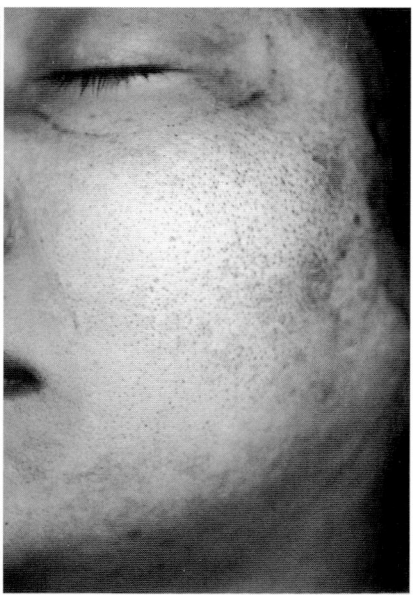

図 6・3　フロスティング

表 6・2　Blue peeling の深度の指標

レベル	30-1	30-2	30-3	50-1	50-2	50-3
フロスティングの程度	cloudy or foggy with pink	very light white or mist with pink	light solid white with pink	solid white with pink	grayish white No pink	grayish white light brown No pink
フロスティングが消える時間	30〜60 秒	2〜4 分	4〜8 分	6〜8 分	16〜32 分	40 分以上
フロスティング時間	2 分以内	5 分以内	10 分以内	20 分以内	40 分以内	60 分以内
ピンク色のサイン	＋	＋	＋	＋	－	－
表皮の滑脱	－	－	＋	＋	－	－
硬さ	－	－	ない or きわめて軽く	軽く	強い	きわめて強い
浮腫	－	－	ない or きわめて軽く	軽く	強い	きわめて強い
治癒時間（日）	3〜4	4〜6	5〜7	7〜10	10〜14	12〜16
	exfoliation only（not a peel）		very light peel	真皮乳頭層のピール	deep peel	very deep peel
					顔以外は不適応	
腫れ	－		軽い（2〜3 日）			
かさぶた	－		軽い			
皮膚色	濃く見えることがある		わずかに濃くなる			
剥離の開始	施行後 2〜3 日		施行後 2〜3 日			
紅斑	－		軽い			
痛み	－		瞼・首・胸部に不快感			
過敏性	－		ときに			
触ると痛みを感じる	－		ときに			
痒み	ときどき軽く		軽く			

層を除去することによって，皮膚は平滑で光沢をもつようになる。レベル 1 では紅斑とともに軽いフロストが観察される。これは intra-epidermal peel（表皮内ピール）で 2〜4 日後に軽い表皮剥離が起こる。レベル 2 は血色のある皮膚の中に白色の点在した pink white フロストと呼ばれる状態を認め，これは peeling が full-thickness epidermal peel（表皮全層の peel）に達したことを示す。この状態が消失するのには約 5 日間を要する。レベル 3 では固い白色のフロストが認められる。これは，真皮乳頭層に達していることを示す状態である[14]。

Johnson らは，Obagi の TCA peeling において，真皮乳頭層までの peeling の指標として表皮のすべり（sliding：皮膚を軽く摘まんだ時にできる皺）を報告している[14]。さらに Obagi は，peeling の深度レベルを 6 段階に分けている（表 6・2）。これは，フロスティングの程度を皮膚の色の変化，硬さおよび消失時間で分類したものである。ここでは表皮のスライディングも評価基準に加えている。

表皮のスライディングは，peeling が真皮網状層レベルに達すると消失する。筆者らが初回の blue peeling を行う際には真皮乳頭層レベルまでの peeling にしているため，スライディングが重要な指標となる。

D 術後管理

1．術後処置

TCA peeling 後は，10 分ほど冷水を含ませたスポンジなどで治療部分を冷却する。その後のドレッシングは必要ない。洗顔や洗髪は当日より可能である。化粧は約 10〜14 日後皮膚が剥離し終わった時点で可能となる。

2．術後経過

TCA の深度によって術後経過は多少異なる。筆者らが通常行っている真皮乳頭層レベルの peeling では，施行直後に弱い発赤と疼痛がある。術後 2，3 日で顔面の腫脹が出現し，色調は茶色となる。3，4 日経過すると，皮膚脱落が開始し，個人差はあるが約 7〜10 日で再生上皮に置換される。

3．患者指導

当日の洗顔や洗髪は可能である。皮膚が完全に剥離さ

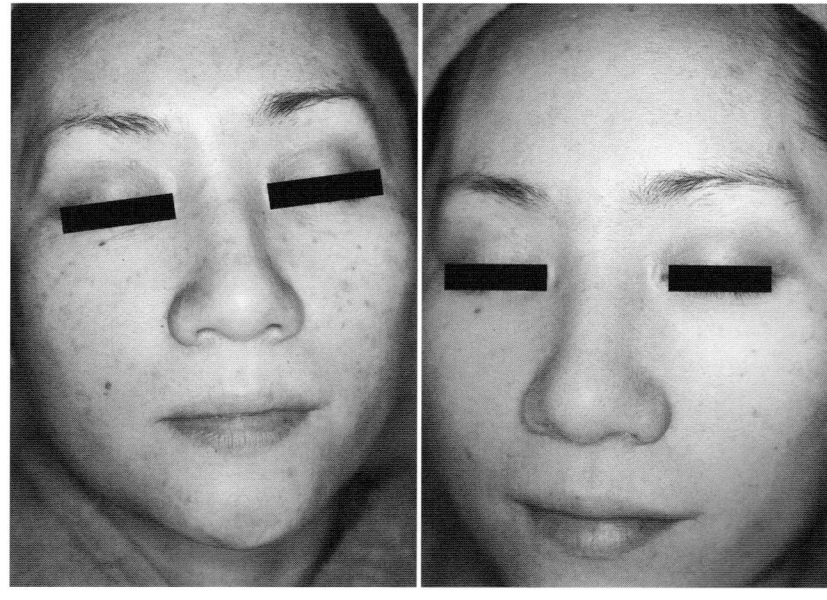

44　Facial Rejuvenation：最近の進歩

（a）施行前。　　　　　　　　（b）blue peeling 施行後1カ月。色素沈着が消失している。

図 6・4　症例1：44歳，女，紫外線老化

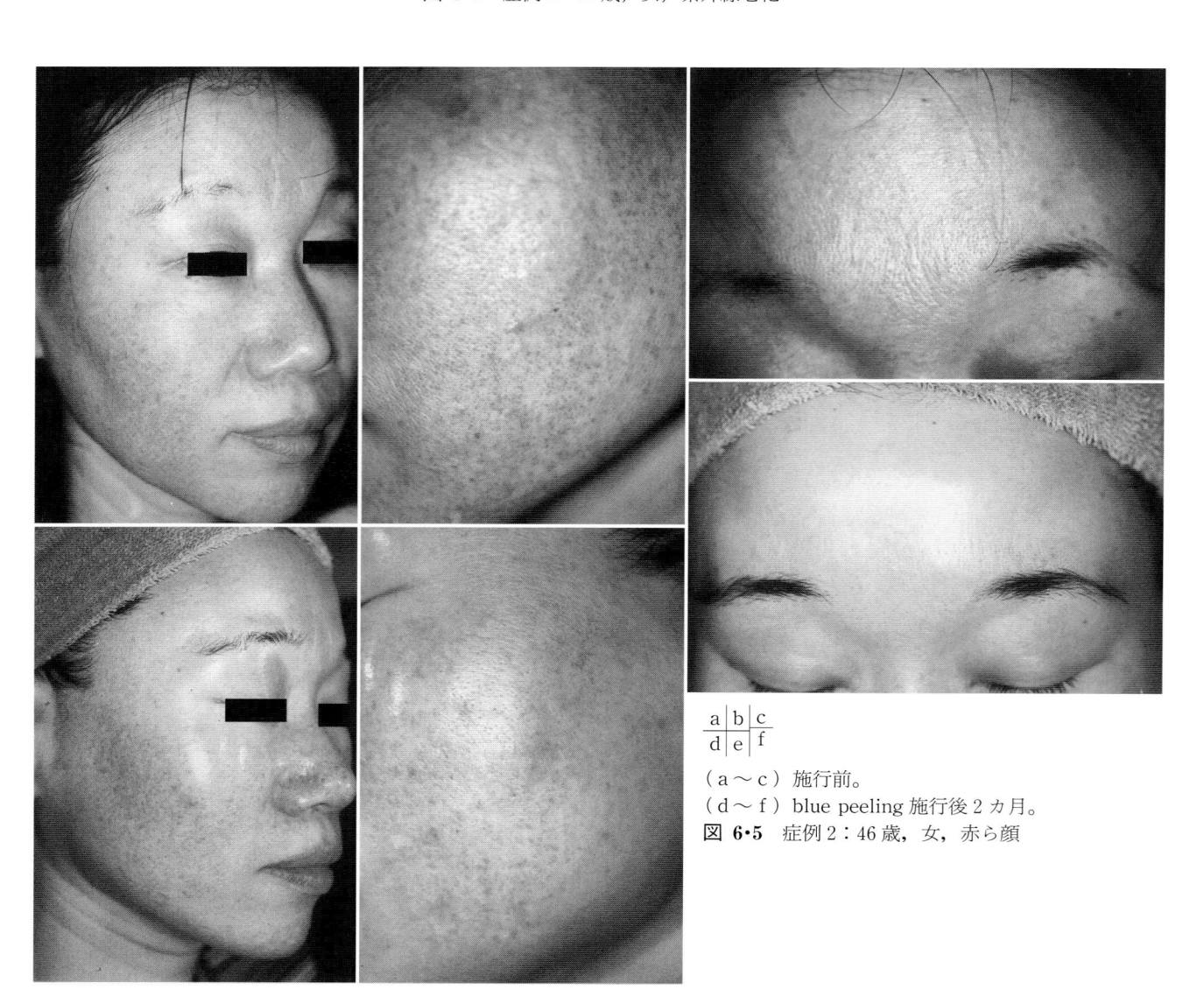

a	b	c
d	e	f

（a〜c）施行前。
（d〜f）blue peeling 施行後2カ月。

図 6・5　症例2：46歳，女，赤ら顔

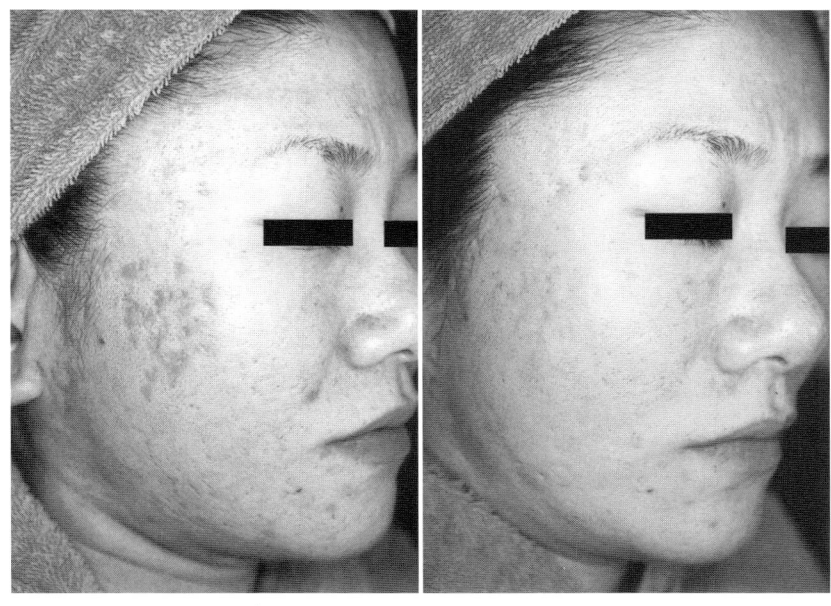

（a）施行前。　　　　　（b）blue peeling 2回施行後1ヵ月。
図 6・6　症例3：35歳，女，痤瘡後瘢痕

れるまで，顔面に発汗を促すような行為は禁止する．入浴は禁止し，シャワー使用のみ許可する．化粧の開始時期も皮膚脱落後からとなる．その他の注意事項は以下の通りである．

＜注意事項＞
① 剝離してきた皮膚を無理にはがさない．
② 大きな口を開けるようなことはしない．
③ 2週間は紫外線を極力避ける．外出する際は日焼け止めを塗る．
④ 1週間は運動，サウナなど顔に汗をかくようなことはしない．
⑤ 男性では，皮膚が剝離している間の髭剃りは行わない．
⑥ 喫煙行動は，口周囲の大胆な動きが皺を刻むため，直後の喫煙は口周囲の瘢痕形成を促進することになる．禁煙を勧めるか，または十分な説明が必要である．

E 症　　例

【症例1】　44歳，女，紫外線老化（photoaging）
　Blue peeling 濃度15％を1 coat 施行した．施行後1ヵ月，顔面全体にわたる細かい色素沈着は消失している（図6・4）．

【症例2】　46歳，女，赤ら顔
　Blue peeling 濃度15％を2 coat 施行した．施行後2ヵ月，顔面全体の紅斑は改善され，頬部中央に残存するのみとなっている．小さな色素沈着，皺も消失している．

きめの改善も認められる（図6・5）．

【症例3】　35歳，女，痤瘡後瘢痕
　Blue peeling 濃度20％を2 coat 施行した．施行後1ヵ月，浅いあるいは中等度の痤瘡後瘢痕は消失している．しかし，深い痤瘡後瘢痕は残存した．痤瘡後瘢痕に見られていた赤みも消失しているのが分かる．皮膚の色調は明るくなり，いわゆるくすみが改善しているのが分かる．拡大していた毛孔が縮小されている（図6・6）．

【症例4】　21歳，女，痤瘡および痤瘡後瘢痕
　Blue peeling 濃度20％を1 coat，15％を1 coat 施行した．施行後1ヵ月，痤瘡は消失し，皮膚の色調も明るくなっている．しかし痤瘡後瘢痕は改善していない（図6・7）．

【症例5】　30歳，女，痤瘡後瘢痕
　Blue peeling 濃度20％を1 coat 施行した．施行後1ヵ月，遷延する発赤と色素沈着を認めた．施行後5ヵ月，2週間のステロイド軟膏塗布後，4ヵ月間20％浸透型ビタミンC（Skin Ceuticals）を使用し改善した（図6・8）．

F 考　　察

TCA peeling を成功させるには以下の5点が重要である．
① 症例や目的に合ったTCA濃度の決定．
② 酸を塗布する際のテクニック．
③ 施行前後のレチノイン酸の使用．
④ 術前の脱脂．
⑤ 皮脂腺の密度や皮脂分泌の程度．

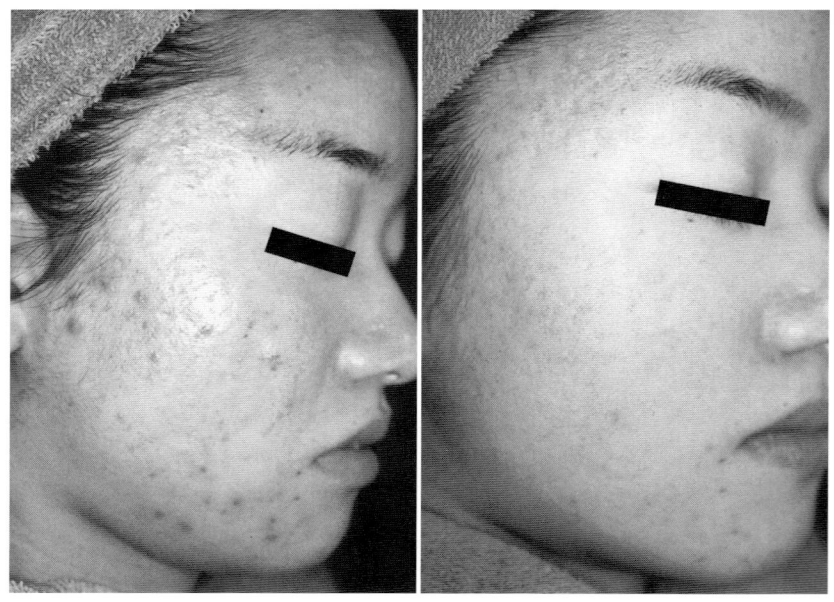

（a）施行前。　　　　　　（b）blue peeling 施行後1カ月。
図 6・7　症例4：21歳，女，痤瘡および痤瘡後瘢痕

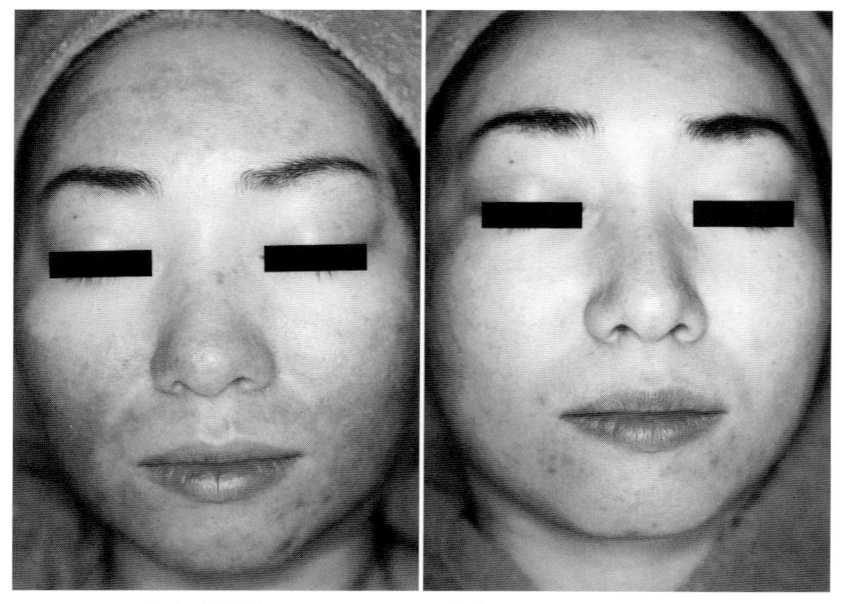

（a）施行前。　　　　　　（b）ステロイドやビタミンCによる治療後。
図 6・8　症例5：30歳，女，blue peeling 後の色素沈着

TCA の皮膚への浸透度は個々の症例によってさまざまである。同濃度の TCA を塗布しても臨床所見の改善度が異なる場合も多い。

1．適応および不適応

原則として TCA peeling に禁忌はない。幅広い適応症があり効果も期待できる反面リスクもある。

Brody ら[15)]によれば，適応として①光線角化症（actinic keratosis），②色素沈着症，③皺，④尋常性・集族性痤瘡，⑤痤瘡後瘢痕，⑥酒皶がある。また，不適応としては，①皮膚過敏症，②日焼け愛好者，③妊娠および授乳中の女性，④顔面のワックスや脱毛剤の使用者，⑤最近顔面の外科手術あるいは laser resurfacing を施行した患者，⑥ケロイド体質，⑦単純口唇ヘルペス，⑧Accutane® (isotretinoin) 服用者，⑨自己免疫疾患患者がある。

2．合併症，後遺症とその対策

前述のごとく TCA はフェノールのような心，腎，肝毒性はない。しかし，peeling の深さが深くなるにつれ合併

症の頻度は増加する。

1）長引く紅斑

TCA peeling による過剰な炎症反応である。しかしながら，長引く紅斑の場合には潜在性の接触性皮膚炎を除外する必要がある。治療はビタミンCの外用やステロイド軟膏の塗布で行う。

2）色素沈着，色素脱失

皮膚の色調の変化は，TCA peeling で起こりうるもっとも多い合併症である。色素沈着のみならず，色素脱失や皮膚の色調のムラが出現することもある。TCA peeling 後の色素沈着は，おもに炎症後の色素沈着である。ハイドロキノン，トレチノイン酸，ビタミンCやコウジ酸などで対処する。色素の脱失は，TCA によるメラノサイトの障害に伴って出現するもので，より高濃度の TCA を使用した場合に発症する。また，時には TCA が頚部など，本来施行するべき場所以外の個所に付着することで，付着部の色素沈着や脱失が起こることもあるので十分な注意が必要である。

3）瘢痕形成

瘢痕形成は TCA peeling でもっとも避けたい合併症である。中等度以上の高濃度の peeling を施行後に経験する可能性がある。治療としては，ステロイド含有テープやステロイドの局注を行う。

4）細菌感染

細菌感染は TCA peeling の合併症として一般的ではない。しかし万が一細菌感染を併発した場合には抗生物質の全身投与で対処する。非常にまれであるがブドウ球菌による敗血症性ショックの報告もある[16]。

5）ウイルス感染

通常はヘルペス感染症である。術前に既往歴を聴取し，再発の可能性についての十分な説明が必要である。発症した場合には抗ウイルス剤で対応する。

6）皮膚萎縮，皮膚質感の変化

皮膚萎縮や皮膚質感の変化は，一般的には深い peeling や peeling を繰り返すことによって起こる皮膚変化である。有効な治療手段がないため，施行前にこれらの変化について強調して説明する[1]。

（松倉　知之，道本　真保）

文　献

1) Ragland, H. P., et al.：Compllications of resurfacing. Semin. Cutaneous Med. Surg., 15：200-207, 1996.
2) Ayres, S.：Superficial chemosurgery in treating aging skin. Arch. Dermatol., 82：125, 1962.
3) Monash, S., et al.：The uses of diluted trichloroacetic acid in dermatology. Urol. Cutan. Rev., 49：119., 1945.
4) Stagnone, G. J., et al.：Cardiovascular effects of topical 50% trichloroacetic acid and Baker's phenol solution. J. Dermal. Surg. Oncol., 13：999-1002, 1987.
5) Resnik, S. S., et al.：Chemical peeling with trichloroacetic acid. J. Dermatol. Surg. Oncol., 10：549-550, 1984.
6) Monheit, G. D.：The Jessner's＋TCA peel；A medium-depth chemical peel. J. Dermal. Surg. Oncol., 15：945-950, 1989.
7) Yaudy, T. S. E., et al.：A clinical and histologic evaluation of two medium-depth peels. Dermatol. Surg., 22：781-786, 1996.
8) Roenigk, R. K., Brodland, D. G.：A primer of facial chemical peel. Dermal. Clin., 11：349, 1993.
9) Stegman, S. J.：A comparative histologic study of the effects of three peeling agents and dermabration on normal and sun-damaged skin. Aesthet. Plast. Surg., 6：123-135, 1982.
10) Piggot, T. A., Norris, R. W.：The treatment of tattoos with trichloroacetic acid；Experience with 670 patients. Br. J. Plast. Surg., 41：112-117, 1988.
11) Fitzpatrick, T. B.：The validity and practicality of sun-reactive skin types I through VI. Arch. Dermatol., 124：869-871, 1988.
12) Spinowitz, A. L., Rumsfield, J.：Stability-time profile of trichloroacetic acid at various concentrations and storage conditions. J. Dermal. Surg. Oncol., 15（9）：974-1002, 1989.
13) Dolezal, J.：Trichloroacetic acid solutions and basic pharmacy. Manual of Chemical Peels. Superficial and Medium Depth, edited by M. G. Rubin, Lippincott, Philadelphia, 1992.
14) Johnson, J. B., et al.：Obagi's modified trichloroacetic acid（TCA）-controlled variable-depth peel；A study of clinical signs correlating with histological findings. Ann. Plast. Surg., 63（3）：225-301, 1996.
15) Brody, H. J.：Chemical Peeling and Resurfacing, 2nd ed., pp. 39-72, C. V. Mosby, St. Louis, 1992.
16) Litton, C., et al.：Complications of chemical peeling. Dermal. Clin., 13：309-312, 1992.

7. レチノイン酸

SUMMARY

レチノイン酸はほかの chemical peeling の主剤と異なり，細胞の増殖分化を制御する作用をもっている。臨床的には角質の剝離を促すとともに，表皮基底細胞の増殖および分化を促進し，表皮内に粘液性物質の沈着を促す。皮脂の分泌を抑え，真皮乳頭層の血管新生を促し，線維芽細胞によるコラーゲン産生を促進する。真皮における matrix metalloprotease の制御により，紫外線による皮膚の菲薄化をはじめとする光老化を改善する。レチノイド特有の皮膚炎はあるものの，レチノイドの特性を生かすことにより，短期的な表皮の resurfacing に加え，長期的には皮膚の張りや小皺の改善効果を見ることができる。さらにほかの治療と併用することにより，総合的な皮膚の若返り治療に利用することが可能である。一方，製剤の入手の問題など，まだ不自由な側面もある。今後，より副作用の小さい合成レチノイドの開発などへの期待も大きい。

はじめに

レチノイン酸はその特異的な生理作用から痤瘡，皺，シミ，創傷治癒促進，ケロイドなど広範囲の美容治療に応用することができる。本稿では，若返りの治療，すなわち小皺やしみの治療について述べる。

A 概　念

1．レチノイドとは

ビタミン A（レチノール retinol）とその類縁化合物であるレチノイド（retinoid）は，形態形成制御作用，細胞の分化増殖制御などの作用をもっている。本来，レチノイドの定義として，その物質のもつ化学構造から定義されており，レチノール，レチナール，レチニールエステル，レチノイン酸はじめ多くの化合物がある。しかし，これらの化合物はすべて核内に存在し転写因子として機能する数種のレチノイン酸受容体（retinoic acid receptor，以下 RAR），およびレチノイド X 受容体（retinoid X receptor，以下 RXR）を介して生物活性を示すことが明らかになって以来，これらの特異的な受容体と結合することによりレチノイン酸の有する生物活性を発揮する化合物群をすべてレチノイド（RXR についてはレクシノイド）と呼ぶことが適当と考えられるようになった。現在ではビタミン A とはまったく類似しない化学構造をもつ化合物でも，レチノイン酸受容体と非常に高い結合親和性を示す合成化合物もレチノイドと称されている。

2．レチノイン酸とは

レチノイン酸（retinoic acid，ビタミン A 酸）というのはビタミン A のカルボン酸誘導体で，all-trans retinoic acid［オールトランスレチノイン酸，以下 atRA（アトラ）。なお tretinoin（トレチノイン）とも呼ばれる］，9-cis retinoic acid（9 シスレチノイン酸。なお alitretinoin とも呼ばれる），13-cis retinoic acid（13 シスレチノイン酸。なお isotretinoin とも呼ばれる）などいくつかの立体異性体が存在する。atRA は RAR のリガンドとして，ビタミン A の生物活性の本体であるといえる。ちなみに RXR のリガンドは 9-cis retinoic acid（RAR にも親和性を有す）であり，RAR と RXR は heterodimer を形成して DNA の特定の塩基配列を認識，結合して下流の遺伝子の発現を制御することが知られている。このほか RAR が転写因子 AP-1 の機能を妨げることにより作用することも明らかになっている[1]。

3．臨床で用いられているレチノイド

本邦で外用剤として認可されているレチノイドはレチ

表 7・1　臨床に使用中もしくは治験中のレチノイド

	一般名	商品名	投与法	適応	備考
認可済み	tretinoin （all-trans retinoic acid）	Retin-A®, Renova®, Vesanoid ベサノイド®, Stieva-A®, ほか	外用, 内服	外用は痤瘡, 光老化皮膚, 内服は急性前骨髄球性白血病	
	alitretinoin （9-cis retinoic acid）	Panretin®	外用	カポジ肉腫	内服は治験中
	isotretinoin （13-cis retinoic acid）	Accutane®	外用, 内服	外用, 内服とも痤瘡	
	adapalene	Differin®	外用	痤瘡	本邦でも治験中, RARβ, γ 選択性
	etretinate	Tegison チガソン®	内服	乾癬	
	acitretin	Soriatene®	内服	乾癬	Tegison の改良版, 半減期が短い
	tazarotene	Tazorac®	外用	痤瘡	RARβ, γ 選択性
治験中	Fenretinide（4-HPR）		内服	悪性腫瘍	
	Am-80		外用	乾癬	RARα 選択性, 本邦で治験中
	LGD 1069（Targretin）		内服	悪性腫瘍	RXR 選択性
	polyprenic acid		内服	悪性腫瘍	
	TAC-101		内服	悪性腫瘍	RARα 選択性

ノール（ビタミン A）および酢酸レチノール（retinyl acetate），パルミチン酸レチノール（retinyl palmitate）などのレチニールエステルで，化粧品としては 100 g あたり 25 万国際単位までの使用が認められており，またザーネ®（エーザイ，レチノールとして 100 g あたり 50 万国際単位）は医薬品として角化性皮膚疾患に認可使用されている。しかし，これらの成分では副作用はとくに見られないが，薬理作用が小さく（atRA の 1/100 程度），こうした濃度では後述するような atRA 特有の臨床効果は期待できない。

海外ではさらにいくつかのレチノイド外用剤，内服剤が乾癬，痤瘡，悪性腫瘍などを対象に認可され，また臨床治験中のものもいくつかある（表 7・1）。

4. レチノイン酸の皮膚に対する作用

atRA の継続的外用により，表皮においては表皮角化細胞の強い増殖および分化促進作用が見られ，表皮は肥厚し角質はコンパクトになる。表皮角化細胞間や角質に粘液性物質（ヒアルロン酸といわれている）が沈着するようになる[2)3)]。短期的には表皮の resurfacing 効果があり，脂腺の分泌を押さえ，痤瘡に対して効果があるとともに，ほかの漂白剤とうまく併用することにより，しみなどのメラニン色素性疾患に効果を表す。さらに，真皮においては線維芽細胞のコラーゲン産生促進などの作用があり，長期使用によって真皮が肥厚することにより，紫外線による皮膚の老化の進行を防ぎ，皮膚の張りを取り戻す[4)]。また，真皮乳頭層の血管新生が見られ，表皮，真皮レベル双方で皮膚の創傷治癒を促進する働きをもっている。メラノサイトのメラニン産生抑制には否定的な見解が多い[5)]。

5. 催奇形性

催奇形性については実際に吸収され血中に入る量を投与量，吸収率などから考慮すると内服薬の数千分の一のオーダーであり，非常に低いと考えられる（この場合それぞれのレチノイドの半減期の長さも問題になる）。米国ではレチノイン酸"外用"では催奇形性はありえないと結論づけられ，仮に注意するとしても"妊娠している女性"のみで十分であるとする意見が多い。筆者は若い患者には使用中は避妊を励行するように指導している。

B 術前の評価と適応

色素沈着，くすみ，小皺など，患者の求める治療の内容を正確に理解する。色素沈着の場合は臨床診断を正確に行う。とくに肝斑のある患者では，2 種以上のものが混在している場合も多い。色調から真皮内色素沈着の有無を正確に判断する。老人性色素斑が目立つ場合はその治療を優先するが，老人性疣贅（脂漏性角化症）については液体窒素，CO_2 レーザーなどで最初に治療を行っておく必要がある。単純黒子などは CO_2 レーザーなどで処置を行う。老人性色素斑，肝斑，雀卵斑，肌のくすみ，小皺などはレチノイン酸治療を行うが，笑い皺，目の下のたるみ，その他の大きい皺には，コラーゲン注入や外

表 7・2 トレチノイン（all-trans retinoic acid）水性ゲル0.1〜0.4%1000gの調合法の1例

トレチノイン	1〜4 g
カーボポール 940	10 g
エマルゲン 408	20 g
10%NaOH	6 ml
パラ安息香酸メチル	0.26 g
パラ安息香酸プロピル	0.14 g
精製水	ad. 1000 g

科手術など適切な治療についての説明を行う。色素沈着の場合は色差計などで治療前の状態を測定しておくとよい。

C 外用剤の調合法

認可されていないレチノイン酸やハイドロキノンなどを患者に処方するためには，海外より製品を個人輸入するか，院内調合を行うことになる。院内調合は手間がかかるが，自由に濃度や基剤を変えられる。調合は医師もしくは薬剤師が行うことになり，擂潰機を必要とする。

オールトランスレチノイン酸は非常に不安定な物質であり，とくに光と熱に非常に弱いため，毎月1回調合する必要があり（厳重な冷暗所保存でも1カ月間で約1割分解する）手間がかかるが，ある程度以上の消費量があればコスト面でも非常に有利である。筆者の施設では，製剤を10g単位のステンレスチューブ（遮光効果がたいへん良い）に密閉して処方している。

水性ゲル基剤での調合法の1例を表7・2に記したので，参照されたい。水性ゲル製剤は水分が95%以上を占め，皮膚浸透性がきわめて高く，原末のコストパフォーマンスという面からは非常に経済的である。親水軟膏などを使うことも可能であるが，皮膚浸透性は数倍落ちるため，濃度をそれなりに上げる必要が生じる。レチノイン酸の治療では投与量が非常に重要な要素となるため，院内調合の製剤方法が異なれば反応も変わってくるので，ある程度の数の患者の反応を見て，自分が処方している製剤がどの程度の力かを十分理解して使用方法を適宜変更，調整する必要がある。

D 手技，治療法

1．小皺の治療

0.1%atRAゲルを1日1回使用する。この場合，親水軟膏，ワセリンなどの基剤を用いてもよい（この場合濃度をやや上げるか使用回数を増やす）。当初はハイドロキノン乳酸軟膏を併用して，漂白治療も合わせて進めるとよい。atRA水性ゲル単独で使用する場合は保湿剤を併用するとよい。紫外線はbroad-spectrumのサンスクリーンで十分遮断する必要がある。当初，反応性の皮膚炎が見られるが使用を継続するとともに自然に消失していく。皮膚炎があまり見られない場合は徐々に回数を増やすか，濃度を上げていく。あまりに皮膚炎が強い場合は使用回数を減らして調節する。長期的に使用することが大切で，老化は加齢とともに進行していくわけであるから半永久的に使用すればよい。継続的使用により耐性を獲得するため，薬理効果を上げるためには計画的な間歇的使用（2〜3カ月治療後，1〜2カ月中止することを繰り返す）を行う。

2．しみの治療

しみといっても，老人性色素斑，雀卵斑，肝斑などさまざまな疾患が含まれ，その治療法は多様でそれらの発展も著しい。しかし，未だ治療に難渋する疾患も多く残されている。筆者らが色素沈着に対して行っているレチノイン酸治療は従来の方法に比べて，積極的にレチノイン酸を使用するため，発赤，irritationなどのいわゆるレチノイド皮膚炎症状は強いが，短期間の治療でこれまでにない色素の改善が認められる。今後もさらなる治療法の改良や，さらに有意義な合成レチノイドの登場が期待されるところである。

[使用方法と臨床経過]

通常は治療をbleaching stepとhealing stepに分ける（図7・1）。初めのbleaching stepでは，患者自身にatRAゲルおよびハイドロキノン乳酸軟膏を毎日2回患部に薄く塗布させ，昼間は日焼け止めクリームを併用させる。原則として治療開始時は顔面には0.1%，上肢および躯幹には0.2%，下肢には0.4%のatRAゲルを使用し，必要に応じて適宜濃度を変更する。一般的には，使用を開始して2〜3日目には発赤を生じ落屑が見られる（1週間こうした反応が見られない場合はさらに強い濃度の外用剤に急いで変更する必要がある）。

その頃から塗布直後にirritationが見られることもしばしばであるが(irritationはハイドロキノン乳酸軟膏によるところが大きい)，しばらくすると沈静する場合が多い。徐々に皮膚炎が進行するとともに，色素沈着は薄くなっていく。皮膚炎が強すぎる場合はatRAゲルの使用回数を減らすなどしてコントロールする。適切な保湿剤の併用が望ましいが，ステロイド剤は特別な場合を除き，使用を控える。

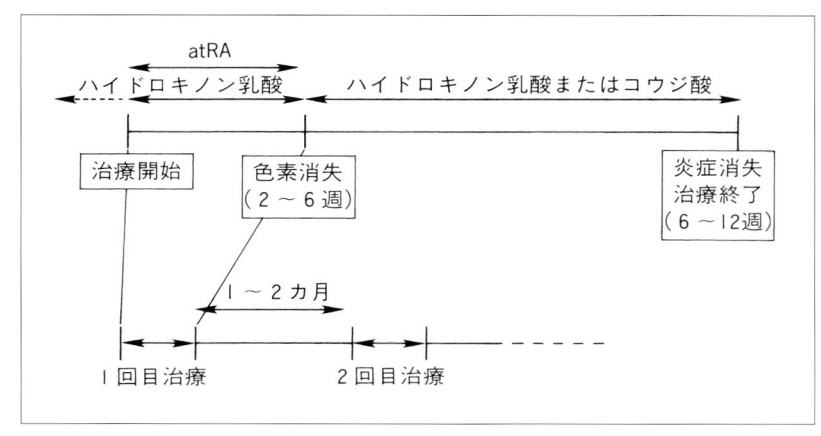

図7・1 しみ治療のプロトコール
前半はレチノイン酸水性ゲルとハイドロキノン乳酸軟膏を使用して漂白を行う。後半はハイドロキノンは続けるが，レチノイン酸を止めて炎症を治していく。ハイドロキノンが使用できない患者はコウジ酸を用いる。

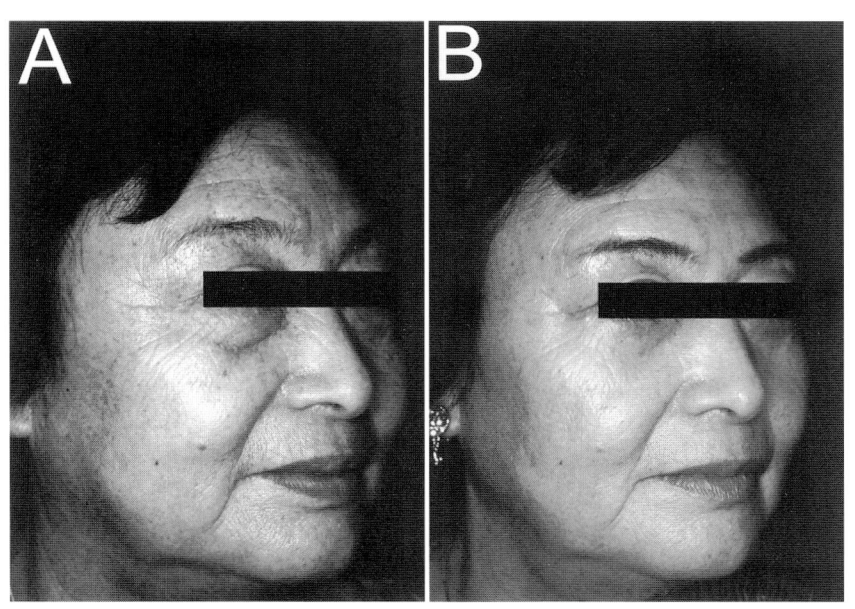

（A）術前。　　　　　　　　（B）術後8カ月。
図7・2 症例1：61歳，女，小皺と小色素斑

　早ければ2週間で色素沈着は消失するが，その時点では発赤が顕著な状態である。治療開始後1〜2週間が一番辛い時期でその後は使用を続けても炎症は徐々に収まってくる。2〜6週間の治療ののち色素沈着の改善が十分得られたら healing step に移行する（十分な状態まで改善しない場合でも8週間で bleaching step は終了する）。すなわち，atRA ゲルを中止して皮膚炎を沈静化させる。
　Healing の過程で炎症後色素沈着を惹起しないように厳重な遮光を行うとともに，ハイドロキノンは継続的に使用する必要がある。ハイドロキノンにより発赤や腫脹を生ずる患者にはコウジ酸クリーム（5%）を用いるとよい。ステロイド剤は通常は使用しない。副作用についての十分な説明を行い，文書によるインフォームドコンセントのもとに外用剤の処方を行う。
　こうして6〜12週間（1クール）で治療を終了するが，色素沈着が残っている場合は atRA を中止してから（bleaching step 終了の時点から）1〜2カ月程度の間をおいて，2クール目を行うことができる。こうしてブランクをおくことによって，atRA に対する治療部位の耐性がなくなり，2クールにおいても適当な反応を得ることができるようになる。

E 症　　例

【症例1】 61歳，女，顔面の小皺と小色素斑（図7・2）
　0.1% atRA ゲルおよびハイドロキノン乳酸軟膏で治療を開始した。6週間使用し，ハイドロキノン乳酸をさ

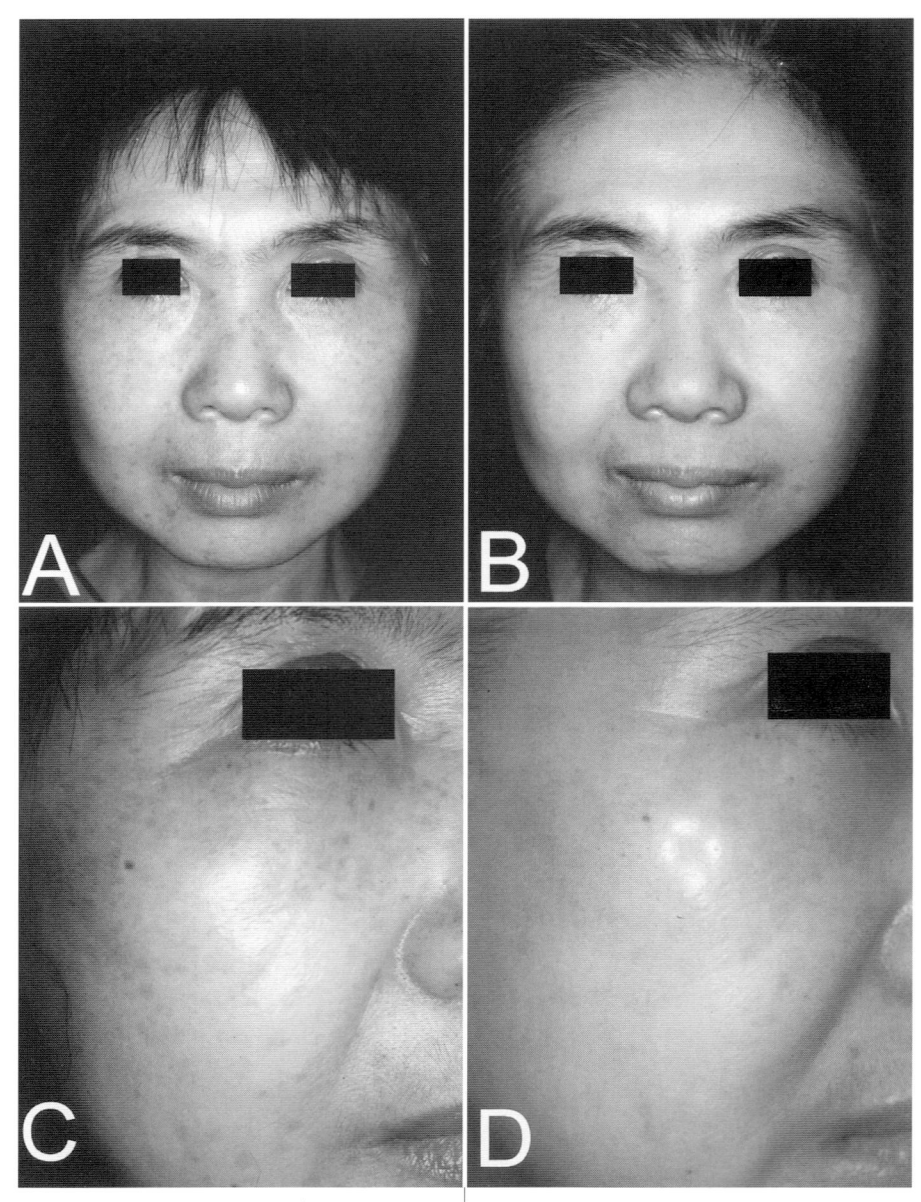

(A, C) 術前。　　　　　　　　（B, D) 術後3カ月。
図7・3　症例2：57歳，女，顔面の小皺と小色素斑

らに3週間使用した。5週間のブランク（保湿剤のみ使用）を置いて，2クール目の同様の治療を6週間行った。治療開始後8カ月で小色素斑はなくなり，肌が全体的に白くなり，小皺やつやの改善が自覚的，他覚的に認識できた。

【症例2】　57歳，女，顔面の小皺と小色素斑（図7・3）
0.1%atRAゲルおよびハイドロキノン乳酸軟膏で治療を開始した。5週間使用し，ハイドロキノン乳酸をさらに5週間使用した。その後，2週間は保湿剤のみを使用した。治療開始後3カ月で小色素斑はなくなり，肌のつやが出て，小皺や張りの改善が自覚的，他覚的に認識できた。

【症例3】　56歳，女，左頰部の老人性色素斑（図7・4）
0.1%atRAゲルおよびハイドロキノン乳酸軟膏で，強力に漂白を行った。落屑が見られ紅斑が進行するとともに，色素沈着は改善していった。色素沈着が2週間でほぼ消失したため，その後ステロイド軟膏（weak）を2週間，ハイドロキノン乳酸とともに使用した。ハイドロキノン乳酸軟膏のみで4週間経過を観察した。治療開始後8週間で紅斑はなくなり，色素斑の再発も見られなかった。

【症例4】　50歳，女，顔面全体に広がるしみ（図7・5）
主訴のほか，肝斑に加えて，老人性色素斑が散在していた。0.1%atRAゲルおよびハイドロキノン乳酸軟膏で，強力に漂白を行った。落屑が見られ紅斑が進行するとともに，色素沈着は改善していった。漂白治療を5週間継続し，その後保湿剤とハイドロキノン乳酸を4週間使用した。さらに，左顔面のみ3週間の追加漂白治療を

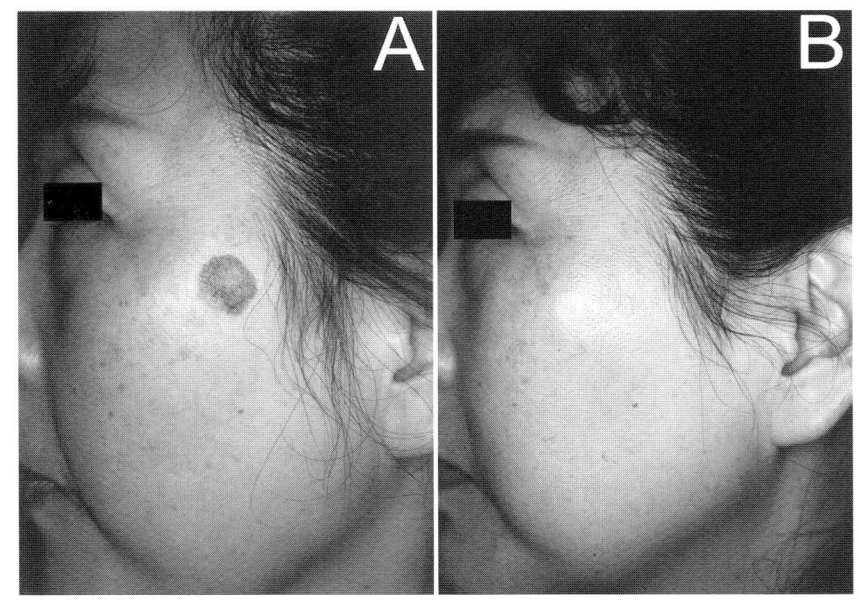

(A) 術前。　　　　　　　　　　　(B) 術後8週。
図 7・4　症例3：56歳，女，左頬部の老人性色素斑

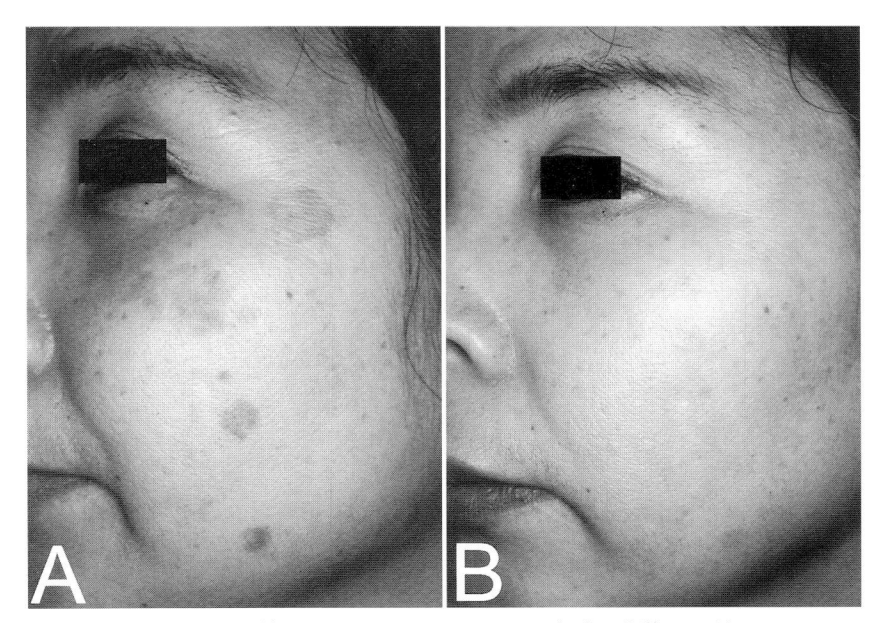

(A) 術前。　　　　　　　　　　　(B) 術後4カ月。
図 7・5　症例4：50歳，女，顔面全体に広がるしみ，肝斑，老人性色素斑

行い，やはり保湿剤とハイドロキノン乳酸軟膏を4週間使用した。治療開始後4カ月で色素斑もほぼ消失し，治療中に見られた紅斑も改善した。

F 考　　察

1. 皺治療の効果

レチノイン酸の光老化に対する効果については，臨床上の改善，組織学的改善，長期使用後の評価など米国を中心に数多くの論文があり，疑念の余地はないといえ る[2)～4)6)]。老化した皮膚の特徴は，組織学的には表皮が萎縮して薄くなり，表皮角化細胞は極性を失いつぶれて見える。真皮乳頭は平坦になり，真皮はコラーゲン線維が失われ萎縮し，炎症細胞の浸潤が見られる。臨床的には，皮膚は菲薄化し張りや弾力を失い，黄色くなりざらざらして皺が目立ってくる。さらに血管拡張やぶち模様のしみも目立ってくる。治療開始1カ月の間に表皮のresurfacingが起こり，つやなどその効果を認識できることも多いが，その後継続的に使用することにより真皮レベルでの小皺や張りなどの効果が現れてくる。

小皺の治療効果の客観的評価は難しい。美容治療であ

り繊細な改善であるため、患者の主観的評価が優先されることが多い。通常は2～3カ月の治療で、色が白くなった、化粧ののりが良くなった、つやが出るようになった、などという表現で改善を自覚する患者が多い。痤瘡やしみの治療で片側だけ治療している患者では他覚的にもよく観察できる。レチノイン酸の治療では皮膚が赤みを帯びる（rosy glow）場合が多く、そのことを指摘する患者も多いが、灰白色や黄ばんだ状態の老化皮膚が本来の良好な血色を取り戻したと理解させることが必要である。

2．しみ治療の効果

Kligmanら[7]は漂白作用があるとされるレチノイン酸、ハイドロキノン、ステロイド（dexamethasone）をそれぞれ0.1％、5％、0.1％の濃度で混合した親水軟膏の処方をそれぞれの単独使用よりも漂白効果が大きいと報告している。以後現在に至るまで、欧米ではこの処方をもとに多くの製品が市販されており、とくに近年ではこうした製品をレーザーやchemical peelingと組み合わせて使用することも盛んに行われている。筆者らのプロトコールの特徴は①最適な濃度（実際には市販品よりもかなり高濃度、治療中に濃度を適宜変更する）のレチノイン酸を短期間使うこと、および②ステロイド剤とレチノイン酸の併用を避け、bleachingとhealingの2ステップに分けている、という2点である[8)9)]。

しみ治療におけるatRAの役割は、皺治療とは少し異なり、初期に角質の剥離を促すこと、その後表皮角化細胞の増殖および表皮のターンオーバーを促進することが重要である。その結果、基底層周囲に蓄積しているメラニン顆粒が排出される。表皮が置き換えられる間にハイドロキノンがよく働き、メラニンの少ない新しい表皮で置換されると考えられる。表皮角化細胞の増殖促進にはatRAによりsuprabasal cellからのHB-EGF分泌[10)]、線維芽細胞からのKGF分泌が刺激を受けることによる可能性が高い。しかし、ステロイドはKGFの分泌を抑える[11)]など拮抗的に作用するため、atRAと同時に使用することは避けるべきである。また、副作用を嫌ってできるだけ弱いatRAクリームで治療を開始したり、使用回数を極端に減らすことはいたずらに耐性の獲得を進めるだけであり、結果的にレチノイド特有の効果を損ねてしまうことになる。

［しみ治療のコツ］

実際には難しいが、レチノイン酸を最適量投与することが非常に重要である。しみの治療では皺の治療よりも治療初期に強めに使う方がよい。初めに落屑や炎症が見られるまでは強く使い、その後は皮膚への薬剤の浸透が強くなるため、やや減じて調節する。適度な皮膚炎が見られる状態を外用剤の濃度、使用方法を適宜変更することによりうまく維持し、角層の剥離で失われた角質の水分保持機能やバリア機能を補うために、保湿剤やオイルなどで十分なケアを施すことが大切である。

レチノイン酸の場合、使用することにより皮膚の反応が弱くなる、いわば耐性（tolerance）を獲得するため、その皮膚の部位、治療状態に応じて迅速に濃度を変更することを要求される場合も多い。そのため、とくに治療初期においては頻繁に（毎週）診察することが求められる。最終的に1回目の治療で消失しつくせなかった色素がある場合は、atRA中止後2～3カ月程度の間隔をおいて2回目の治療を始めることができ（間隔をとることにより獲得していた耐性が一部失われる）、この場合1回目よりも高い濃度を必要とする場合が多い。治療初期の連続使用を怠り十分な効果が得られない場合はできるだけ早期にatRAを中止し、十分な間隔をおくことが最終的に良い効果を得るためには近道である。

本治療で炎症後色素沈着を惹起する場合があるが、予防するためには、ステロイドをできるだけ使わない、紫外線防止を厳重にする、atRAゲルを止めても最低2週間は必ずハイドロキノン外用を継続することが大切である。

3．ほかの治療法との併用

皮膚の若返り治療を考える場合、小皺、がさつきに加え、しみ、表情皺、たるみ、老人性疣贅、ほくろなどを総合的に治療していくことが重要である。たとえば、老人性色素斑でも過角化を伴うものには事前に炭酸ガスレーザーや液体窒素などで処置をする必要がある。そのため、peeling、レーザー、液体窒素、ボツリヌス毒素、コラーゲン注入、アブレージョン、face liftなどの外科的手術などさまざまな治療法を常時備えておくことが、日常の皮膚治療にゆとりを与え大きなアドバンテージとなり、また患者との良好な信頼関係にもつながる。

（吉村浩太郎）

文　献

1) Fisher, G.J., Voorhees, J.J.：Molecular mechanism of retinoid actions in skin. FASEB J., 10：1002-1013, 1996.
2) Kligman, A.M., Grove, G.L., Hirose, R., et al.：Topical tretinoin for photoaged skin. J. Am. Acad. Dermatol., 15：836-859, 1986.

3) Kligman, A.M. Leyden, J.J. : Treatment of photoaged skin with topical tretinoin. Skin Pharmacol., 6 (suppl 1) : 78-82, 1993.
4) Kang, S., Voorhees, J.J. : Photoaging therapy with topical tretinoin ; An evidence-based analysis. J. Am. Acad. Dermatol., 39 : S 55-61, 1998.
5) Lotan, R., Lotan, D. : Enhancement of melanotic expression in cultured mouse melanoma cells by retinoids. J. Cell Physiol., 106 : 179-189, 1980.
6) Biro, D.E., Shalita, A.R. : Clinical aspects of topical retinoids. Skin Pharmacol., 6 (Suppl 1) : 53-60, 1993.
7) Kligman, A.M., Willis, I. : A new formula for depigmenting human skin. Arch. Dermatol., 111 : 40-48, 1975.
8) Yoshimura, K., Harii, K., Shibuya, F., Aoyama, T., Iga, T. : A new bleaching protocol for hyperpigmented skin lesions with a high concentration of all-trans retinoic acid aqueous gel. Aesthet. Plast. Surg., 23 : 285-291, 1999.
9) Yoshimura, K., Harii, K., Aoyama, T., et al. : Experience of a strong bleaching treatment for skin hyperpigmentation in Orientals. Plast. Reconstr. Surg., 105 : 1097-1108, 2000.
10) Xiao, J.H., Feng, X., Di, W., et al. : Identification of neparin-binding EGF-like growth factor as a target in intercellular regulation of epidernal basal cell growth by suprabasal retinoic acid receptors. EMBO J., 18 : 1539-1548, 1999.
11) Chedid, M., Hoyle, J.R., Csaky, K.G., et al. : Glucocorticoids inhibit keratinocyte growth factor production in primary dermal fibroblasts. Endocrinology, 137 : 2232-2237, 1996.

8. プライミングとイオントフォレーシス

SUMMARY

プライミングとは chemical peeling の前に一定期間以上，適切な薬剤を本人に外用させることにより皮膚を施術に適した状態にしておくことをいう。自宅で本人が外用を行うことをホームケアーと呼ぶ。Chemical peeling によりいったん得られた効果を維持するために施術後もホームケアーを続けることが望ましく，これをメンテナンスセラピーという。

ホームケアーにはレチノイン酸，α-ハイドロキシ酸，保湿剤，美白剤などが用いられる。ホームケアーはプライミングとして重要なだけでなく，これ自体によっても rejuvenation 効果が期待できる。日常的に，長期間あるいは半永久的に用いられるものだけに，有効性に加え，副作用がなく，快適に使用できる方法である必要がある。

イオントフォレーシスとは，微弱な電流を用いることによりイオン化した物質を人体内に導入する方法である。一般に水溶性の物質は単に外用しただけではほとんど経皮吸収されない。導入したい成分がイオン化するものであれば，イオントフォレーシスにより容易に皮内に導入される。一般に副作用がなく安全な方法であるが，より安全に効率よく導入するためには目的に適した装置を用いる必要がある。レチノイン酸や α-ハイドロキシ酸などにより適切なホームケアーを行っている皮膚はイオントフォレーシスの効果も発現しやすくなる。

ホームケアーもイオントフォレーシスを主体とするメディカルエステも，使用薬剤や使用器具に配慮すればすべての症例に安全に，社会生活上の制約もなく適用可能であるため，幅広い患者層に受け入れられやすい。美容外科でこれらを管理することは患者層を広げ，美容外科が世間一般に受け入れられることに貢献すると考える。

はじめに

日本人には不向きであると考えられ長い期間顧みられなかった chemical peeling が 1990 年前後よりアジア各国で東洋人に対しても行われるようになった。この理由としては2つ挙げられる。

一つ目の理由は Kligman らにより retinoic acid の皮膚の photo aging の改善に対する有効性[1,2]，さらには内因性老化（intrinsic aging）の改善に対する有効性[3]が発見され，これを外用することにより chemical peeling 前の皮膚のプライミング（priming）が可能になったことである。プライミングにより peeling の効果が均一に得られるようになり，副作用が減少し，さらに peeling 後に外用を続けること（maintenance therapy）により peeling により得られた効果が持続するようになった。

もう一つの理由はグリコール酸 peeling[4〜6]に代表される very superficial〜superficial peeling（Rubin[7]による分類）に適した方法が研究され普及したことによると考えられる。

社会生活上の制限がなく，急激な変化がないが確実に効果が現れる方法であれば rejuvenation も広く一般に受け入れられる。角質層を剥離するのみの浅い peeling を行うだけでは，短期間くすみがとれ化粧のりがよくなるなどの一時的な改善しか得られないが，プライミングやメンテナンスセラピー，すなわち適切なホームケアーやイオントフォレーシス[8]などのメディカルエステ[9]と併用することにより確実な効果が得られる。

A プライミング

プライミングとは chemical peeling の前に一定期間

以上，適切な薬剤を本人に外用させることにより皮膚を施術に適した状態にしておくことである。自宅で本人が外用を行うことをホームケアー（home care）と呼ぶ。ホームケアーは一連の施術の間も断続して併用する。chemical peeling によりいったん得られた効果を維持するために施術後もこれを続ける（メンテナンスセラピー）。

　プライミングの目的の一つは創傷治癒を促進することにより peeling 後の回復を早めることであり，それにより施術後の感染の機会も減少する。また，異常に肥厚した角質層を薄くすることにより角質層を均一な厚さにし，peeling の深さを一定にすることである。これらの作用はレチノイン酸による表皮のターンオーバー促進効果により得られる。さらにレチノイン酸を長期連用することにより真皮のコラーゲンおよびグリコサミノグリカンなどのムコ多糖類を増加させることが知られている。これらにより表皮も真皮も肥厚する。α-ハイドロキシ酸（以下 AHA）であるグリコール酸および乳酸でも同様な作用があることが知られている[10)11)]。AHA の中でこれらの作用に対する文献的裏づけがあるのはこの2物質のみである。これら薬剤を継続的に用いればホームケアーのみでもくすみや小皺の消失などの効果が期待できる。

　Chemical peeling により表皮のバリア機能が減弱するとさまざまな物質の外用に対し刺激を受けやすい。このため，peeling 後に初めて外用を開始した物質により刺激を感じた際に，それが単なる刺激症状なのかアレルギー反応なのかの判断がつきにくい。Chemical peeling や laser resurfacing のためのプライミングに美白剤を用いる必要があるかどうかはよく論議の的となるが，施術前より外用を開始しておくことによりメンテナンスセラピーにそれを使用できるかどうかの判断に役立つので，美白剤を含め，peeling 後に外用させる可能性のあるものはすべて peeling 前にも使用させるのがよい。

　レチノイン酸も AHA も皮膚への刺激を生じやすい物質である。レチノイド皮膚炎を生ずれば患者の日常生活に差し支えるため継続使用が難しくなる。ホームケアーは短期間のみ行うものではなく，目標達成後も効果を継続させるために半永久的に日常のスキンケアにとり入れていけるものであることが望まれる。濃度や基剤，塗布量や塗布方法を工夫して炎症を生じないように使用する必要がある。さいわいホームケアーを続けるにしたがって両薬剤による皮膚の刺激反応は減弱してくる傾向にある。それにしたがって，薬剤の濃度や使用量，使用頻度を上げていくことができる。

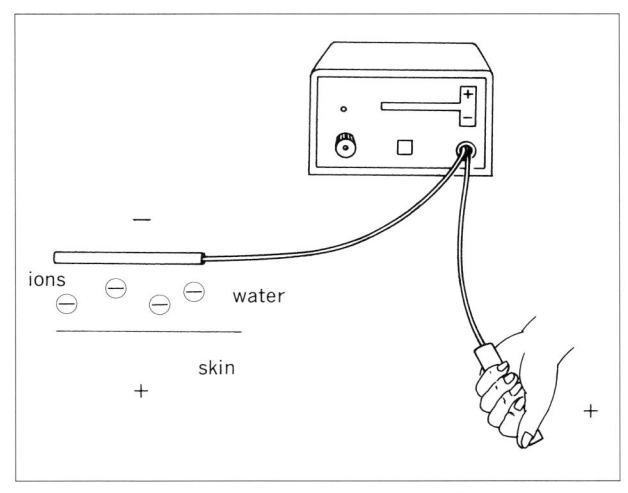

図 8・1　イオントフォレーシスの模式図
治療部位においた電極と手に把持した電極間に微弱電流が流れることにより，治療部位に塗布されたイオン化物質が皮内に引き込まれる。

B　イオントフォレーシス

　イオントフォレーシスとは，微弱な電流を用いることによりイオン化した物質を人体内に導入する方法である[8)12)13)]（図 8・1）。レチノイン酸や AHA などによるホームケアーにより角質層が薄くなった皮膚はイオントフォレーシスの効果も発現しやすくなる。基本となる導入薬剤は L-アスコルビン酸リン酸エステルマグネシウム塩あるいは同ナトリウム塩などのアスコルビン酸誘導体の水溶液である。

　アスコルビン酸のメラニン生成抑制作用は古くからよく知られている。その作用は還元作用によるもので，チロシンからメラニンを生成するチロシナーゼ反応において，メラニン中間体のドーパキノンを還元してメラニン生成を抑制する作用と，濃色の酸化型メラニンを還元して，淡色の還元型メラニンにする作用の2つの作用がある。その上，アスコルビン酸は安全性が高いため利用価値がたいへん高い。

　しかしながら，アスコルビン酸は乾燥状態では比較的安定であるものの水溶液中ではその強い還元性のためデヒドロアスコルビン酸に酸化されやすく，これは容易に，不可逆的に2，3-ジケトグロン酸に加水分解されてしまう。このようにアスコルビン酸は含量低下あるいは褐色に変色するなどの問題がある。また水溶性であるため外用するだけでは皮表から皮内に浸透しにくい。pH 値を低くすることにより経皮吸収を高めた高濃度アスコルビン酸外用剤がアメリカで開発されたが，皮膚への刺激性が高いことが問題になる。高瀬らはすでに1962年にアス

コルビン酸のイオントフォレーシスを行い，肝斑，リール黒皮症，紫外線照射後の人工的色素沈着に有効であったことを報告している[12)13)]。

アスコルビン酸は安定性を図り効力低下や褐色変化を防ぐために種々の誘導体が合成されている[14)]。誘導体を用いる場合，重要なことは安全であること，何らかの方法で生体内に導入されやすいこと，生体内でアスコルビン酸と同様の効果を発揮することである。L-アスコルビン酸リン酸エステルマグネシウム塩および同ナトリウム塩は水溶液中で安定であり[15)]，これをイオン導入することにより皮内に容易に導入できると考えられる。

皮膚表面に置かれ水溶液中でマイナスイオンのL-アスコルビン酸2リン酸とプラスのマグネシウムイオンまたはナトリウムイオンに電離したこれら誘導体に微弱電流を流すと，L-アスコルビン酸2リン酸イオンは皮内に導入される（図8・2）。筆者らはヒト皮膚において，L-アスコルビン酸2リン酸が，イオントフォレーシスにより単純塗布と比較して著しく高濃度に表皮および真皮内に導入されることを実験的に確かめた[16)]。アスコルビン酸2リン酸は細胞膜に存在するdephosphorylaseにより脱リン酸化されて，遊離のアスコルビン酸として細胞内に取り込まれる。細胞外にアスコルビン酸を高濃度に与えても細胞内のアスコルビン酸濃度はそれほど高くならないが，L-アスコルビン酸リン酸エステル誘導体を高濃度に与えると，細胞内のアスコルビン酸濃度が著しく高くなることが実験的に確かめられている。このように細胞内アスコルビン酸を高濃度化することはエンリッチング効果と呼ばれている（図8・3）。

細胞外にアスコルビン酸およびその誘導体を添加し細胞内取り込みを比較したin vitroの実験で，アスコルビン酸を添加した時は細胞内のアスコルビン酸は細胞外濃度よりも11倍高くなったのに比べ，アスコルビン酸リン酸エステル誘導体では90倍もの高濃度に細胞の中のアスコルビン酸をエンリッチングすることが報告されている[17)]。L-アスコルビン酸リン酸は別名，活性持続型ビタミンCと呼ばれている[18)]。ヒト角化細胞を用いた実験ではアスコルビン酸リン酸エステル誘導体は別の誘導体であるグルコシド体と比較し添加後3時間では8.9倍多く取り込まれており，アスコルビン酸リン酸エステル誘導

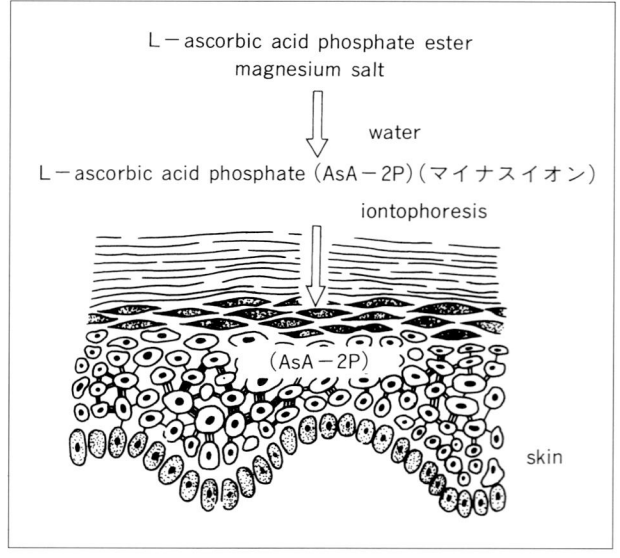

図 8・2 アスコルビン酸2リン酸のイオントフォレーシスの模式図
水溶液中で電離しマイナスのイオンとして存在しているアスコルビン酸2リン酸は，0.3 mA程度の微弱電流を流すことにより，容易に表皮および真皮内に導入される。

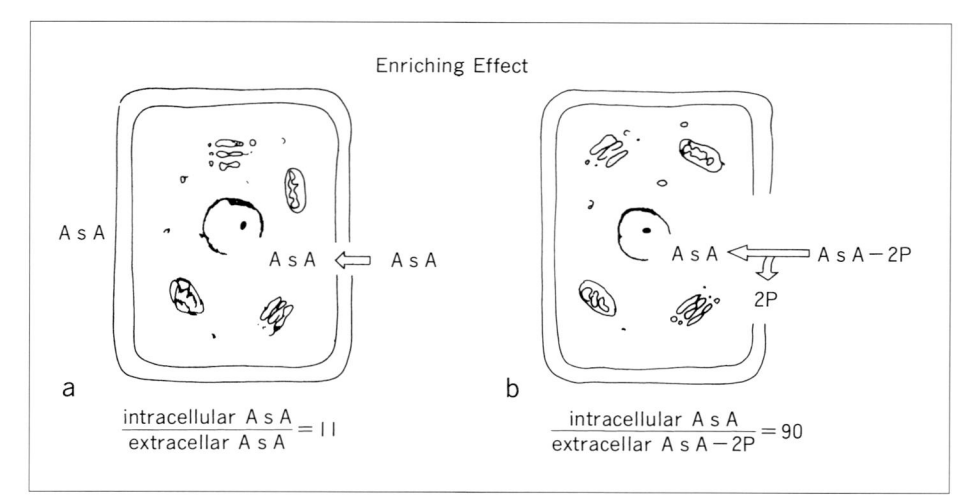

図 8・3 アスコルビン酸の細胞内エンリッチング効果
皮内に導入されたアスコルビン酸2リン酸は細胞膜で脱リン酸され，アスコルビン酸として細胞内に取り込まれて働く。細胞内のアスコルビン酸が細胞外より高濃度化するエンリッチング効果は，アスコルビン酸自身に比べアスコルビン酸2リン酸を用いた時の方が8倍高い。

体の効果が持続性であるばかりでなく即効性もあることが示された[19]。

アスコルビン酸リン酸エステル誘導体のイオントフォレーシスには色素沈着に対する効果だけではなく，小皺の消失，皮膚のはりが出てきめが整う，化粧のりがよくなるなどの自・他覚的所見が見られる。これはアスコルビン酸によるコラーゲン産生刺激作用，細胞増殖促進作用[18)20]，抗酸化作用[21]などの影響によるものではないかと考えられる。

アスコルビン酸リン酸エステル誘導体に限らず，さまざまな電解質がイオン導入可能である。幼牛血液抽出物質であるソルコセリル®は組織呼吸促進物質であり，消化性潰瘍，脳血管障害，皮膚潰瘍の治療薬として古くから用いられている。ヒト胎盤抽出液は肝疾患治療薬として用いられているがソルコセリル®と同様に組織呼吸賦活作用を有する。プラセンタエキスはチロジナーゼ酵素を直接阻害し，厚生省が美白剤としてビタミンCとその誘導体，アルブチン，コウジ酸，エラグ酸，ルシノールとともに承認している。

さらにこの2つの薬剤には美白効果以外にも優れた保湿効果，炎症による発赤を軽減する効果，瘢痕の成熟を促進し，肥厚性瘢痕を平坦化する効果が見られる[8]。これらの作用機序は不明だが，前者には組織修復過程に関与し，創傷治癒を促進する働きがあり，後者にはラットの肝において線維増殖を抑制し，かついったん増殖した間質結合織をも吸収することが組織学的に確認されている[22]。これらの作用が臨床的効果に結びついているものと予想される。

このようにさまざまな電解質がイオン導入可能であるが，分子量の大きな物質ほど導入が難しく，また導入物質が増加するほど接触性皮膚炎を誘起したり刺激作用を生ずるなど皮膚に有害な影響を及ぼす可能性も高くなる。異種の蛋白を含む製剤では接触蕁麻疹を起こす可能性があり，ウシプラセンタエキスなど動物から得られたものはプリオンなどの，未知の感染も否定できない。厚生省は2000年12月にウシプラセンタエキスの化粧品・医薬部外品への使用を認めないとの方針を発表した。イオントフォレーシス用化粧品，Conbio vital placenta®（Conbio Korea社，韓国）は肝臓治療用注射薬と同じ原料から生成されたヒトプラセンタエキスである。

イオントフォレーシスでは単なる外用に比べ物質の体内への導入が促進されるので，それだけ副作用の可能性も高まることに留意しなければならない。また，導入薬物が複数の場合，極性が同じであっても安易に同一溶液に混合して導入すべきではないと考える。溶液中に複数のイオンが存在した場合，電流をかけると分子量が小さく移動しやすいイオンがより多く運ばれるからである。当然のことながら，溶液中に導入目的薬物以外のイオンが混入していれば薬物の導入量は少なくなるので薬物を溶解するのは精製水が適当であり，間違って生理食塩水などで溶解しないよう注意が必要である。

皮膚の電気的特性は抵抗と容量の並列回路として説明できる[23]。すなわち皮膚はコンデンサーの性質をもっているため，電圧をかけ続けると電荷がたまり，皮膚に負担がかかり，また薬物の通過が困難になる。そのため電圧を間歇的にかけると，電圧がかかっていない時に皮膚にたまった電気が放電され，電気が通りやすくなり，薬物が導入されやすくなると考えられる。直流ではなくパルス波を用いれば皮膚の電気抵抗が高くなりすぎるのを防げ，したがって効率よく，安全なイオン導入が可能になる。

筆者らは皮膚に生じる分極を解消して電気熱傷を回避し，効率よく薬物を導入するため断続平流を用いた上に一定割合の逆波を入れた装置を開発した（ビタリオンII™，インディバ・ジャパン・グループ，東京）。通院困難な患者に対し，家庭用としてさらに小型で安価なイオン導入器であるビューリ（亜萬商事，東京）が開発された。使用方法は，ジェル状の導入液を顔面に塗布後，片手に把持した器具を顔中すべらすという簡便なものだが，有効性は高い。

C 手　　技

ホームケアーはchemical peelingの2週間以上前から開始し，very superficial peelingの場合はpeelingの前日，当日および翌日はレチノイン酸とAHAを含むものは休止する。さらに深いpeelingを行う場合は上皮化完了を目安としてこれらを含むホームケアーを再開する。1週間に1，2回程度のイオントフォレーシスを含んだメディカルエステを受けることを奨励する。

1．ホームケアーに使用する外用剤と使用手順

プライミングにはレチノイン酸とAHAを併用することが多い。レチノイン酸はクリーム基剤のものを用いることが多いが，脂性肌の患者にはジェル基剤のものが好まれる。刺激があるので刺激に慣れるに従い順次濃度を上げていったり，塗布量や塗布頻度（毎日や隔日など）で調整する。アメリカのFDAが唯一除皺用として認可しているRenova®（Ortho Pharmaceuitical）は基剤の工夫により刺激を少なくした0.05％レチノイン酸ク

リームである。Differin® (Galderma) は分子構造は異なるがレチノイン酸と同様の作用をもつレチノイド，adapalene のジェル製剤であり Renova® よりさらに刺激が少ない。

レチノイン酸外用剤は Retin-A gel および cream® (Ortho Pharmaceuitical)，Stieva-A cream® (Stiefel) など製剤を使用するのが手っ取り早い。製品の入手が困難な場合は自家調整も可能であるが，光と空気で容易に分解される性質からチューブ充填が望ましい。実際，自家調整レチノイン酸外用剤は刺激が非常に強いが効果に乏しいことが多い。レチノイン酸製剤は夜間のみ使用可能である。

AHA はローションやクリーム，ジェル，石鹸などさまざまな形態で用いられる。毎日使用させるものなので長続きするように患者の好みやライフスタイルに合った形態のものをうまく組み合わせるようにする。刺激や効果は AHA の種類や濃度だけではなく pH 値に大きく左右される[24]。pH 値の低い製剤は洗い流すパックとして使用させる。

レチノイン酸や AHA をしばらく使用していくと角質の水分保有量が高まってくるとはいうものの，とくに使用初期や冬季では皮膚は乾燥性になる。適切な保湿剤の使用が重要である。

美白も目的としている場合には美白剤の外用も行なう。レチノイン酸や AHA 外用により美白剤の浸透が高まる。外用により扁平母斑の治療を試みたり，レーザー照射や chemical peeling を行わずに老人性色素斑を除去するなど特殊な場合にはハイドロキノンを使用するが，灼熱感や炎症を起こす症例が多いために万人向きする薬剤ではない。高濃度，長期間のハイドロキノンの使用のために起こる真皮の不可逆性の色素沈着である ochronosis は，African American においてのみならず東南アジアでも問題となっている。

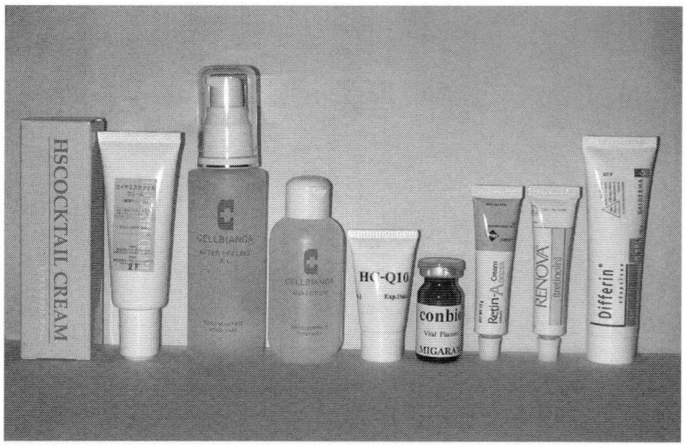

厚生省で化粧品あるいは医薬部外品として認可されたものであれば，患者に自由に使用させることができる。厚生省認可成分を認可濃度内に用いても，多成分を配合することによりメラノジェネシスを多段階で抑制する方法は，安全で効果が高い。筆者らの用いているエイチエスカクテルクリーム® (エスダブルエル社) はレチノイン酸やグリコール酸の使用による皮膚の乾燥を考慮し，保湿効果も高くした美白剤である (図8・4)。

2．ホームケアー (プライミング) の1例

ホームケアーは各施設各患者により方法は多様になる。ここでは1例を示す。患者にはホームケアーに用いる外用剤を手渡す際，容器と手順を図式化した説明書を示しながらホームケアーの方法を具体的に説明する。

[夜]

①クレンジング後に石鹸洗顔。

② AHA ローション® (コスメディコ社，pH 値 3.5，グリコール酸2％，乳酸4％) で綿花にてふき取りを行う。刺激感が強い場合は 15 分後に洗い流す。

③水分をよく取り除き，皮膚がよく乾いてからレチノイン酸クリームを眼瞼，鼻翼周辺，口角を除いた顔全体に少量塗布する。レチノイン酸 (レチノイド) クリームとしては Retin-A cream®，Renova®，Differin® などを用いる。いずれの場合も初めは少量塗布し，皮膚に刺激に対する耐性ができてくるに従って塗布量を多くする。

④レチノイン酸を塗布しなかった眼瞼や口唇にアフターピーリングジェル® (コスメディコ社) およびエイチエスカクテルクリーム® を塗布する。

[朝]

⑤洗顔。

⑥ AHA ローション® を綿花で塗布する。

⑦アフターピーリングジェル® を塗布する。

⑧エイチエスカクテルクリーム® を塗布する。

⑨日焼け止めクリームを塗布する。

⑩通常のメークをする。

1週間に1回，医院付属のエステティックサロンでインディバ® (インディバ・ジャパン社) を用いた CET (高周波温熱治療) とイオントフォレーシスを組み込んだ1時間のフェイシャルトリートメントを受ける。

保湿クリームとしてはエイチエスカクテルクリーム®

図 8・4　ホームケアー用化粧品など
左からエイチエスカクテルクリーム® (美白剤)，アフターピーリングジェル® (保湿・保護・消炎・美白用化粧水)，HC-Q₁₀® (酵素 Q₁₀入抗皺・保湿クリーム)，Conbio vital placenta® (イオン導入用ヒトプラセンタエキス)，Retin-A cream®，Renova® (いずれもレチノイン酸クリーム)，Differin® (アダパレン)。

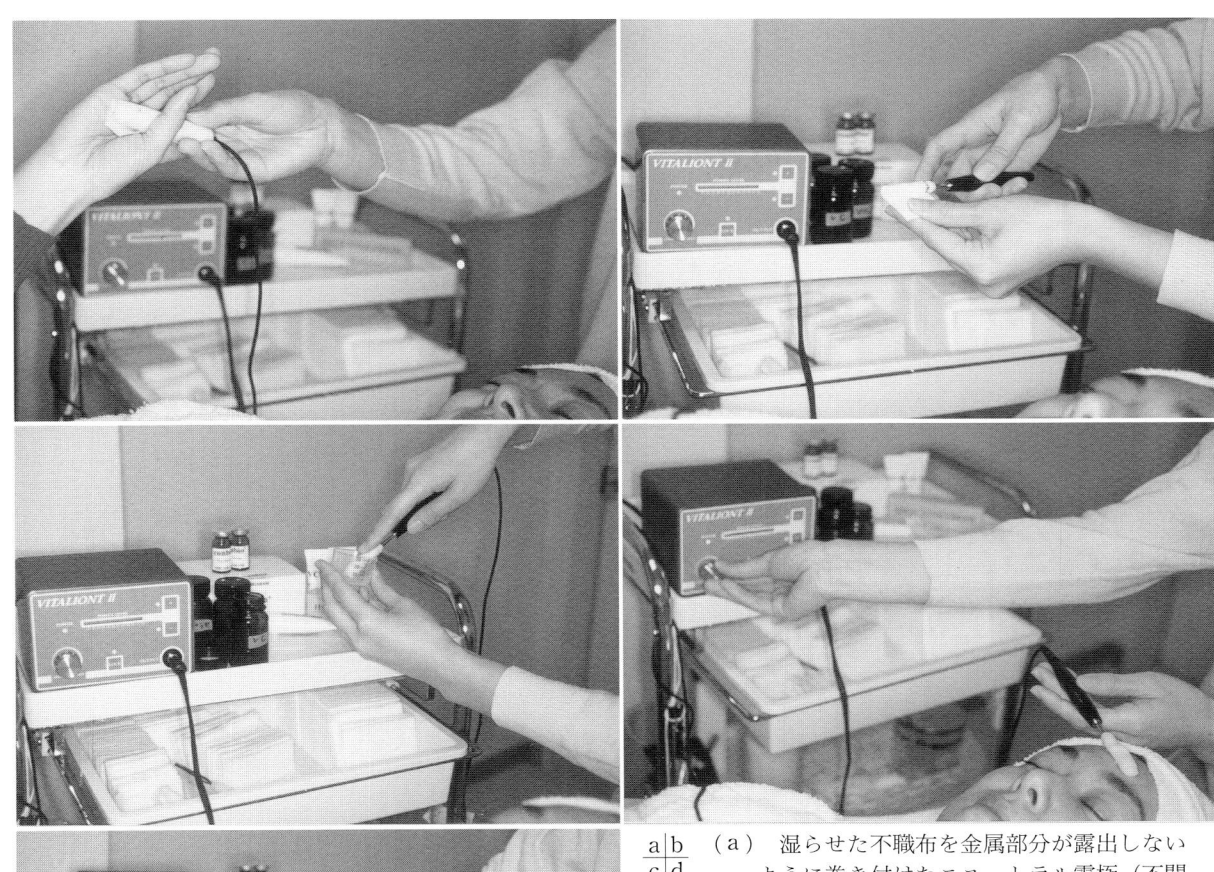

8．プライミングとイオントフォレーシス　61

a	b
c	d
e	

（a）湿らせた不職布を金属部分が露出しないように巻き付けたニュートラル電極（不関電極）を患者の手の平のできるだけ広い面積が電極に接するように握らせる。
（b）ピンセット型の電極に金属部分が露出しないように綿花を巻き付ける。
（c）電極に巻いた綿花に導入する溶液を染み込ませる。極性切り替えスイッチで導入液に応じた極性を選ぶ。
（d）電極を患者の皮膚にあて電流値を徐々に上げる。患者が電流を感じる強さよりわずかに小さい値を用いる。電極を同じ位置に留めずにゆっくりと皮膚表面を滑らす。
（e）広範囲を施療時にはローラー電極を用いると効率がよい。

図 8・5　ビタリオンII® を用いたイオントフォレーシスの手順

のほかに，刺激がなく，部位を問わず塗布できる抗皺成分である coenzyme Q_{10} を含む保湿クリーム（HC-Q_{10}®，Thistle 社，タイ）なども好ましい。

3．イオントフォレーシスの手順

医療器具としても美容機器としても複数の装置が発売されているが，中には安全性を重視するあまり電気波形的に見ると薬剤導入が不可能なものも製品化されている。電極は粘着部分が刺激になり新たな色素沈着を生じたり，電極を固定することにより皮膚を損傷したり，施療部位が見えずその副作用を見逃すことがないよう，粘着性のものは避ける。対極板はこれにより起こりがちな皮膚傷害を避けるため手掌で把持する形式のものが安全である。

1）施療部位を清浄する。顔面の場合は患者自身にクレンジングと洗顔をさせるか施術者がまずクレンジングやマッサージ，吸引などのフェイシャルトリートメントを行ない，汚れやクリーム類をよく取り除いてからイオントフォレーシスを行なう。

2）湿らせた不職布を金属部分が露出しないように巻き付けたニュートラル電極（不関電極）を患者の手の平のできるだけ広い面積が電極に接するように握らせる（図 8・5-a）。ニュートラル電極を上肢に密着させる方式の装置もあるが，電極設置部に通電による刺激と思われる皮膚炎を生じ，長期にわたり発赤と掻痒感を訴える頻

度がかなり高いためあまり好ましくない。

3）ピンセット型の電極に金属部分が露出しないように綿花を巻き付ける（図 8・5-b）。電極の金属部分が直接皮膚に接すると熱傷を生じる危険があるので注意を要する。

4）電極に巻いた綿花に 3.7%L-アスコルビン酸リン酸エステルマグネシウム塩（ナトリウム塩）水溶液を染み込ませる（図 8・5-c）。アスコルビン酸リン酸の水溶液はアスコルビン酸水溶液に比べるとはるかに長期間安定ではあるがやはり一度溶解したものは 1 カ月以内に使いきるのが望ましい。L-アスコルビン酸リン酸エステル誘導体が手に入らない場合は L-アスコルビン酸および L-アスコルビン酸ナトリウムで代用するが，L-アスコルビン酸の価格は L-アスコルビン酸リン酸エステルマグネシウム塩の約 1/100 と安価である。しかし，その水溶液は非常に不安定でありその活性は 24 時間以内に半減し，3 日後にはほとんど消失している。また L-アスコルビン酸リン酸エステル誘導体に比べ細胞内に取り込まれにくい（58 頁参照）。調整は L-アスコルビン酸リン酸エステルマグネシウム塩の粉末 0.185 g に精製水を加え 5 ml とし，透明になるまでよく撹拌することによる。

5）極性切り替えスイッチはマイナスに入れておく。アスコルビン酸以外の物質を導入する場合はその薬物の極性を調べておき，正しい極性を選ぶ。

6）4）で用意した電極を患者の皮膚にあてる（図 8・5-d）。

7）電流値を徐々に上げる。患者が電流を感じる強さよりわずかに小さい値を用いる。通常 0.3～0.7 mA 程度を用いることが多い。いたずらに電流値を上げると患者に不快感を与え，施療後の発赤を長引かせることになる。最近の実験では 0.9 mA に比べ 0.4 mA での導入の方が，組織内アスコルビン酸濃度が著しく高いという結果が得られた[16]。

8）電極を同じ位置に留めずにゆっくりと皮膚表面を滑らす。電極が皮膚表面から離れると，再び皮面に触れた時に瞬間的に強い電流が流れるため不快感を生じるので皮面から離さず，またこすりつけないように動かす。こすりつけると皮面を損傷したり色素沈着を引き起こす原因となる。施療途中で電極を皮面から離した場合はダイヤルをまわして電流値を 0 に戻してから，電極を皮面におき，再び電流値を徐々に上げるようにする。

9）広範囲を施療時にはローラー電極を用いると効率がよい（図 8・5-e）。

施療頻度は週に 1～3 回，1 回の通電時間は顔面全体で 7 分を目安に行なう。通電部位は施療後数分～数十分間発赤を生じるがその後消失する。

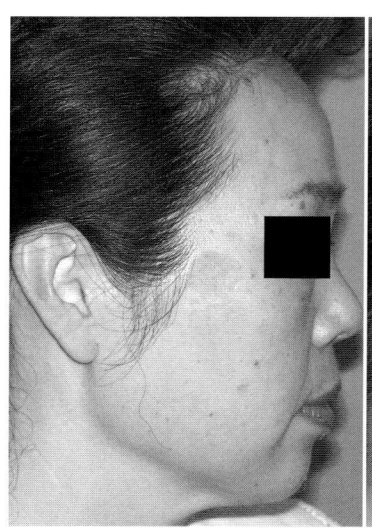

▲図 8・6　53 歳，女，日光黒子

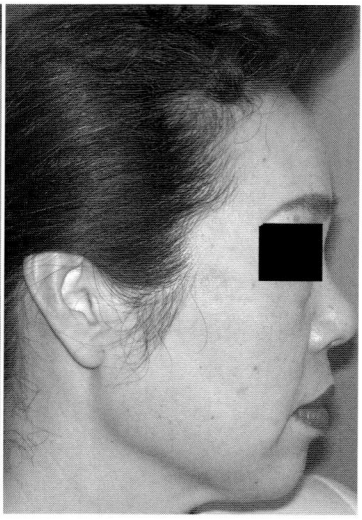

（a）施行前。
（b）夜：Renova®，朝：エイチエスカクテルクリーム® の外用を 2 カ月間行ったところ，右側頭部の日光黒子が改善してきた。

▶図 8・7　48 歳，女，鼻唇溝の皺

(a) 施行前。
(b) 夜：Differin®，朝：エイチエスカクテルクリーム® の外用を 3 カ月間行ったところ，鼻唇溝が浅くなってきた。頬部色素沈着も改善しつつある。

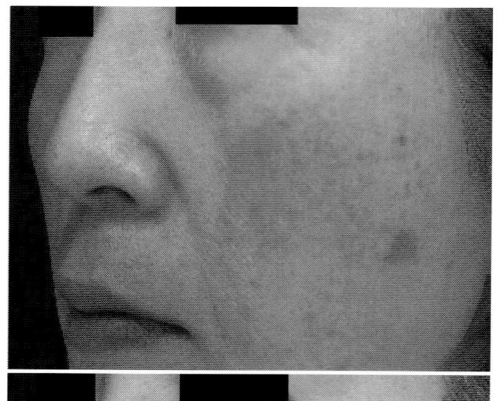

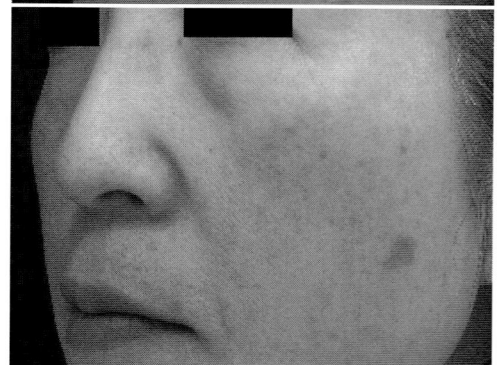

a/b

D 考察

 すべての患者がホームケアーの適応になる。薬剤によっては禁忌もある。とくにレチノイン酸は催奇形性があるとされ，妊婦および妊娠の可能性のある者には使用禁忌である。また，紫外線や空気で変成しやすいため日中の使用は禁止する。

 イオントフォレーシスについては導入する薬剤に過敏症がある場合のみ禁忌となる。アスコルビン酸リン酸であればすべての患者が適応となる。表皮剝離のある部分は避けて導入する。

 ホームケアーは chemical peeling を受ける患者全員に対し2週間以上前から行わせるが，ホームケアーを開始したすべての患者が chemical peeling に移行するわけではなく，ホームケアーのみの効果で満足し，これのみの継続を希望する患者も少なくない（図8・6，8・7）。ホームケアーもイオントフォレーシスを主体とするメディカルエステも，使用薬剤に配慮すればすべての症例に安全に，社会生活上の制約もなく適応可能であるため，幅広い患者層に受け入れられやすい。

 最近では chemical peeling と同様に適応範囲が広く，個々の病変に対してはレーザー治療のように選択性の高い Intense Pulsed Light による Photo Facial™ 治療が注目されてきている。日常生活に影響を及ぼすことなく，しみ・皺・たるみ・毛穴の開大・赤ら顔など多くの問題を一挙に解決する方法である（図8・8，8・9）。筆者は Photo Facial™ にイオントフォレーシスを組み合わせ，高い効果を得ている。今後は rejuvenation 目的には chemical peeling やレーザー治療にかわり，Photo Facial™ が主流になると予想されるが，この場合においても，より高い効果を得，その効果を維持するためにホームケアーやイオントフォレーシスは欠かすことのできない存在である。

 1980年代にアメリカではレチノイン酸の rejuvenation に対する効果が一般に知られるようになったため，この処方箋を求めて多くの人が医師を訪れるようになり，一般の人の間にも rejuvenation 目的で医師を訪れる

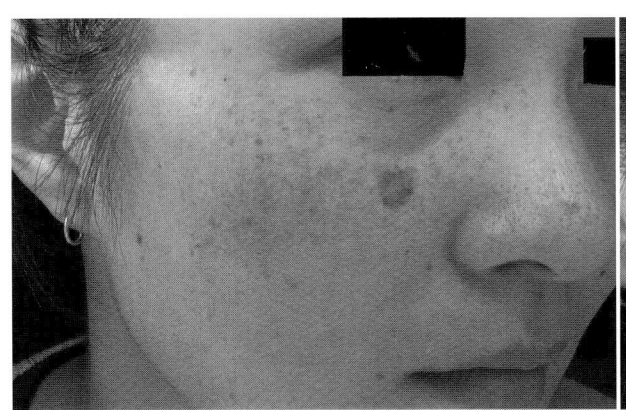

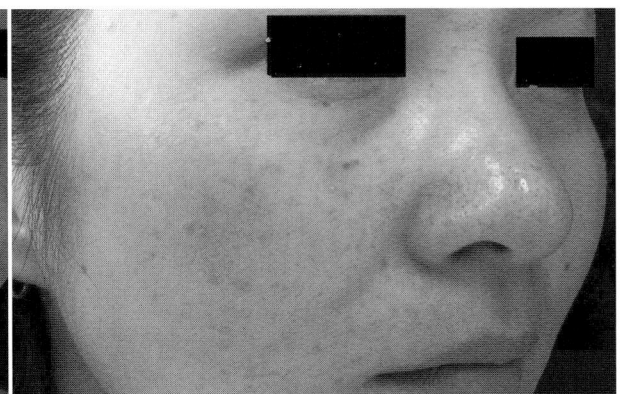

（a）施行前。　　　　　　　　　　（b）Vasculite®（ESC-Sharplan社）を用い4週間おきに4回 Photo Facial™ を施行。しみと小皺が改善した。

図 8・8　31歳，女

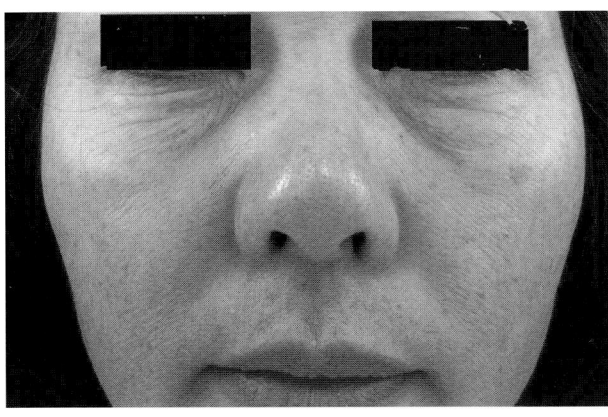

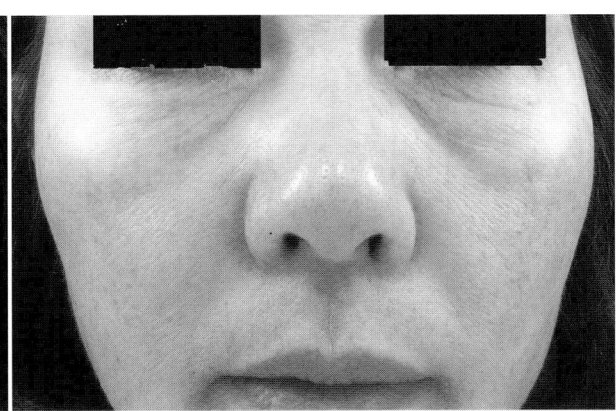

（a）施行前。　　　　　　　　　　（b）3週間おきに4回 Photo Facial™ を施行後3週。くすみ，皺，たるみが改善した。

図 8・9　55歳，女

ことが広く受け入れられるようになった。わが国でも，ホームケアーとメディカルエステをとり入れることが，形成外科・美容外科の敷居を低くして患者層の裾野を広げ，同科が世間一般に受け入れられることに貢献すると考える。
(鈴木　晴恵)

文　献

1) Kligman, A. M., Grove, G. L., Hirose, R., et al.：Topical tretinoin for photoaged skin. J. Am. Acad. Dermatol., 15：836-839, 1986.
2) Voorhees, J. J.：Clinical effects of long-term therapy with topical tretinoin and cellular mode of action. J. Int. Med. Res., 18：26-28, 1990.
3) Kligman, A. M., Dogadkina, D., Lavker, R. M.：Effects of topical tretinoin on non-sun-exposed protected skin of the elderly. J. Am. Acad. Dermatol., 29：25-33, 1993.
4) Van Scott, E. J., Yu, R. J.：Hyperkelatinization, corneocyte cohesion and alphahydroxyacids. J. Am. Acad. Dermatol., 11：867-879, 1984.
5) Van Scott, E. J., Yu, R. J.：Alpha-hydroxy acids；Procedures for use in clinical practice. Cutis, 43：222-228, 1989.
6) Van Scott, E. J., Yu, R. J.：Alpha-hydroxy acids；Therapeutic potentials. Can. J. Dermatol., 1 (5)：108-112, 1989.
7) Rubin, M. G.：Manual of chemical peels. J. B. Lippincott Co., Philadelphia, 1995.
8) 鈴木晴恵：イオントフォレーシスを用いた色素沈着症の治療．日美外報，20：46-67，1998．
9) 鈴木晴恵：ケミカルピーリングの実際と効果．日美外報，21：61-73，1999．
10) Thueson, D. O., Chan, E. K., Oechsli, L. M., et al.：The roles of pH and concentration in lactic acid-induced stimulation of epidermal turnover. Dermatol. Surg., 24 (6)：641-645, 1998.
11) DiNardo, J. C., Grove, G. L., Moy, L. S.：Clinical and histological effects of glycolic acid at different concentrations and pH levels. Dermatol. Surg., 22：421-428, 1996.
12) 高瀬吉雄，出川智久，鈴木洋子ほか：後天性色素沈着症の低周波イオントフォレーゼ治療の実験的並びに臨床的研究．日皮会誌，72：554，1962．
13) 高瀬吉雄，山川智久，鈴木洋子ほか：後天性色素沈着症へのビタミンCイオントフォレーゼ療法．臨床皮泌，16：799-805，1962．
14) 石田幸久：ビタミンCおよびその誘導体の作用．フレグランスジャーナル，63：28-34，1983．
15) Imai, Y., Usui, T., Matsuzaki, T., et al.：The Antiscorbutic activity of L-ascorbic acid phosphate given orally and percutaneously in guinea pigs. Jpn. J. Pharmacol., 17：317-324, 1967.
16) 赤木訓香，三羽信比古，鈴木晴恵ほか：イオントフォレーシスによるプロビタミンCのヒト皮膚摘出片への浸透促進効果，およびビタミンCへの変換率の向上効果．日本香粧品科学会，2001．(6月7日発表予定)
17) Fujiwara, M., Nagao, N., Monnden, K., et al.：Enhanced protection against peroxidation-induced mortality of aortic endothelial cells by ascorbic acid-2-o-phosphate abundantly accumulated in the cell as the dephosphorylated form. Free Rad. Res., 27：97-104, 1996.
18) 畑隆一郎，妹尾春樹：組織形成を誘導するビタミンC．日経サイエンス（2）：88-97，1992．
19) Tsuchiya, T., Nagao, N., Haneda, M., et al.：Intracellular vitamin C of epidermal keratinocytes administered with phosphorylated ascorbate and localization of phosphatase. submitted, 1998.
20) Hata, R., Senoo, H.：L-ascorbic acid 2-phosphate stimulates collagen accumulation, cell proliferation, and formation of a three-dimensional tissue like substance by skin fibroblasts. J. Cell Physiol., 138：8-16, 1989.
21) 杉本美穂，長尾則男，三羽信比古：ビタミンCの抗酸化作用―紫外線および過酸化脂質のDNA障害と細胞老化への防護効果―．FRAGRANCE J.，25：41-54，1997．
22) 坂本浩二，笠原多嘉子，三上勝夫：LaennecのCcl$_4$障害肝におよぼす影響―とくに抗脂肝作用について―．東京医科大学雑誌，32：351，1974．
23) Yamamoto, T., Yamamoto, Y.：Electrical properties of the epidermal stratum corneum. Med. Biol. Eng., 14：151-158, 1976.
24) Yu, R. J., Van Scott, E. J.：Bioavailability of alpha-hydroxy acids in topical formulations. Cosmet. Dermatol., 9 (6)：1996.

III. スキンケア

9. ハイドロキノン，コウジ酸など

SUMMARY

Chemical peeling や laser resurfacing 治療が行われるようになり術前術後のスキンケアの重要性が指摘されるようになってきた[1][2]。つまり，これらの治療後の発赤（紅斑），炎症性色素沈着症の軽減と美白効果，rejuvenation（若返り）を高めるために，ハイドロキノン，トレチノインが用いられている。

本邦では，ハイドロキノン，トレチノインともに未認可の薬剤である。医薬部外品として認められているコウジ酸，外用ビタミンC，アルブチン，ルシノール，エラグ酸などは，市販の化粧品に使用されている（図9・1）。美白化粧品は，健常肌に使用されるものであり用法，容量は限定されていない。つまり使用期間と使用容量は使用者にまかせられるため，非常に高い安全性が要求される。したがって，コウジ酸，外用ビタミンC，アルブチン，ルシノール，エラグ酸の美白効果が弱いのは，化粧品に含まれる濃度を低く抑えているためである。

ウルトラパルス CO_2 レーザーによる laser resurfacing のスキンケアとして，術前4週間，4％ハイドロキノン，2％コウジ酸，10％グリコール酸含有クリーム（Fading cream®, Shantel Irradiance 社製），また4％ハイドロキノン，0.025％トレチノイン含有クリーム（HQAR cream®, Shantel Irradiance 社製）を朝夕2回外用と日焼け止めクリームの併用が一般的に行われている[3]。レーザー治療後は3週目より遮光と Fading cream® や HQRA cream® 塗布を最低3カ月続ける。

このように，以前は欧米においておもに肝斑の治療に使用されてきたハイドロキノン，痤瘡の治療に使用されていたトレチノインが，laser peeling, chemical peeling の前処置（priming），またレーザー治療後の facial rejuvenation の目的として使用されるようになった。

はじめに

ハイドロキノンはドーパーからメラニンへの転換酵素を抑制する作用をもつハイドロフェノールの一種である。その他の作用として DNA，RNA の合成の抑制作用があり，メラノゾームを破壊する。ハイドロキノンを含んだクリームは美白剤として色素沈着性疾患の治療に世界的に使用されている。とくに肝斑の治療にもっとも一般的に使用されている。

トレチノイン（レチン-A，all-trans retinoic acid）は，peeling によらない皮膚の若返り（nonpeel skin rejuvenation）として登場してきた。また美白剤（bleacher）としても使用されている。現在 chemical peeling または laser resurfacing の前処置（priming）として使用されている。また peeling の効果を保持する作用，炎症性色素沈着を抑制し[4]，その他の美白剤と併用して使用することによりその美白効果が高まることなどが知られている。Klingman ら[5]は5％ハイドロキノンと0.1％レチノール酸と0.1％デキサメサゾンの親水性軟膏により肝斑や炎症後の色素沈着に使用し，その効果が増強することを報告した。

筆者らの施設では，おもにレーザーによる老人性色素斑の治療，laser resurfacing などを行っているため，レーザー治療後の炎症性色素沈着の軽減と美白効果を強めるためにレチノール単独使用とせずにハイドロキノンとステロイドを併用して使用する方法を行っている[6][7]。これらの実際について述べる。

図 9・1 紫外線による皮膚色素沈着に対し防御作用のある製剤

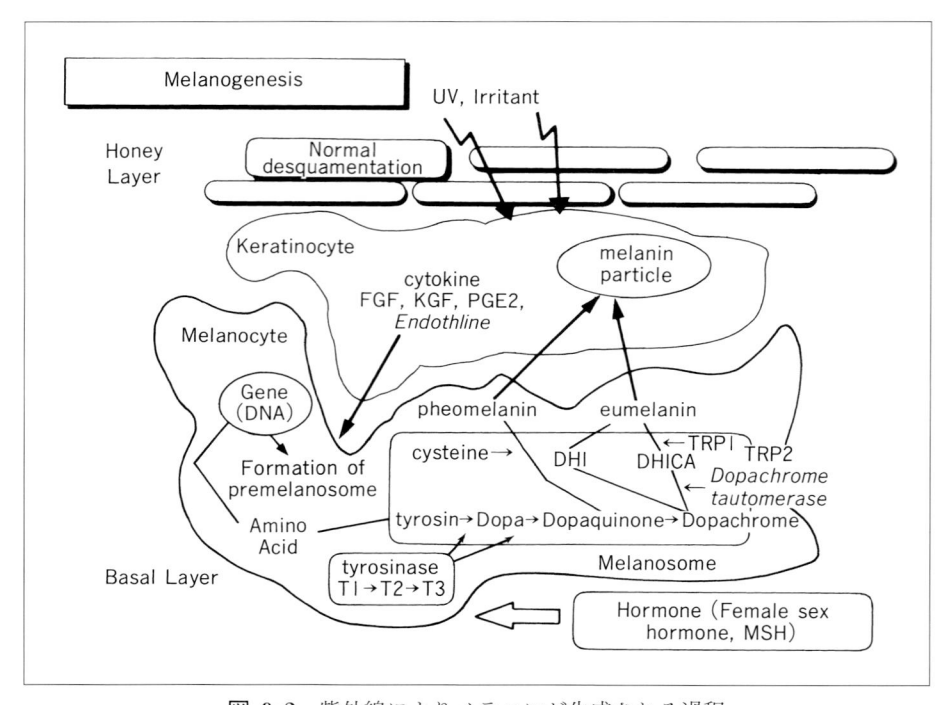

図 9・2 紫外線によりメラニンが生成される過程
(長沼雅子：美白化粧品とその作用機序．Skin Surg., 8(2)：2-7, 1999. より引用)

A 概　　念

紫外線によりどのような過程で色素沈着は起こるかは明らかでないが，現在いわれていることをまとめると図 9・2 のようになる[8]。皮膚が紫外線を浴びると，種々のサイトカインなどの情報伝達物質が産生される。フォスフォリパーゼ A_2 も活性化され，膜よりアラキドン酸を遊

離する。アラキドンサンカスケードが働き，プロスタグランディンを生成する。このプロスタグランディンがメラノサイトを活性化する作用を有している。さらに最近，このフォスフォリパーゼA_2それ自体が，メラノサイトの増殖を促進することが解ってきている。また紫外線によりエンドセリンが生成・分泌されメラノサイトの増殖を促進する。松果体で産生されるα-MSHも紫外線により，ケラチノサイトで生成され，メラノサイトを活性化する可能性が報告されている。紫外線を浴びた後のメラニン生成の過程を，いずれかの段階でブロックすることが，美白剤の役割である。

したがって，理論的には①ケラチノサイトのプロスタグランディンをはじめとする情報伝達物質の産生抑制，②ケラチノサイトからメラノサイトへの情報伝達経路のブロック，③メラノサイト内でのメラニン生成過程のブロック（チロシナーゼ産生抑制・メラニン生成抑制など），④メラノサイトからケラチノサイトへのメラニン移動のブロック，⑤ケラチノサイト内のメラニンの脱色・破壊などの多くの機序が考えられる。

しかし，ほとんどの美白剤はチロシナーゼ活性阻害剤である。美白剤としては，フェノール性のものと非フェノール性のものがある。フェノール性薬品としてのハイドロキノンは古くから使用されている代表的美白剤(bleacher)である。外用ビタミンCは，チロシナーゼ阻害作用をもつ美白剤である。紫外線により生じた皮膚の活性酸素の中和，コラーゲン合成の促進，紫外線による免疫反応抑制の防止，炎症作用，創傷治癒促進作用などがあり光老化の治療薬として注目されている[9]。トレチノインは表皮のターンオーバーを亢進させることから，メラニン色素の排泄促進作用が期待され色素沈着症の治療に用いられた。現在トレチノインが，外用ビタミンCと同様に皺を含む光老化(photoaging)に対し rejuvenation（若返り）効果があることが注目されている[10]。

B 美白剤（漂白剤）

1．ハイドロキノン（hydroquinone）

Oliver ら[11]は，なめし皮工場の作業者のゴム手袋装着部位に白斑が集団的に発生し，その原因が手袋中の酸化防止剤として使用されていたハイドロキノンモノベンジールエーテルであることを確認した。その後 Fitzpatrick ら[12]がこれを外用剤として肝斑に使用し，その有効性を報告した。しかし長期間使用により永久的に白斑を残すことがあり使用されなくなった。Spencer[13]は，ハイドロキノンはハイドロキノンモノベンジールエーテルほどの強い色素脱失作用をもたず，臨床的に色素沈着症有効であることを報告した。しかし，これらの美白剤は副作用としての白斑が指摘され，本邦では1957年，ハイドロキノンとハイドロキノンモノベンジールエーテルの化粧品への配合が禁止された。

ハイドロキノンの作用機序は，チロシナーゼ活性阻害効果が強く，高濃度では，メラノサイトに対して細胞毒素(cytotoic)である。その漂白効果はハイドロキノンモノベンジールエーテルと違い，可逆的で安全性が高い。使用時の灼熱間や炎症を誘発すること，本邦では未認可であるが実際には院内調合で広く使用されてきたのが現実である。ハイドロキノンの濃度は2〜10%で，種々の濃度のものが使用されている。

ハイドロキノンの急性の合併症としては，刺激性，接触皮膚炎，爪の変色や炎症後の色素沈着などが報告されている。しかしこれらの合併症は一時的にハイドロキノンを中止することにより解決するとされている。また正常皮膚に脱色素を起こすことはまれである。ハイドロキノン使用により組織褐色変症(ochromosis)が報告されている。これは一般的に長期使用による慢性変化であり高濃度のものが多い。米国では500〜600万人のハイドロキノンの使用者があるとされている。米国のデータでは外用のハイドロキノンによる ochromosis の報告は14例にすぎない。しかし ochromosis の発生の多くが黒人女性であることから，黄色人種である日本人においては注意をはらう必要がある。

2．外用ビタミンC（ascorbic acid）

ビタミンCはチロシナーゼ阻害作用をもつ美白剤で，経皮吸収や安定性を高めるため，ビタミンCの強い還元性をもつ不安定な2位，3位のエンジトール基を置換し，リン酸やグルコースを結合した化合物として市販されている。ビタミンCはメラノサイト内でドーパーキノンをドーパーに還元することによりメラニン合成を抑制し，美白効果を発揮するといわれている。

しかし，ビタミンCが光老化の治療として使用されるようになったのは最近である。ビタミンCにはコラーゲンの合成や抗酸化剤としての役割がある。光老化により真皮が薄くなるが，ビタミンCは直接真皮に作用してコラーゲンの再生を促す[14]。皮膚からビタミンCが吸収されることはブタの皮膚に10%水性ビタミンCを作用させるとのものでは25倍吸収されることが解っている。しかしながら吸収されたビタミンCがコラーゲン合成能力があるかは in vivo では解っていない。ビタミンCは

培養した線維芽細胞 (fibroblast) を刺激し，転写因子 (transcription) を増加し type I，IIIコラーゲンを産生する[15]。これはよく文献として引用されるデータであるが，臨床的には認められていない。

その他の skin rejuvenation への役割としては抗酸化作用がある。活性酸素は紫外線が皮膚障害を起こすメディエーターである。ビタミンCは抗酸化作用をもっている。ビタミンCはブタの実験において，紫外線による皮膚の損傷を減少させる作用がある。ヘアレスマウスでもUVBによって生じる皺を減少したり，皮膚腫瘍の発生を抑制する作用が認められている。つまりビタミンCは皮膚において有害な活性化酸素を減少させる作用がある。

Laser resurfacing 後の炎症軽減にも有効であることが，実証されている。Laser resurfacing 治療前後に使用すると，術後の患者の紅斑を減少させる作用があるので，resurfacing に先立ちできるだけ早いうちから外用ビタミンCを使用し，レーザー治療後14日頃よりビタミンCを使用するとよいとされている。

アスコルビン酸の基剤，pH，エステル化などに対し，もっとも至適なものかは何かということは，現在のところ一致した意見はない。アスコルビン酸のエステル化とは，パルミチン酸塩として使用するものでpHは中性，脂溶性で，皮膚に刺激がないとされているが，経皮吸収データが公表されていないため，皮膚に吸収されるかはっきりしていない。外用ビタミンCが作用するためには，まず皮膚に吸収された後，生理学的効果を有する十分な高濃度で安定し，利用可能となることが必要である。最近の報告では，高濃度（10%以上）で低pH（3.5以下）が安定した非イオン化されたビタミンCであるとされている。非イオン化されたビタミンCを外用した場合高濃度で皮膚に浸透するとされている。

3．トレチノイン (tretinoin, all-trans retinoic acid, retin-A)

トレチノインが皺を含む光老化に対し rejuvenation 効果があることを初めて指摘したのは，Kligman ら[16]である。彼らは長期間紫外線（UVB）を照射したヘアレスマウス皮膚に，光老化と類似した皮膚変化を起こさせ，トレチノインをこの動物モデルに塗布すると，真皮上層に新たなコラーゲンを主体とするマトリックス新生帯の構築が促進されることを見い出した。これをきっかけに，皺を中心とした光老化皮膚の修復促進剤としての研究が始まった。

現在トレチノインは，痤瘡治療，resurfacing の前療法，老人性色素斑，肝斑などのしみ治療，レーザー治療後の炎症性色素沈着症，皺治療 (skin rejuvenation) などに使用されている。光老化した皮膚は色が黄褐色調で，種々の色素斑が増加し，表面はかさかさし，光沢を失い，厚く硬い皮膚となり，弾力を失い，皺が増加し，かつ深くなる。組織学的には変形した弾力性線維の増加，膠原線維の変性や減少が見られる。トレチノインは細胞の核に存在するレセプターに結合して，その生理作用を発揮する。光老化に伴う膠原線維の変性は紫外線によって核内のオンコジーン-fos, jun が活性化し，それに引き続くAP-1転写因子の活性化によって matrixmetalloproteinase (MMP) 活性の上昇によって起こるとされている。さらに，活性化酸素の産生が増加し，皮膚の抗酸化システムが傷害されると考えられる。トレチノインは，オンコジーン-fos, jun を破壊してその蓄積を障害し，その結果 MMP の活性を抑制し，膠原線維の変性を抑制すると考えられている。

その他のレチノールの作用としては，角質を緻密にして薄くし，表皮のターンオーバーを促進し，角質層を増殖させて表皮を厚くし，異型細胞を少なくし，メラニンの分布を正常化する。真皮では線維芽細胞を刺激することによりコラーゲン線維やムコ多糖を増やし，真皮の厚さを増す。しかしその効果の発現には時間を要するとされている。Weiss ら[17]は2重盲検法にてトレチノインの臨床的効果について報告した。つまり皺 (fine wrinkling), texture, color が0.1%のトレチノインを4カ月使用することにより改善が見られたことを報告した。また皮膚軟化させるトレチノインクリームは dry skin の患者に対してより有用であるとしている。0.05%レチノール酸においても，皺 (fine wirinkling)，荒れ (skin roughness)，斑点状の色素沈着に24週使用にて有効である。トレチノインが皺を改善するメカニズムについては必ずしも明確ではない。

トレチノインの長期使用時における皮膚の組織学的変化の観察から，トレチノインには多様な作用があることが分かる。6週から最長4年間使用したときの皮膚の組織学的変化をまとめた報告によれば[18]，角層の断面構造は通常観察される網籠状の疎な重層構造から密着した構造に変化し，表皮肥厚，とくに顆粒層の肥厚や表皮におけるムチン沈着の増加，メラニン含量の減少，真皮では光老化した弾力線維の軽減，血管周囲の炎症変化の消退などが観察されている。これらのうち表皮の肥厚性変化は投与初期においてのみ認められ，使用の継続に伴って使用開始前よりむしろ薄くなるという観察が報告されている。皺の改善は持続的に認められる角層の構造変化や

表皮ムチン沈着，乳頭層のマトリックスの再構築，炎症性変化の軽減などが直接，間接的に皺の改善にかかわっているとされている。

4．コウジ酸（kojic acid）

コウジ酸は，古くから，味噌，醤油，日本酒などの醸造に用いられてきた。昔から日本酒などの醸造工場で働き，麹を扱っている人の手は白く美しいといわれ，このことが開発の根拠となったといわれている。1989年日本で発見され，美白，および肝斑の軽減に優れた効果を発揮する。コウジ酸の美白作用は，チロシナーゼ阻害作用で，チロシナーゼの銅イオンキレート作用によるチロシナーゼ活性抑制作用，DOPAchromeからDHI（5, 6-dihydroxyindole）を経由するメラニン重合体形成過程において，DHIに直接的に反応して中間代謝物を形成することによるメラニンポリマー生成の阻害効果が報告されている。

コウジ酸は10〜100 μg/mlの濃度範囲においてB-16メラノーマ細胞のメラニン生成を濃度依存性に抑制し，また50〜200 μg/mlにおいて7.7〜21.9％のチロシナーゼ関連蛋白（DOPA Tautomerase）活性を抑制する。紫外線色素沈着に対する1％コウジ酸配合クリームの効果は3週後までの有効率は75.5％で，明らかに色素沈着抑制作用が認められている。中山ら[19]は，1％コウジ酸クリームを色素沈着症に外用させ，肝斑88.1％，老人性色素斑52.4％に有効であったと報告している。

5．アルブチン（arbutin）

アルブチンは，コケモモ（Uva-Ursi）から抽出される天然美白成分で，化学名をハイドロキノン-β-D-グルコピラノシドという。本物質はハイドロキノンのグルコース配糖体である。その作用としては，チロシナーゼ阻害によりメラニンの生成を抑え新たなシミの発生を防ぐ働きがある。とくにチロシンをメラニンへ変換する酵素，チロシナーゼを抑制し，メラニンの生成を根本から抑える。ヒト紫外線色素沈着に対する3％アルブチン配合エッセンスの効果は，7日後の観察日において無配合エッセンスに比べ有意に黒化を抑制し，やや有効以上の有効率は90％であり，肝斑に対する治療効果も12週観察でやや有効以上の有効率は71.4％である。

6．ルシノール（4-n-butyl resorcinol）

ルシノールは痤瘡，ふけの治療薬，またpeeling剤として使用されている。抗掻痒やケラチノリスチックな作用と，チロシナーゼ阻害作用をもつ。紫外線色素沈着に対する効果は，0.3％濃度塗布で6週後で溶媒コントロールに対して1％で，有意な色素沈着の軽減効果を示し，色差計での値（L値）でも5％で有意の差を示す。やや改善以上は1週後で23.1％，6週後では61.5％の改善率を示す。

7．エラグ酸（ellagic acid）

タラ，ユーカリ，ゲンノショウコ，茶などの植物，またリンゴ，イチゴなどの果物に広く存在するポリフェノール化合物である。エラグ酸の製造方法は，南アメリカ西部の砂漠地方に生育しているマメ科植物タラを原料としている。エラグ酸は，チロシナーゼ酵素の阻害作用を有しており，エラグ酸の処理で阻害されたチロシナーゼ活性はCu^+またはCu^{++}の添加によりその活性の一部が回復することから，銅に対するキレート作用がチロシナーゼ阻害作用の一端を担っていると考えられている。ヒト紫外線色素沈着に対するエラグ酸の効果は，やや改善以上を有効とした場合の有効率は試験開始1週後で81％，3週後で74％と報告されている。

C 手　技

トレチノインの外用剤は日本では未だに手に入れることができないが，1997年，0.05％トレチノインの外用剤（Renova®）に世界初の光老化皮膚改善剤としての認可が米国食品医薬品局（FDA）によって与えられた。

筆者らは1996年よりトレチノインを院内調剤して処方している。5％ハイドロキノンに0.1％トレチノインとステロイドを加えて10gのチューブとして使用して

表 9·1　ハイドロキノン・トレチノイン軟膏

ハイドロキノン　5％
トレチノイン　0.1％
ステロイド（デキサメタゾン）　0.1％
抗酸化剤（ブチルヒドロキシルトルエン　0.05％
軟膏基剤（白色ワセリン，ステアリルアルコール，プロピレングリコール，ポリオキシエチレン硬化ヒマシ油60，モノステアリン酸グリセリン，パラオキシ安息香酸メチル，パラオキシ安息香酸プロピル，精製水）全量　100％

いる(**表9・1**)。適応はおもに laser resurfacing の前処置，レーザー治療後の炎症性色素沈着，肝斑の治療に使用している。ステロイドを含有していることから，痤瘡治療，skin rejuvenation（皺治療）には使用していない。

使用方法は resurfacing の場合には施行3週前より1日1回塗布させ，昼間は日焼け止めクリームを必ず併用させる。治療中は皮膚が乾燥するので保湿剤を必ず使用させる。ステロイドを含有しているため，使用期間は最長8週にとどめている。使用直後は軽度の発赤と落屑，ひりひりした刺激症状（irritation）が見られる場合があるが，しばらくすると鎮静化する。しかし，皮膚炎症状が強く発生する場合には，その使用を中止している。

D 症 例

症例：55歳，女，脂漏性角化症（**図9・3**）

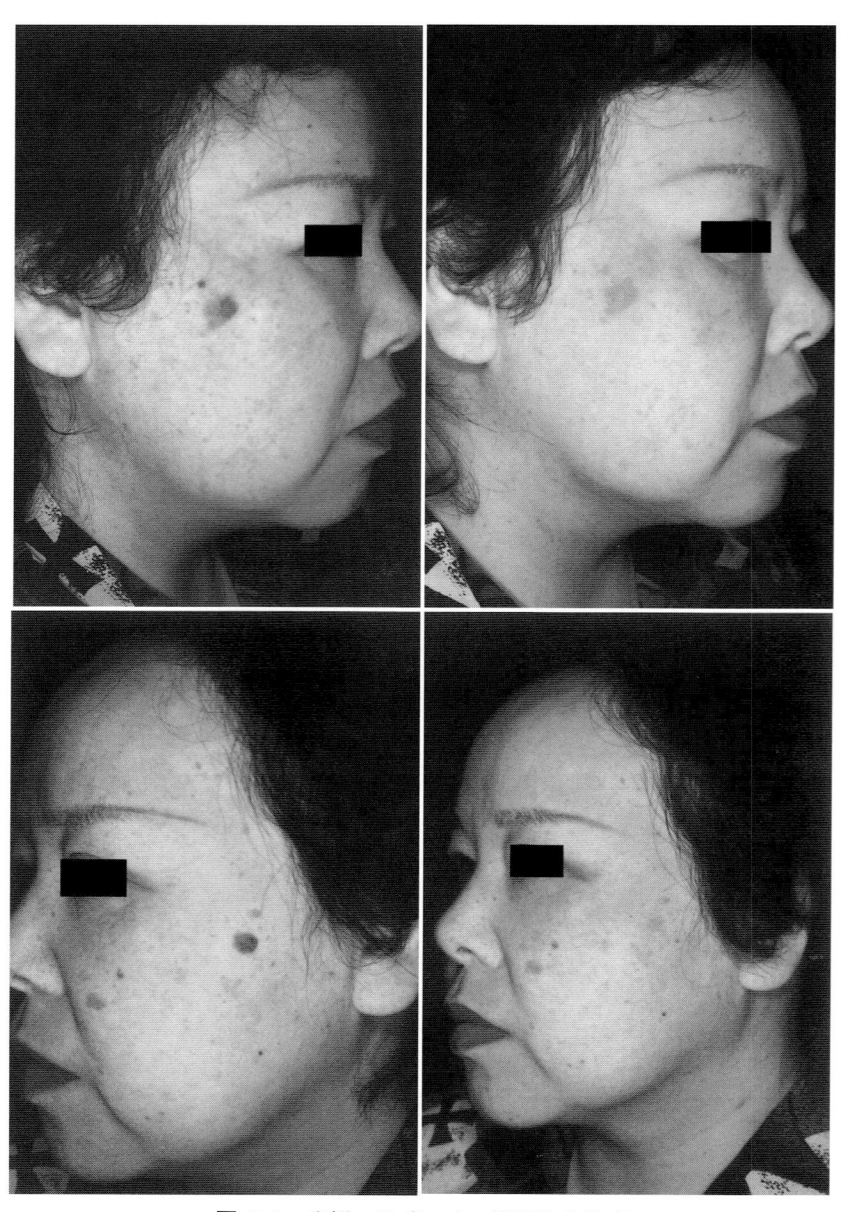

図9・3 症例：55歳，女，脂漏性角化症
(a) 治療前。
(b) ハイドロキノン・トレチノイン軟膏による術前，術後のスキンケアを施行しなかった右頬部のウルトラパルス CO_2 レーザー治療後2カ月。炎症性色素沈着が認められる。
(c) 治療前。
(d) レーザー治療前にハイドロキノン・トレチノイン軟膏を使用した。ウルトラパルス CO_2 レーザー治療後3週よりハイドロキノン・トレチノイン軟膏を塗布した。レーザー治療後2カ月であるが，炎症性色素沈着は軽度である。

40歳頃から両側頬部の淡褐色の境界明瞭な類円形色素斑に気づいていた。50歳頃より同色素斑が隆起し，色調も褐色状となった。レーザー治療の3週前，術前処置としてハイドロキノン・トレチノイン軟膏を右頬の病変部に塗布し，左頬の病変部には塗布しなかった。リドカインによる局所麻酔後，ウルトラパルスCO_2レーザー（Coherent社製）を300 mJで4パス施行した。

治療後1週間は抗生剤含有軟膏を塗布した。レーザー治療後3週より再び右頬部のみにハイドロキノン・トレチノイン軟膏を塗布した。レーザー治療後の炎症性色素沈着は，ハイドロキノン・トレチノイン軟膏にて術前，術後にスキンケアを行った側の方が軽度であった。

E 考 察

Chemical peeling，laser resurfacingのスキンケアとして大切なことは，術前術後において日光曝露に注意させ，日焼け止めクリームの使用を指導することにある。患者がpeelingに期待することは，確実な効果を日常の生活に差し支えなく得ることである場合が多い。ハイドロキノン，トレチノイン，ビタミンC，コウジ酸の使用はpeelingの効果を高め，治療後の発赤，炎症性色素沈着軽減にも効果が期待できる。トレチノインの適応としては，先に述べたように，座瘡治療，resurfacingの前療法，老人性色素斑，肝斑などのしみ治療，レーザー治療後の炎症性色素沈着症，skin rejuvenation（皺治療）に使用されている。

肝斑の治療に以前よりトレチノイン，ハイドロキノンにステロイドを含有させる美白療法が用いられてきた。最近ではステロイドを加えずレチノール酸に保湿剤を加えた治療方法が座瘡治療，皺治療に用いられている。筆者らの施設ではおもにレーザーによる老人性色素斑の治療，laser resurfacingなどを行っているため，美白効果を増強させるためにトレチノイン単独使用とせずに，ハイドロキノンとステロイドを併用して使用する方法を行っている。トレチノイン単独でのpeeling，美白効果も報告されているが，治療効果が現れるまで時間がかかること，皮膚の発赤，刺激症状が強く出現することから行っていない。

本邦ではトレチノイン，ハイドロキノンともに未認可の薬剤である。1995年に製造物責任（Product Liability：PL）法が施行された。しかし院内製剤におけるPL法の法律解釈が明確に示されていないなどの理由により，院内製剤の調整件数が減少傾向にある医療施設も見られる。したがって，ハイドロキノン，トレチノインの使用にあたっては，インフォームドコンセントが大切である。トレチノインは動物実験で催奇形性があることから妊婦には使用すべきでない。また使用中は避妊を励行するように指導する。治療中，軽度の発赤とひりひりとする刺激症状があること，ステロイドが含有されていることは必ず伝えるべきである。またハイドロキノン長期使用により組織褐色変症（ochromosis）の報告があること，ステロイド使用後に炎症後色素沈着が起こる場合があることも知らせておくべきである。

これらの薬剤は冷暗室に保存し，使用期限以内のものを使用する。トレチノイン使用中は尿素製剤やヘパリノイドなどの外用剤，水溶性コラーゲンやヒアルロン酸などを含有した化粧品，保湿クリームの使用が大切である。

（宮坂　宗男）

文 献

1) Susan, C. S.：Retin-A Micro. Plast. Reconstr. Surg., 102 (4)：1272-1273, 1998.
2) Clark, C. P.：Office-based skin care and superficial peels；The scientfic rationale. Plast. Reconstr. Surg., 104 (3)：854-866, 1999.
3) Fitzpatrick, R. E., Goldman, M. P.：Adbances in carbon dioxide laser surgery. Clin. Derm., 47：35-47, 1995.
4) Yosimura, K., Harri, K., Aoyama, T., et al.：Experience with a strong bleaching treatment for skin hyperpigmentation in oriental. Plast. Reconstr. Surg., 105 (3)：1097-1108, 2000.
5) Klingman, A. M., Wills, I.：A new formula for depigmetating human skin. Arch Dermatol., 111：40-48, 1975.
6) 宮坂宗男，谷野隆三郎：医薬品としての美容剤―形成外科領域における美容剤．FRAGRANCE J., 臨時増刊号：11, 1990.
7) 宮坂宗男，谷野隆三郎，平　広之ほか：レーザー治療におけるハイドロキノン・トレチノイン．第18回日本レーザー医学会大会論文集：243-245, 1997.
8) 長沼雅子：美白化粧品とその作用機序―日本における現況―．Skin Surg., 8 (2)：2-7, 1999.
9) Richard, J. G.：Safety and efficacy report-topical vitamin C. Plast. Reconstr. Surg., 105 (1)：464-465, 1999.
10) Griffiths, C. E., Goldfarb, M. T., Finkel, L. J., et al.：Topical tretinoin (retinoic acid) treatment of hyperpig-

mented lesions associated with photoaging in Chinese and Japanese patients ; A vehicle-controlled triad. JAAD, 30 (1) : 76-84, 1994.

11) Oliver, E. A. : Occupational Leukoderma. Arch. Derm. Syph., 42 : 993, 1940.

12) Fitzpatrick, T. B. : Treatment of melanin hyperpigmentaion. J. Invest. Derm., 18 : 119, 1952

13) Spencer, M. C. : Hydroquinoe bleaching. Arch Derm., 84 : 131, 1961.

14) Kaplan, D. L., Moloney, S. J., Troy, W. R., et al. : A new stabilized ascorbic acid solution ; Percutaneous absorption and effect on relative collagen synthesis. J. Cutan. Aging Cosmet. Dermatol., 127 : 247, 1992.

15) Tamija, S., Pinnell, S. R. : Ascorbic acid preferentially enhaces type I and III collagen gene transcription in human skin fibroblast. J. Dermatol. Sci., 11 : 250, 1996.

16) Kligman, L. H., Duo, C. H., Kligman, A. M. : Topical retinoic acid enhances the repair of ultraviolet damaged dermal connective tissue. Connect. Tissue Res., 12 : 139-150, 1984.

17) Weiss, J. S., Ellis, C. N., Headington, J. T., et al. : Topical tretinoin improves photoaged skin ; S double-blind, vehicle-contralled study. JAMA, 259 : 527, 1988.

18) Bhawan, J, Olsen, E, Lufrano, L., et al. : Histogic evaluation of the long term effects of tretinoin on photodamaged skin. J. Dermatol. Sci., 11 : 177-182, 1996.

19) 中山秀夫：コウジ酸配合外用剤の顔面色素沈着症に対する使用経験．西日本皮膚科，56：1172，1994．

10. スキンケア化粧品

SUMMARY

化粧品は薬事法の規定により治療目的に用いられないが，最近，とくにアトピー性皮膚炎におけるスキンケアの重要性が認識され，皮膚科領域でも注目されている。本稿では，skin resurfacing における術後の課題に対するスキンケア化粧品の可能性について述べた。

Resurfacing 成功の可否にとって皮膚の治癒過程の制御が重要で，この過程の異常は，治癒の遅延のみならず，過剰な瘢痕形成，色素沈着などの発生に直結する。そこで，①施術後の皮膚正常化促進と治癒過程の短縮化，②治癒過程で生じる過剰な色素沈着の防止，が重要となる。①では保湿剤での乾燥防止，表皮バリア機能の強化，真皮マトリックス再構築の促進が，②では治癒過程で生じる過剰なメラニン合成の特異的抑制が望まれる。これら課題に対し，作用メカニズムを考慮した上で適切なスキンケアを行う必要がある。

表皮バリア機能を高め皮膚の水分環境を整えるものとして，ナイアシンアミド，ガラクトシルセラミドがある。これらは，外用によりセラミドなどの角層細胞間脂質合成を高める。その他，乳酸，ビタミンC，ユーカリエキスなどが報告されている。

マトリックス再構築に対しては，コラーゲン合成を促進するビタミンC誘導体，ヒアルロン酸合成を促進する N-メチル-L-セリンがある。一方で，増殖因子に対する応答性を高めるエタノールアミン誘導体も創傷治癒促進に期待がもてる。メカニズムは不明だが，創傷治癒促進剤として酵母エキスが報告されている。

治癒過程で生じる過剰なメラニン合成を特異的に抑制する可能性があるものとして，ヒスタミン特異的なメラニン合成を抑制する生薬，カキョクエキスがある。エンドセリン特異的なものとして生薬，カミツレエキスが報告されている。

今後，創傷治癒過程や色素沈着過程の研究をさらに深め，その成果を resurfacing および施術前後のスキンケアに生かす必要がある。

はじめに

化粧品は安全性の面から医薬品と同じ薬事法に規定されているが，治療目的には使用できず，使用目的としては，身体を清潔にする，美化する，魅力を増す，容貌を変える，あるいは健やかに保つもので，作用が人体に対して緩和なもの，と規定されている。

一方，化粧品よりも効能効果に重点を置いたものに日本独自の制度としての医薬部外品がある。これは，医薬品と化粧品の中間的なもので，医薬品の中で使用目的が疾病の検査や治療ではなく防止が主目的であり，人体に対する作用が緩和なもの，と規定されている。薬用化粧品，育毛剤などがこれに属する。

このように，化粧品は治療目的に用いられないが，最近，とくにアトピー性皮膚炎におけるスキンケアの重要性が認識され[1]，皮膚炎寛解後の発症予防や皮膚症状の悪化を防ぐ目的で皮膚科領域でも注目されるようになった。

ここでは，facial rejuvenation 後の皮膚正常化促進，過剰な色素沈着や瘢痕形成の抑制など，skin resurfacing での課題に対するスキンケア化粧品の可能性について述べる。

A Skin resurfacing における施術後の課題とスキンケア化粧品

1. 施術後の治癒過程

Facial rejuvenation 成功の可否にとって皮膚の治癒過程がスムースに進むか否かは重要な要素である。Resurfacing においては，いわゆる創傷治癒のプロセスが進行し，真皮ではコラーゲンの増生と分解を代表とするマトリックスの再構築，表皮ではケラチノサイトの遊走・増殖・角層形成などが進む。この過程の異常は治癒過程が遅延するのみならず，過剰な瘢痕形成，色素沈着などの併発症状，副作用の発生に直結する。

2. 併発症状

a．Laser resurfacing

CO_2 レーザーでの報告例が多く，術後に紅斑，色素沈着，色素脱失，瘢痕形成が見られる[2]。ウルトラパルス CO_2 レーザーでも，500例の患者すべてに平均4ヵ月半紅斑が続き，全患者の37%，中でも darker skin では skin type III で53%，type IV や V では100%に色素沈着が生じる[3]。Q スイッチルビーレーザーやパルスレーザーでも色素沈着や脱失が見られ，多くの場合施術後1ヵ月で表在性色素病変が再発する[4]。

b．Chemical peeling

Chemical peeling は，一定の深さの皮膚を破壊し，色素沈着や皺を取り除いた後に皮膚を再生させるもので，破壊する皮膚の深さに応じ，superficial (0.06 mm)，medium (0.45 mm)，deep (0.6 mm) に分類される[2]。併発症状は傷が深いほど増加し，一般的には色素沈着や色素脱失であり，紅斑はむしろ正常な治癒過程と考えられる。Superficial では色素脱失はまれだが，色素沈着はすべての chemical peeling，とくに darker skin で生じやすく，炎症後の色素沈着にあたる[2]。

3. スキンケア化粧品の役割

Skin resurfacing における課題に対し，①施術後の皮膚正常化の促進と治癒過程の短縮化，②治癒過程で生じる過剰な色素沈着の防止，が望まれる。①には，皮膚を乾燥から守り（保湿），表皮層の正常化を促し（ケラチノサイトの遊走・増殖・分化促進，表皮バリア機能の強化），ひいては真皮層のマトリックス再構築を促進する過程が含まれる。②においては，化粧品で一般的なメラノサイトのチロシナーゼ阻害によるメラニン合成抑制というよりは，色素脱失も起こるケースを考慮すると，紫外線防御[5]，ならびに治癒過程で生じる過剰なメラニン合成のみを特異的に抑制することが望ましい。

これら課題に対し，スキンケア化粧品にどのような有用性があるか系統的に報告されていないが，さまざまな保湿軟膏や美白剤が使用され始めている[6,7]。前述の通り，化粧品や薬用化粧品は治療行為に用いることはできないが，最近の皮膚科領域での有用性の認識[8]や皮膚科学の進歩を背景として，skin resurfacing における上記課題に対しスキンケア化粧品が果たせる役割について述べる。

B 皮膚正常化の促進

1. 保　湿

皮膚は環境から身体を守る重要な役割を果たしており，その防御機能は最外層の角層が担っている。角層は強靭なバリア機能をもつと同時に身体の動きに対応できるしなやかさを合わせもち，これら機能に角層の水分が大きく寄与している。角層には元来アミノ酸などからなる天然保湿因子（Natural Moisturizing Factors，以下 NMF）や，セラミド・コレステロール・脂肪酸を主成分とし強靭な角層細胞を取り囲むラメラ構造を形成する角層細胞間脂質（図 10・1），さらには皮膚表面を覆うトリグリセリドを主成分とする皮表脂質が存在し皮膚の水分環境を保っている。

障害を受けた皮膚，とくに chemical peeling 後の表皮上層の広範な患部を健常に戻すためには，保湿剤により皮膚の乾燥を防ぐことが重要である。保湿剤は上記の NMF や脂質を補うもので，アミノ酸類，グリセリンなどの親水性基剤からワセリン，セラミドなどの親油性基剤まで多数存在し，代表的な保湿剤については種々の系で保湿効果が調べられている[9]。元来，患部の閉塞性を保つ目的には脂質類が軟膏として，また水分保持の目的には親水性基剤がクリームや乳液などとして用いられている。しかし，近年，皮膚科学の進歩とともに，これら保湿剤が皮膚表面の水分量のみならず総合的な皮膚生理機能にかかわることが明らかになり，グリセリンについてみても皮膚での保湿メカニズムと生理活性作用について議論が続いている[10]。

Laser resurfacing や chemical peeling に際しても保湿剤の使用例が報告されているが，皮膚正常化メカニズムに基づいた適切な保湿剤の選択が望まれ，皮膚再生や

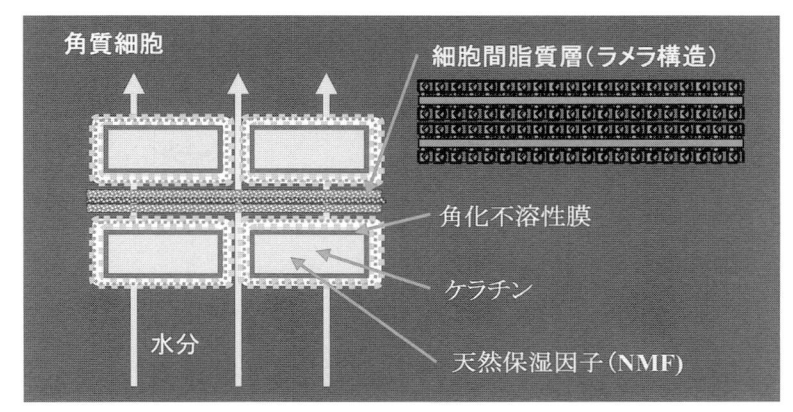

図 10・1 角層の構造

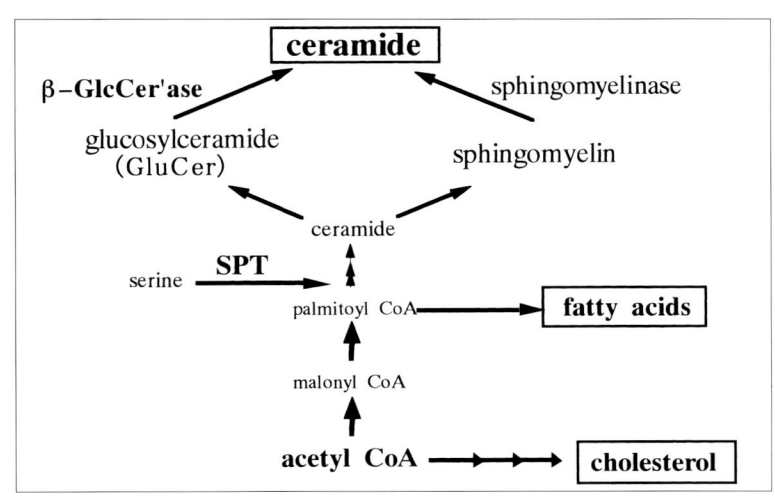

図 10・2 角層セラミド，コレステロール，遊離脂肪酸の合成経路

保湿メカニズムについての今後の研究が必要である。本稿では，最近の筆者らの研究を中心にスキンケア化粧品の配合成分で作用メカニズムがある程度明らかになっているものについて紹介する。

2. 角層バリア機能の修復促進および強化

角層の重要な機能としてバリア機能が挙げられる。中でも体内の水分蒸散を防ぐ機能は重要で，具体的には経表皮水分蒸散量（trans-epidermal water loss, TEWL）として評価される[1]。角層細胞間脂質の多重な層板構造，いわゆるラメラ構造がこの水分透過バリアとして重要な役割を果たしている（図 10・1）。角層セラミドはバリア形成に必須な成分で，皮膚科や香粧品領域では古くからその生理的意義が注目されていた[11]。その後，アトピー性皮膚炎や冬期の荒れ肌での角層セラミド量の減少が報告され[12,13]，バリア機能低下の一要因であると考えられた。そこで合成セラミドを保湿剤として塗布し，皮膚の外側からセラミドを補うことでバリア機能を改善するという試みが行われている[14]。一方，角層細胞間脂質量を表皮内で増加させることで，低下した角層機能を皮膚の内側から強化するというアプローチがある[15,16]。事実，外用により角層細胞間脂質を与えても，ラメラ構造として構築されるためには，いったん角層直下の顆粒細胞や有棘細胞に取り込まれた後，細胞内での新規合成（de novo 合成，図 10・2）が必要との報告がある[17]。以下に，皮膚の内側から細胞間脂質を補うことで表皮バリア機能が改善される例について紹介する。

a．ナイアシンアミド（NA）

筆者らはビタミン B 群の一つであり，化粧品に配合可能な NA（別名ニコチン酸アミド，図 10・3）が，ヒト培養ケラチノサイトのセラミド合成を高めることを見出した（図 10・4）。さらに NA は，セラミド以外の代表的なスフィンゴ脂質であるグルコシルセラミドとスフィンゴミエリン，およびセラミドと並び表皮バリア機能に重要なコレステロールと脂肪酸の合成も促進する（図 10・4）[15,18]。

b．NA の作用メカニズム

セラミドなどスフィンゴ脂質の生合成系の律速酵素は

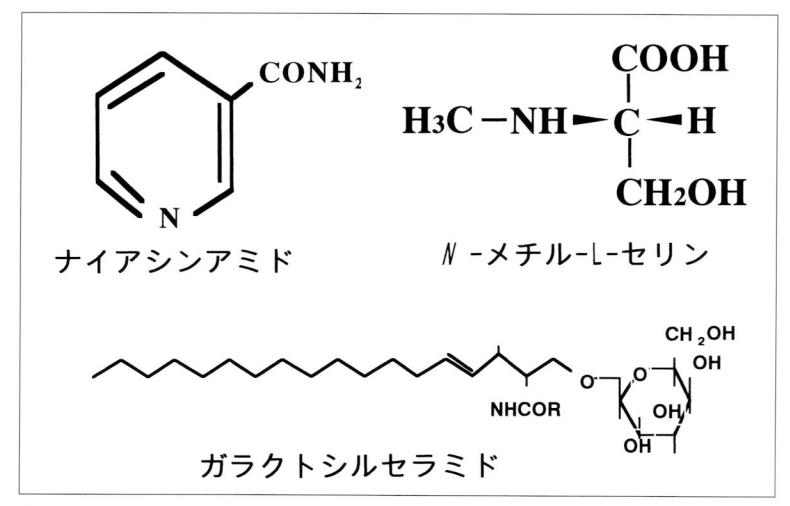

図 10・3 ナイアシンアミド，ガラクトシルセラミド，N-メチル-L-セリンの構造

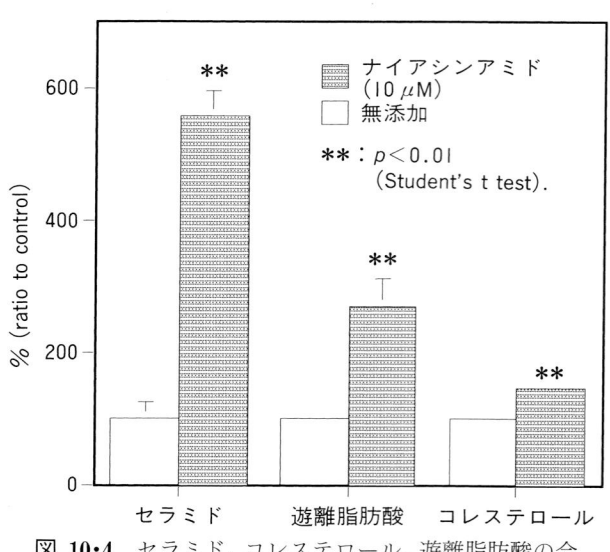

図 10・4 セラミド，コレステロール，遊離脂肪酸の合成促進作用

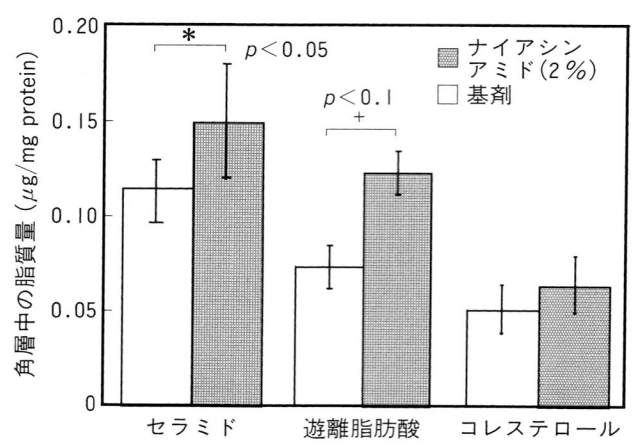

図 10・5 ナイアシンアミドの冬期荒れ肌の角層細胞間脂質量へ及ぼす影響
(2%ナイアシンアミドを4週間連続塗布後，基剤のみ塗布部と比較)

セリン-パルミトイルトランスフェラーゼ（SPT）である（図10・2）。NAは，SPTmRNA量の上昇を伴った酵素活性の亢進を促し，セラミドの細胞内での新規合成を促進する[18]。さらに，コレステロールと脂肪酸の合成促進についての作用メカニズムについても，NAは脂質合成の始発物質である細胞内アセチル-CoA量を濃度依存的に増加させることが分かった[15]。本メカニズムから，NAはバリア機能回復に有効な物質と考えられた。

c．NAによる表皮バリア機能の改善効果

冬期の肌荒れではセラミドなどの角質細胞間脂質が減少することが報告されており，これが表皮バリア機能の低下に関与すると考えられる[13]。冬期に肌荒れを示すボランティアの左右の脛にそれぞれ2%NAを含む基剤または無配合基剤を4週間連用塗布後，TEWL・皮膚表面の水分量・角質細胞間脂質量の変化を調べた。その結果，NAを塗布した部位は基剤のみを塗布した部位に比べ有意に低いTEWLを示し[18]，皮表水分量も増加傾向を示した。連用の前後で比較すると，基剤のみの塗布部位では連用前後で変化がなかったのに対し，NAの塗布部位では連用後有意に水分量が増加した[18]。また角質細胞間脂質量でも，NA塗布部位のセラミドと脂肪酸量は基剤塗布に比べ有意に増加し，コレステロールも増加傾向を示した（図10・5）。TEWLとセラミド量は有意に負の相関を示したので，NA塗布部位でTEWLが改善した要因は，セラミドなどの角層細胞間脂質の増加によると考えられた。

NAはビタミンであり，またヒト培養ケラチノサイトの増殖と角化も促進することが分かっているので[19]，chemical peelingなどによる広範な表皮層損傷後のスキンケア基剤としてきわめて有望と考えられる。

d．ガラクトシルセラミド（GalCer）

筆者らのグループはスフィンゴ糖脂質の一つであるGalCer（図10・3）が，ヒト培養ケラチノサイトのグルコセレブロシダーゼ（β-GlcCer'ase）活性を高める作用があることを見い出している[15)16)]。本酵素はグルコシルセラミド（GluCer）からセラミドへの変換を触媒する（図10・2）。また，皮膚へのGalCer塗布でも顆粒層と角層のβ-GlcCer'ase活性は経時的に高まり，それに伴って角層セラミド量が有意に増加した[15)]。GluCerにはこの活性がなかった。与えたGalCerによりβ-GlcCer'aseが活性化され，GluCerからセラミドへの変換が進んだと考えられる。実際，アトピー性皮膚疾患での有用性が報告されている[20)]。

e．その他

皮膚の再構築モデルではⅣ～Ⅶ型のセラミド含有量が皮膚に比べて低いことが知られているが，ビタミンCはとくにⅥおよびⅦ型セラミドの合成を高めることが報告された[21)]。またメカニズムはよく分かっていないが，乳酸[22)]やユーカリエキス[23)]が角層セラミド量を増やすとの報告がある。

3．創傷治癒補助（過剰な瘢痕形成防止）

a．創傷治癒にかかわる因子

創傷治癒の過程は，表皮再生と結合組織の再構築を含みきわめて複雑である。そのため，現在でも創傷治癒にかかわる因子がつぎつぎと報告されており，TGF-β[24)]，PDGF[25)]，NGF[26)]，KGF[27)]などの増殖因子，コラーゲン[28)]やヒアルロン酸[29)]などのマトリックス基質，マトリックス金属プロテアーゼ（matrix metalloproteinase, MMP）などのプロテアーゼ[30)31)]およびそのインヒビター（tissue inhibitors of MMP, TIMP）[32)]，など枚挙にいとまがない。これら因子のかかわりは，施術後の損傷の種類，程度，および時間的経過によりスキンケアの対処法が異なる可能性があり，laser resurfacingやchemical peelingの有効性を高めるためのプロトコール確立に際し，創傷治癒過程の各ステップについての今後の研究が必要である。化粧品素材では酵母エキスに創傷治癒促進作用が報告されたが作用本体やメカニズムは不明である[33)]。ここでは，創傷治癒促進剤として慎重な検討が必要ではあるが，化粧品に配合可能であり，作用メカニズムが明確で，マトリックス再構築の観点から施術後に利用できる可能性のあるものを挙げる。

b．ビタミンC（アスコルビン酸）誘導体

創傷治癒過程では，初期にⅢ型コラーゲン，ついでⅠ型コラーゲンの増生が起こる[34)35)]。ビタミンCにはDNAからmRNAへの転写レベルと翻訳レベルでコラーゲン合成を促進し[36)]，タンパク質レベルでも翻訳後のヒドロキシプロリン残基の生成にcofactorとして作用する[37)]。ビタミンCは安定性の面で，リン酸エステルなどの誘導体として用いられているが，これらにもコラーゲン合成活性が認められる[38)]。前述のセラミド合成促進作用も考慮すると，有力な素材であり，実際chemical peeling後の使用例もある[6)7)]。

c．N-メチル-L-セリン（NMS）

筆者らはヒアルロン酸合成促進物質として植物由来のアミノ酸NMS（図10・3）を見い出した[39)40)]。ヒアルロン酸は皮膚にもっとも豊富に存在するグルコサミノグリカンで，高い保湿能をもつとともに，細胞間マトリックス成分として種々の生理的役割をもち[41)]，創傷治癒にも深くかかわっている[28)]。NMSは線維芽細胞に作用し，ヒアルロン酸合成酵素活性を増加させることにより細胞外へのヒアルロン酸産生を促進する（図10・6）[39)]。D型異性体には活性がない。同時にNMS自身は，NMFとして知られるセリンやピロリドンカルボン酸と比べ，乾燥時の水分保持能が高く，保湿剤としても優れている[40)]。ヒト乾燥肌に対する1カ月の連用塗布試験で対照基剤塗布群に比して有意な角層水分量の増加を示した[40)]（図10・7）。以上の性質は，skin resurfacingでの適用に期待がもてる。

NMS以外にヒアルロン酸合成促進作用が報告されているものにレチノイン酸がある。しかし，作用点は表皮であり，線維芽細胞ではむしろ合成の抑制が報告されている[42)]。AHA（α-ハイドロキシ酸）である20%クエン酸も表皮・真皮ヒアルロン酸量を増加させるとの報告がある[41)]。

d．エタノールアミン誘導体

過剰な瘢痕形成に対しては，コラゲナーゼ（MMP-1）を含むMMPの誘導が有効である可能性がある。最近，低用量のUVA$_1$照射のみで局所性の強皮症に有効との報告がなされ[43)]，その作用メカニズムとしてUVA$_1$によるMMP-1の誘導が考えられている。事実，強皮症患者由来の線維芽細胞ではMMP産生量が低下している[44)]。治癒過程において合成された過剰なコラーゲンを再吸収する時に，コラーゲン分解の律速酵素であるMMP-1が必要である。筆者らは，エタノールアミンをはじめとする誘導体に，線維芽細胞のMMP-1産生をmRNAレベルで促進する活性を見い出し，そのメカニズムがbFGFやPDGFなどの増殖因子に対する線維芽細胞の応答性を増強することによることを明らかにした[45)]。このメカニズムは創傷治癒の促進に有用と考えら

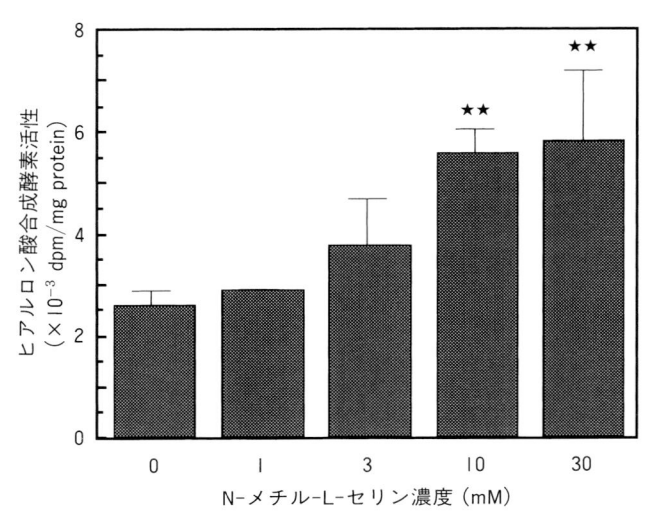

図 10・6 N-メチル-L-セリンによるヒアルロン酸合成酵素活性の増加
X±S.D。n=3, ★★ p<0.01 (Dunnett's test)

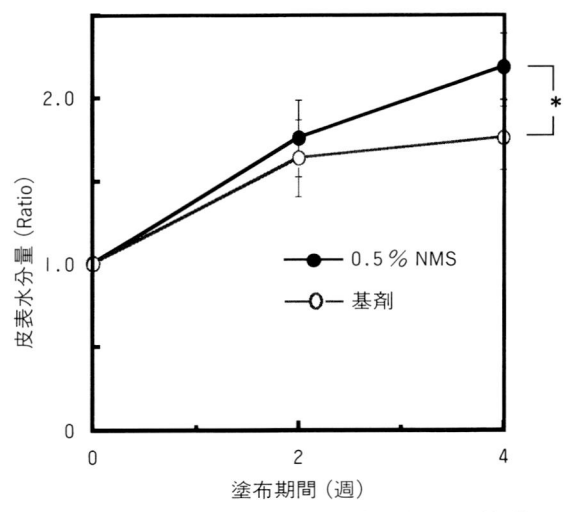

図 10・7 NMS 塗布によるヒト皮表水分量増加作用
n=17, *p<0.1 (Mann-Whitny U 検定)

れ，今後の応用が期待される．

C 色素沈着防止

1．色素沈着のメカニズム

治癒過程における過剰な色素沈着は laser resurfacing や chemical peeling で大きな課題である．ここで見られる色素沈着は，創傷治癒の過程で産生される種々の増殖因子やケミカルメディエーターなどがメラノサイトを活性化して起こり，場合によっては創傷治癒過程の遅延によりその代謝に変調を来したものと考えられる．ここでは直接チロシナーゼを阻害するとされる美白剤以外の化粧品素材で，最近の研究によって作用メカニズムが解明され，それが skin resurfacing に適していると考えられるものを紹介する．

2．過剰なメラニン合成の抑制

a．ヒスタミン経路

創傷治癒過程でおこる過剰な色素沈着を引き起こす因子としてヒスタミンが挙げられる．最近筆者らは，ヒトのメラノサイトにヒスタミンの H_2 受容体が存在し，ヒスタミンが H_2 特異的なメラニン合成を引き起こすことを見い出した[46]．この作用は細胞内アデニレートシクラーゼ活性化による cAMP 上昇とそれに続く A キナーゼの活性化を介しており，bFGF などの cofactor が必要である．この作用メカニズムは，創傷治癒の過程で生ずる因子のみでメラノサイトが活性化される可能性を示し，ヒスタミン作用のブロックにより，創傷治癒や炎症過程で起こる過剰な色素沈着特異的に有効である可能性を示唆している．現在配合されている化粧品素材の中に，強力なヒスタミン遊離抑制活性を示す生薬，カキョク（火棘）エキスがあり，健常人での紫外線反復照射による色素沈着を軽減化する効果が確認されている[47]．

b．エンドセリン（ET）経由

紫外線による色素沈着では，サイトカインとして知られる ET が報告されている．紫外線照射によりケラチノサイトから産生され，それがパラクリン的に ET 受容体を介しメラノサイトを活性化する[48]．化粧品では，ET 作用を抑制する美白成分として生薬，カミツレエキスが用いられている．創傷治癒過程での色素沈着に ET がかかわるか否かは明らかではないが，紫外線誘導色素沈着でヒトでの効果が報告されている[49]．

まとめ

保湿剤や美白剤配合のスキンケア化粧品が，術後の skin resurfacing に有効かどうか系統的に論じられていないが，ここでは，創傷治癒過程や色素沈着過程のメカニズムを考察しながら，新たな可能性を紹介した．今後，水分を与える保湿剤，あるいはメラニン合成を抑制する美白剤として適用するだけでなく，施術後の治癒過程を詳細に研究し，その成果をもとに適切なスキンケア対策をとる必要があり，このことが resurfacing の成否にもかかわると考えられる．また本稿では触れなかったが，施術後のみならず施術前のケア[6]についても検討の余地があると思われる． （井上紳太郎，大西 重樹）

文　　献

1) 高橋元次：アトピー性皮膚炎のスキンケア．香粧会誌，106：1675-1676，1996．
2) Ragland, H. P., McBurney, E.：Complication of resurfacing. Semin. Cutan. Med. Surg., 15：200-207, 1996.
3) Nanni, C. A., Alster, T. S.：Complications of carbon dioxide laser resurfacing. Dermatol. Surg., 24：315-320, 1998.
4) 橋本　透：皮膚科におけるレーザー治療．日皮会誌，109：1790-1792，1999．
5) 船坂陽子：若々しい皮膚を保つ戦略．日皮会誌，108：1615-1618，1998．
6) Duke, D., Grevelink, J. M.：Care before and after laser resurfacing. Dermatol. Surg., 24：201-206, 1998.
7) 池野　宏：乾燥皮膚疾患に対するセラミドの臨床的効果．Fragrance J., 27：49-57, 1999.
8) 田上八朗：化粧品と医薬品．日皮会誌，108：1681-1683，1998．
9) 坂本一民：保湿剤．日皮会誌，108：1684-1689，1998．
10) Mast, R.：化粧品におけるグリセリンの機能．香粧品のかぎをにぎるグリセリンの科学，中野善郎監訳，Jungermann, E., Sonntag, N. O. V. 編，pp. 255-316，フレグランスジャーナル社，東京，1995．
11) Elias, P. M., Memon, G. K.：Structural and lipid biochemical correlates of the epidermal permiability barrier. Advances in Lipid Research, Vol. 24, pp. 1-26, Academic Press Inc., New York, 1991.
12) Yamamoto, A., et al.：Stratum corneum lipid abnormalities in atopic dermatitis. Dermatol. Res., 28：219-223, 1991.
13) Rawlimgs, A. V.：角層に対する季節的影響—セラミド1リノレート含有量と外用必須脂肪酸の影響—．Fragrance J., 23：47-55, 1995.
14) 桧垣祐子，河島　真：セラミド外用治療法．アレルギーの臨床．13：806-808，1993．
15) Hara, M., et al.：An increase in endogenous epidermal lipids level improves skin barrier function. In Current Reviews of Medicinal Science by Women. Proceedings of 11 th International Conference of Women Engineers and Scientists, pp. 218-220, Chiba, 1999.
16) Hara, M., et al.：Galactocerebroside and not glucocerebroside or ceramide stimulate epidermal β-glucocerebrosidase activity. J. Dermatol. Sci., 16：111-119, 1998.
17) Mao-Qiang, M., et al.：Exogenous non-physiologic vs physiologic lipids. Arch. Dermatol., 131：809-816, 1995.
18) Tanno, O., et al.：Nicotinamide increases biosynthesis of ceramides as well as other stratum corneum lipids to improve the epidermal permeability barrier. Br. J. Dermatol., 143：524-531, 2000.
19) Kitamura, N., et al.：Effects of naiacinamide on the differentiation of human keratinocyte. J. Dermatol. Sci., 12：202, 1996.
20) 浜中すみ子ほか：アトピー性皮膚炎，皮脂欠乏性皮膚などに対するセレブロシド含有クリーム外用の試み．皮膚，37：619-625，1995．
21) Ponec, M., et al.：The formation of competent barrier lipids in reconstructed human epidermis requires the presence of vitamin C. J. Invest. Dermatol., 109：348-355, 1997.
22) Rawlings, A. V., et al.：Effect of lactic acid isomers on keratinocyte ceramide synthesis, stratum corneum lipid levels and stratum corneum barrier function. Arch. Dermatol. Res., 288：383-390, 1996.
23) Takagi, Y., et al.：Increase in stratum corneum ceramide amounts improves stratum corneum barrier and moisturing function. J. Dermatol. Sci., 20：225, 1999.
24) Shah, M., et al.：Role of elevated plasma transforming growth factor-β1 levels in wound healing. Am. J. Pathol., 154：1115-1124, 1999.
25) Beer, H. D., et al.：Reduced expression of PDGF and PDGF receptors during impaired wound healing. J. Invest. Dermatol., 109：132-138, 1997.
26) Matsuda, H., et al.：Role of nerve growth factor in cutaneous wound healing；Accelerating effects in normal and healing-impaired diabetic mice. J. Exp. Med., 187：297-306, 1998.
27) Jimenez, P. A., Rampy, M. A.：Keratinocyte growth factor-2 accelerates wound healing in incisional wounds. J. Surg. Res., 81：238-242, 1999.
28) Alison, M. R.：Repair and regenerative responses. Oxford Textbook of Pathology, edited by McGee, J. O'D., Isaacson, P. G., Wright, N. A., pp. 365-389, Oxford University Press, Oxford, 1992.
29) Chenn, W. Y., Abatangelo, G.：Functions of hyaluronan in wound repair. Wound Repair Regen., 7：79-

89, 1999.

30) Okada, A., et al.：Expression of matrix metalloproteinases during rat skin wound healing：evidence that membrane type-1 matrix metalloproteinase is a stromal activator of pro-gelatinase A. J. Cell Biol., 137：67-77, 1997.

31) Simeon, A., et al.：Expression and activation of matrix metalloproteinases in wounds：Moduration by the tripeptide-copper complex glycyl-L-histidyl-L-lysine-Cu^{2+}. J. Invest. Dermatol., 112：957-964, 1999.

32) Ashcroft, G. S., et al.：Human ageing impairs injury-induced in vivo expression of tissue inhibitor of matrix metalloproteinases (TIMP)-1 and -2 proteins and mRNA. J. Pathol., 183：169-176, 1997.

33) Crowe, M. J., et al.：Topical application of yeast extract accelerates the wound healing of diabetic mice. J. Burn. Care Rehabil., 20：155-162, 1999.

34) Bezt, P., et al.：Immunohistochemical localization of collagen types I and IV in human skin wounds. Int. J. Legal. Med., 106：31-34, 1993.

35) Bezt, P., et al.：Analysis of the Immunohistochemical localization of collagen types III and V for the time-estimation of human skin wounds. Int. J. Legal. Med., 105：329-332, 1993.

36) Geesin, J. C., et al.：Ascorbic acid specifically increases type I and type III procollagen messenger RNA levels in human skin fibroblast. J. Invest. Dermatol., 90：420-424, 1988.

37) Booth, B. A., Uitto, J.：Collagen biosynthesis by human skin fibroblasts. III. The effects of ascorbic acid on procollagen production and prolyl hydroxylase activity. Biochim. Biophys. Acta., 675：117-122, 1981.

38) 吉田雅紀ほか：低分子物質によるヒト皮膚線維芽細胞のコラーゲン合成および分解の制御．第35回日本化粧品技術者会研究討論会講演要旨集，pp. 103-109, 1994.

39) Sakai, S., et al.：N-Methyl-L-serine stimulates hyaluronan production in human skin fibroblasts. Skin Pharmacol. Appl. Skin Physiol., 12：276-283, 1999.

40) 井上紳太郎：新規アミノ酸誘導体N-メチル-L-セリンの開発と化粧品への応用．Fragrance J., 26：15-19, 1998.

41) 酒井進吾，井上紳太郎：ヒアルロン酸代謝としわ形成．Fragrance J., 26：49-58, 1998.

42) Smith, T. J.：Retinoic acid inhibition of hyaluronan synthesis in cultured human skin fibroblasts. J. Clin. Endocrinol. Metab., 70：655-660, 1990.

43) Kerscher, M., et al.：Low-dose UVA$_1$ phototherapy for treatment of localized scleroderma. J. Am. Acad. Dermatol., 38：21-26, 1998.

44) Takeda, K., et al.：Decreased collagenase expression in cultured systemic sclerosis fibroblasts. J. Invest. Dermatol., 103：359-363, 1994.

45) Oishi, Y., et al.：Cytokine potentiator and pharmaceutical formulation for cytokine administration. United States Patent, No. 6008188, 1999.

46) Yoshida, M., et al.：Histamine induces melanogenesis and morphologic changes by protein kinase A activation via H 2 receptors in human normal melanocytes. J. Invest. Dermatol., 114：334-342, 2000.

47) Takahashi, Y., et al.：Histamine-induced melanogenesis；Biochemical evidence and application of kakyoku (Pyracantha fortuneana) extract to undue pigmentation. IFSCC Magazine, 3：24-28, 2000.

48) Imokawa, G., et al.：Endothelin-1 as a new melanogen：coordinated expression of its gene and the tyrosinase gene in UVB-exposed human epidermis. J. Invest. Dermatol., 105：32-37, 1995.

49) 一橋正光ほか：カミツレエキスの紫外線誘導色素沈着に対する抑制効果．皮膚，41：475-480, 1999.

11. サンスクリーン剤（紫外線防止用化粧品）

SUMMARY

サンスクリーン剤は新しいジャンルの化粧品として比較的最近開発され，急速にその市場を2000億円規模まで拡大した。当初は，急激な日焼けや雪焼けによる皮膚の紅斑・黒化や痛み，皮膚の剥離を防止するために用いられたが，しだいにしみ・そばかすの発生・増悪を防ぐなどのために日常的に使用されるようになった。このために，化粧品としての一般的な性質が付与され，また，紫外線吸収剤を添加したファンデーションや口紅などが開発・上市されている。

本稿では，紫外線と皮膚障害，紫外線防止効果の評価と表示，紫外線吸収剤と紫外線散乱剤，サンスクリーン剤のタイプと製品例，形成外科・美容外科における応用例を紹介した。美白を目的として日常的に多用され始めたことと応用・用途が拡大していることから，サンスクリーン剤の市場は今後その規模をさらに拡大すると思われる。

はじめに

サンスクリーン剤は新しいジャンルの化粧品として比較的最近開発され，急速にその市場を2000億円規模まで拡大した。従来，日光を浴びることは健康を増進し，日焼けは健康的であると考えられていたが，日焼けによる弊害，すなわち紫外線による皮膚障害などが明らかになり，消費者にも理解され，サンスクリーン剤がしだいに日常的に使用されるようになった。

最近になって，いわゆる色白ブームが起こり，紫外線防止剤を含むファンデーションなども開発され，多用されるようになってきている。

A 日焼け止めクリームから紫外線防止用化粧品へ

日光を浴びることは健康を増進し，日焼けは健康的であると戦前から長らく考えられてきた。きれいに日焼けするためのサン・オイルが開発・販売された。コパトーン社のサンタン・オイルはとくに有名である。

欧米では，とくに冬場にきれいに日焼けしていることは一種のステータス・シンボルとみなされていたようである。わが国においても，つい最近まで若者の間で色黒がもてはやされ，日焼けサロンが乱立していたことも記憶に新しい。

1954年に始まったベトナム戦争で，米軍は日焼けに悩まされ，PABAを主剤とする日焼け止めクリームを開発している。これが世界最初の紫外線防止用製品であると思われる。

1970年頃から，環境汚染が世界的問題となり，フロンなどによるオゾン層の破壊の問題が盛んに報道されるようになった。南極上空のオゾンホールの拡大が話題となり，オーストラリアにおける白人の皮膚癌の多発も報道された。

わが国では，研究者レベルにおいても「日本人は皮膚癌になりにくい」との通説がまかり通り，関心が低かった。しかし，1982年に東京で開催された国際皮膚科学会で紫外線による皮膚障害の問題が初めて大々的に取り上げられ，太陽光線を長年にわたり繰り返し浴びている部位の皮膚に認められる変化，紫外線の強いオーストラリアで白人に癌が多発している状況などが報告され，サンスクリーン剤（紫外線防止用化粧品）や窓ガラス用紫外線防止フィルムなどが紹介された。

形成外科の領域で，とくに黄色人種特有の色素沈着が問題化していた。手術後にその一次刺激やアレルギー反応で炎症を起こすとメラニン色素の沈着が促進される。これを回避するために，患部をアルミ箔で遮光することが行われていた。このような物理的遮光の代わりに，サンスクリーン剤がしだいに使用されるようになった。最

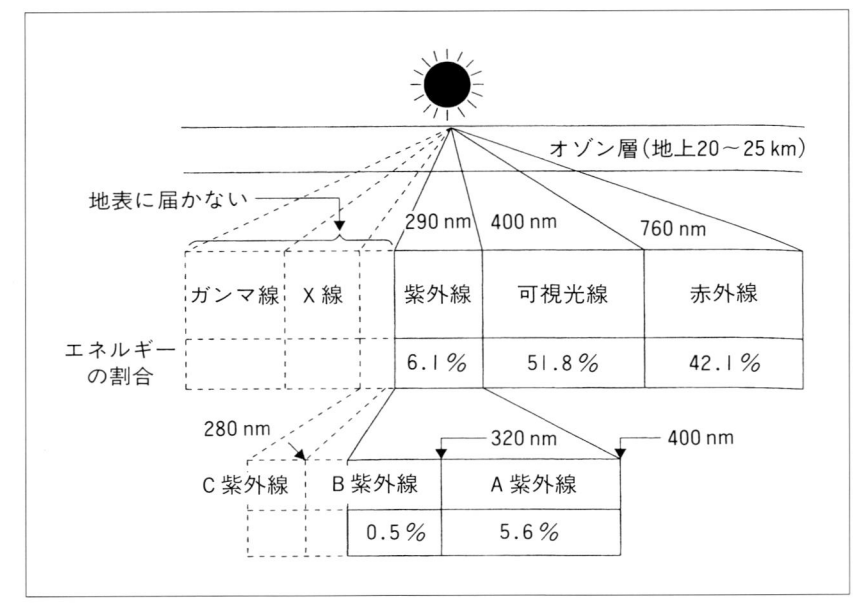

図 11・1 太陽光線の区分
（鈴木一成：化粧品をもっと知りたい．コスメティックQ＆A辞典，中央書院，東京，2000．より引用）

近，老人性色素斑，光線性花弁状色素斑，脂漏性角化症などにレーザー治療が行われるが，手術後，保湿と徹底した遮光が必要であるため，サンスクリーン剤が多用されている。また，美顔術の一つとして，peeling が広く行われるようになっているが，peeling 後の皮膚は敏感で色素沈着が起こりやすく，サンスクリーン剤を用いる必要がある。

紫外線の影響に関する研究が進み，急激な日焼けは皮膚細胞の遺伝子を傷つけ，活性酸素を生成し，免疫機能を低下させるなどが明らかとなってきている。

大手化粧品会社の美白・日焼け止めの意識調査によれば，中高生世代でもしみ・そばかすが気になると答えた人の割合が増加し，10年前には若い女性（12〜24歳）の8割が小麦色の肌がおしゃれと感じると答えたが，1998年には5割弱に低下した。

1997年の美白化粧品（日焼け止めを含む）の売上高（出荷ベース）は約1,800億円に達し，10年前の2倍規模に拡大している。白い肌を保つためにサンスクリーン剤を毎日のように使用している女性も急増しているとみられる。これまでアウトドアやレジャーの際の使用に限られていたものが，日常的に使われるようになってきた。このために，サンスクリーン剤を選ぶポイントは，「耐水性・耐汗性」について，「べたつかないこと」「トリートメント性」「のび・なじみの良いこと」に移行し，「SPF」は相対的に順位が低くなった。これは，紫外線を防ぐだけということだけでなく，「使いごこち」のよいことが大きな選択の基準となり，単なる日焼止めの目的で使用することから，化粧品として進化したことを示していると考えられる。

B 紫外線と皮膚障害

紫外線は，波長により A, B, C の3つに分類されている（図11・1）。このうち波長の短い紫外線 C（UVC，波長200〜290 nm）はオゾン層で吸収され，地表に届かないために影響はない。

紫外線 A（UVA，波長320〜400 nm）は普通のガラスを通過し，曇っていてもかなり地表に到達して，表皮中の淡いメラニン色素を濃くし，皮膚を黒化させる（即時黒化）。さらに真皮深部にも到達し，長時間浴びる時には皮膚が弾力を失い（光老化），皺の原因となる。

紫外線 B（UVB，290〜320 nm）は短時間で皮膚に紅斑や浮腫を起こす（日焼け）。数日後にはメラニン色素が増加し色素沈着を起こす。さらに，皮膚癌の原因となることが知られている。最近の研究では，遺伝子を傷つけ，活性酸素を生成し，免疫機能を抑制するなどのことが解明され，紫外線防御の必要性がしだいに明らかになってきている。

C 防止効果の評価と表示

紫外線防止効果の評価には，SPF（Sun Protection Factor，紫外線防御指数）や PA 分類（Protection Grade of UVA，UVA 防止効果の程度）が採用されている。サ

ンスクリーン剤の容器には，SPFとPAの両者が表示されている。

たとえば「SPF 25, PA++」の表示は，UVBに対する防御効果が25，UVAに対する防御効果が++であることを示し，サンスクリーン剤を塗布せずに太陽光線を浴びた場合に比べ，肌が紅斑する最小光量の25倍の防御力と肌が黒化する最小光量の4倍以上の防御力をもっていることを意味している。

このSPFの数値は，高ければ高いほどUV防止効果があると受け取られて，化粧品業界では数値合戦が一時エスカレートした。このため化粧品業界では，自主基準を制定し，SPF測定法基準を改正した(2000年1月1日発効)。

① 高SPF標準試料を設定し，予想されるSPFが20以上の場合には本資料を使用すること。
　注：標準試料とは，SPF 4及びSPF 15を用いる。
　SPF 4 標準試料　　3.2≦平均SPF≦5.0
　SPF 15 標準試料　11.8≦平均SPF≦18.8
② 照射増量幅を予想されるSPFによって3段階に規定した。
③ 表示するSPFの上限を「50+」とした。
④ 試料塗布から照射前の時間に制限を設けることにより，本基準においてはいわゆる耐水試験が事実上含まれないことを明確にした。

上記の根拠として，健康な日本人の中で非常に敏感な肌の人（最小紅斑量：$1.03 \times 4.18 \, \mathrm{J/cm^2}$）が日本の中でもっとも紫外線の多い場所で一日中日光に当たってサンバーン（日焼け）を起こさないために必要であったSPF値が47であったという福田らのデータ[13]を参考にして，上限値としてSPF 50を採用し，それ以上高いSPFは誤差を生じる可能性が高いことから，SPF 50以上はすべて50+と表示することになった。

1989年当時には，花王「ソフィーナ®」のプロテクトUVクリームはSPF 80，鐘紡コスメット「フィラ®」のサンプロテクターはSPF 87など，高SPF値の製品が販売されていたが，現在，SPFは，上記基準に従って表示されている。国際的には，米国，オーストラリア，ニュージーランドでは，表示上限は「30+」であり，欧州にはそのような規定はない。

$$\text{SPF値} = \frac{\text{サンスクリーン剤製品が塗布された皮膚が紅斑する最小紅斑量}}{\text{サンスクリーン剤製品が塗布されていない皮膚が紅斑する最小紅斑量}}$$

主としてUVB防御効果を示すSPF値は上式で示されるが，この最小紅斑量をMEDと呼ぶ。分母となっている紅斑までの時間には人種間差があり，赤毛の北欧系は2〜3分であり，日本人は20〜30分である。

たとえばSPF 30は，日本人の場合，20分×30＝600分，あるいは30分×30＝900分となり，正しく使用すれば，10〜15時間は日焼けしないことになる。したがって，太陽の照射時間は真夏でも10時間を超えないので，一般的な日本人の肌には，SPF 30で十分ということになる。実際には，着衣に付いたり，汗で流れ落ちたり，汗を拭う際に拭き取られたりするので，こまめに塗布することが望ましい。

PAは，UVAによる皮膚の黒化をどの程度遅らせることができるかを測定したもので，UVA防御指数に基づいたUVA防止効果の目安である。つまり，UVA照射により皮膚がすぐに黒くなり，間もなく一時消失し，再び2〜4時間後にまた黒くなるのに必要な紫外線量を最小持続型即時黒化量（MPPD）というが，その日焼け止め剤で保護された皮膚のMPPDと保護されていない素肌のMPPDとの比がPFAである。

PA+：UVA防止効果がある（PFA：2以上4未満）
PA++：UVA防止効果がかなりある（PFA：4以上8未満）
PA+++：UVA防止効果が非常にある（PFA：8以上）

D サンスクリーン剤に配合される有効成分

サンスクリーン剤には，日焼け止め効果を出すため，通常の化粧品の成分とは異なる，有機化合物が主体の紫外線吸収剤と，無機化合物が中心の紫外線散乱剤のうちのいずれか，あるいは両方が配合される。

紫外線吸収剤は，特殊な植物エキスなどを除けば，ほとんど有機合成化合物である。おもにUVBを吸収するが，近年UVA領域の紫外線吸収剤の開発も進み，製品化されるようになった（表11・1）。

紫外線散乱剤はおもに無機粉体で物理的に紫外線を散乱させる。ファンデーションによく用いられる酸化チタンなどがその例で，紫外線のみならず可視光線も散乱させるのでお白粉，乳液，クリーム，ファンデーションに配合されている（表11・2）。

E サンスクリーン剤の種類と製品

サンスクリーン剤の種類を表11・3，製品例を図11・2，表11・4に示した。各社のブランド（製品系列）には

表 11·1 紫外線吸収剤と化学式

紫外線吸収剤	化学式
パラアミノ安息香酸誘導体（UVB吸収剤）	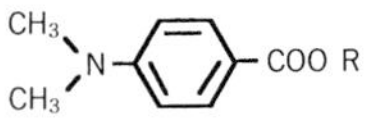 (CH₃)₂N-C₆H₄-COOR
桂皮酸誘導体（UVB吸収剤）	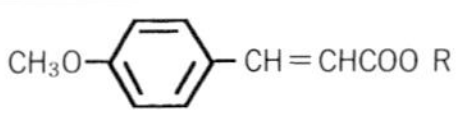 CH₃O-C₆H₄-CH=CHCOOR
サルチル酸誘導体（UVB吸収剤）	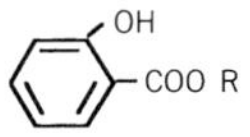 C₆H₄(OH)-COOR
ベンゾフェノン誘導体（UVA, UVB吸収剤）	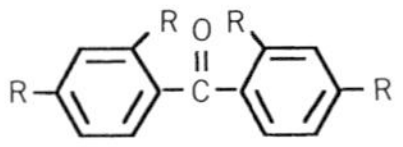 R-C₆H₃(OR)-CO-C₆H₄-R
ジベンゾイルメタン誘導体（UVA吸収剤）	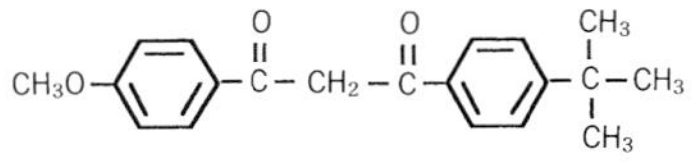 CH₃O-C₆H₄-CO-CH₂-CO-C₆H₄-C(CH₃)₃

表 11·2 紫外線散乱剤

酸化チタン（TiO_2）
酸化亜鉛（ZoO）
酸化セリウム（CeO_2）
酸化ジルコニウム（ZrO_2）
酸化鉄（Fe_2O_3）

表 11·3 サンスクリーン剤の種類

オイルタイプ	耐水性がよい。紫外線防止効果は乳液・クリームタイプに比べ低い。
乳液・クリームタイプ	もっとも一般的なタイプ。紫外線吸収剤や基材の安定化も容易である。
ローションタイプ	さらっとした使用感触が好まれる。紫外線防止効果を得るため多量の紫外線吸収剤を配合する必要がある。
ジェルタイプ	ローションタイプと同様な性格だが，粘度が高いため皮膚に塗りやすい。
エアゾールタイプ	ムース状，スプレー状で使用しやすい。近年ではノンガスタイプの容器が開発されている。
スティックタイプ	高い紫外線防止効果が得やすいので鼻や頬など日焼けしやすい部位の部分使用に適する。

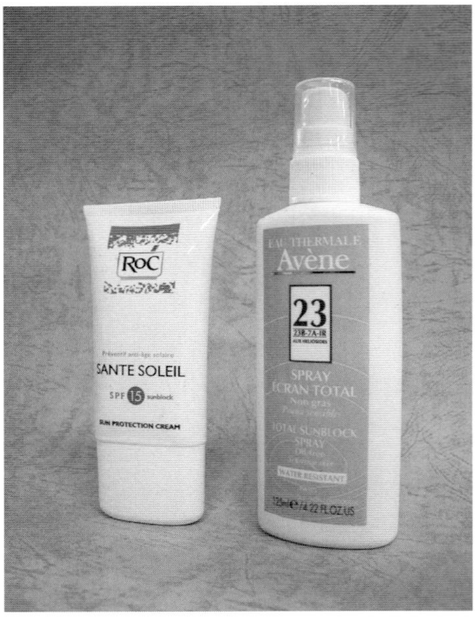

図 11·2 サンスクリーン剤
（左）サンソレイユ（日本ロック），RoC サンプロテクションクリーム，SPF 15/PA＋
（右）アベンヌ（ピエール ファーブル ジャポン），サンブロックスプレー，SPF 23/PA＋＋

ほとんど全タイプの製品が上市されている。また，SPF無指定のブランドでは，SPF 30 前後と 50 前後の製品が上市されていることが多い。価格帯も各社ともほぼ同じである。

まとめ

サンスクリーン剤は，当初は日焼け止め化粧品として開発された。この間に紫外線による悪影響に関する研究が進み，紫外線防御の必要性が明らかとなり，その手段としてサンスクリーン剤の利用が考えられるようになった。サンスクリーン剤が日常的に使用されるようになり，化粧品として使用感の良いこと，白くならないこと，ベタつかないこと，伸びやなじみの良いことなどが要求されて，今日優秀な製品がたくさん市場に出回ってきた。さらに，メークアップ化粧品のファンデーションや口紅などにも，紫外線吸収剤を配合した製品も現れている。

形成外科や美容外科の手術後の瘢痕の色素沈着や，美容のための peeling 後に過敏となっている皮膚の色素沈着を防ぐためのサンスクリーン剤の応用のように，当初

表 11・4　おもなサンスクリーン剤

メーカー	商品名	価格帯（円）
資生堂	アネッサ	2,500〜3,000
コーセー	スポーツビューティ	2,500
花王	ソフィーナパーフェクトUVミルク	2,500
マックスファクター	リフレクティブホワイト/インターナショナルアウトドア	3,500/1,500〜2,800
ポーラ化粧品本輔	ヴァカンシィ	3,000, 3,500
ノエビア	レイセラプロテクトミルクUV	2,900
クラランス	アンティソレイユサンシリーズ	2,500〜3,500
RoC（日本ロック）	サンプロテクションクリーム SPF 44　40$^+$　25$^+$　25	3,000〜3,800
アベンヌ	サンブロックス SPF 47$^+$　44$^+$　23	3,000
クリニーク	フェースゾーンサンシールド 30 (50 g) オイルフリーサンシールド 15 (125 ml) トータルボディシティブロック 28 (60 ml) リップブロック 15	3,800 3,000 3,800 2,500 2,500
クリスチャンディオール	UV 30 リキッド UV 30 スティック	5,000 5,000
ランコム	UV エクスペース 40 SX (30 ml)	4,500
ヘレナルビンスタイン	ホワイトフィニッシュUV (50 g) フューチャーホワイト UV 30 (50 g)	4,000 5,500
ファンケル	サンガード 6（センシティブ） サンガード 18（フェイス&ボディ）	
ハーバー	UV プロテクト（日焼け止め）30 g 薬用 UV ホワイトローション 60 ml	2,400 2,400

の目的以外の利用も行われるようになっている。美白を目的として日常的に多用され始めたことと応用・用途が拡大していることから，サンスクリーン剤の市場は，今後その規模をさらに拡大すると思われる。

（黒田　能子）

文　献

1) De Polo, K. F.：A short textbook of cosmetology. Ciba specialty Chemicals Inc., 1 st Edition 1998, Peprint 2000.
2) JAMA〈日本語版〉，7月号 NEWS，毎日新聞社，東京，1998.
3) 日本化粧品工業連合会：SPF 測定基準，1999 年改訂版，1999.
4) 池永満生：汝，もし太陽を崇拝せんと欲せば皮膚癌にならんことをも祈れ，(株)けいはんなサロン交流会.
5) 市橋正光：皮膚の光老化，第 83 回 FJ セミナー，2000.
6) 市橋正光：皮膚の光老化とサンケアの科学，フレグランスジャーナル社，東京，2000.
7) 鈴木一成：化粧品をもっと知りたい，コスメティック Q & A 辞典，中央書院，東京，2000.
8) 朝田康夫：美容皮膚科学辞典，中央書院，東京，1995.
9) 武藤正和：第 32 回化粧品技術基礎講習会，(株)コーセー研究本部第一製品研究所，2000.
10) 日本化粧品工業連合会：紫外線防止用化粧品と SPF・PA 表示について，2000.
11) 週刊粧業，2000 年 10 月 30 日号
12) 週刊粧業，1999 年 5 月 24 日号
13) 福田　実：粧技誌，13 (2)：20，1979.

IV. Laser resurfacing

12. Laser resurfacing 概論

SUMMARY

近年，光老化による皮膚の治療法としての skin resurfacing は，欧米を中心に若返りのための美容形成術として急速に普及してきた。この中で laser resurfacing はレーザー光を応用して，皮膚を薄く広範囲に蒸散させ，小皺，老人性色素斑や老人性疣贅，痤瘡後瘢痕などの陥凹瘢痕などの治療を行おうとするものである。Laser resurfacing によって，皮膚潰瘍や瘢痕形成などの合併症を起こさないために，治療にあたっては，レーザーで蒸散する皮膚の深さや熱凝固層の厚さを正確にコントロールする必要がある。Resurfacing 用レーザー装置は，レーザー光照射による皮膚の蒸散域下層に生じる熱凝固層をなるべく薄くする工夫が施されている。通常の resurfacing では，表皮を完全に蒸散し，かつ真皮上層から中層に適度な熱変性を与えることが必要である。これは適度に熱変性した真皮に収縮が起こり，創傷治癒過程で，コラーゲンの再編成が起こるとされているからである。

はじめに

以前のレーザー治療は熱傷との戦いであった。Anderson ら[1,2]の選択的光加熱分解理論が発表され，それに基づくレーザー機器の開発された結果，皮膚レーザー治療は大きく変化した。目標となる組織に吸収される波長と適正なパルス幅（または照射時間）を選択することで，吸収した熱が標的組織外に拡散しない条件が揃うようになり，組織の熱損傷を最小限に抑えることが可能になった。

ところで，光老化による皮膚の治療法として skin resurfacing が，近年欧米を中心に若返りのための美容形成術として急速に普及してきている。この中で laser resurfacing はレーザー光を使用して，皮膚を薄く広範囲に蒸散させ，小皺，老人性色素斑や老人性疣贅，痤瘡後瘢痕などの陥凹瘢痕などを治療しようとするものである。この技術の基となった理論は先に述べた選択的光加熱分解理論である。

Laser resurfacing によって，色素沈着，色素脱出，瘢痕形成などの副作用を起こさないために，治療にあたってはレーザーで蒸散する皮膚の深さや熱凝固層の厚さを正確にコントロールする必要がある。Resurfacing 用レーザー装置は，レーザー光照射による皮膚の蒸散域下層に生じる熱凝固層をなるべく薄くする工夫が施されている。通常の resurfacing では，表皮を完全に蒸散し，かつ真皮上層から中層に適度な熱変性を与えることが必要である。これは適度に熱変性した真皮に収縮が起こり，創傷治癒過程でコラーゲンの再編成が起こるとされているからである[3]。

A 原理

組織蒸散に適したレーザー装置として，代表的なものに CO_2 レーザーがある。波長 10,600 nm をもつ CO_2 レーザー光は，吸光度合いの標的が水であるため，細胞の約 90％を占める水分に吸収されて熱エネルギーに変わり，一瞬で細胞を蒸散する。

CO_2 レーザーは 1960 年代頃から医療で使用されてきているが，初期の装置は連続波モードであった。一般的に連続波の CO_2 レーザーは組織選択性のない強い蒸散能を有することから組織切開能に優れ，レーザーメスとして有用視された。しかし，電気メスより熱凝固層が少ないため止血能は劣り，しかも蒸散域から 0.5〜1 mm 程度の厚みで熱凝固層を生じさせてしまう中途半端なもので，広範囲に照射すると治癒が遅れ，肥厚性瘢痕などの合併症が発生する可能性が大きかった。そこでスーパーパルス CO_2 レーザーが開発されたが，選択的光加熱分解理論に沿ったパラメーターが設定されていないことと，短パルスではあるが一発あたりのエネルギーが十分

でなかったために，蒸散に至らず蓄積した熱による損傷が予想よりも大きかった．臨床的に連続波 CO_2 レーザーと比較して炭化がやや少ない程度であり，皮膚の小腫瘍や老人性疣贅の蒸散に応用されているに過ぎなかった[3]．

ところで，選択的光加熱分解理論によると，標的となる組織の熱緩和時間以下のパルス幅（照射時間）で，標的の破壊に十分なエネルギーを照射すると，標的組織が周囲組織に熱を拡散する前に標的を破壊することができ，周囲組織の熱ダメージを最小にできるとされている．そこで，skin resurfacing においても選択的光加熱分解理論を適用してみることにする[4]．

CO_2 レーザーの場合，パルス幅を 1 msec 以下にして照射すると，約 90％のエネルギーが深さ 20～30 μm の皮膚層に吸収され，下層への熱の拡散が少なくなることが実験的に解っている．また，この厚みの皮膚組織を蒸散するために必要なエネルギーの閾値は，5 J/cm² とされている．したがって，理論上 1 パルスのエネルギー密度を 5 J/cm² とし，1 msec 以内のパルスで照射すると，20～30 μm の厚さの皮膚を蒸散し，下層の熱凝固層を薄くすることができるわけである．

なお，必要なパルスエネルギーを得られたとしてもビーム径があまりに小さいと皮膚表面がでこぼこになりやすく，skin resurfacing には向かない．

B レーザー機器の特徴

各社とも謳い文句はさまざまであるが，本質的な差はあまりなく，高エネルギーかつ短パルス化とコンピューター制御で，薄く均一に広範囲を蒸散できることを主眼に機器開発が行われている．現在，本邦において入手できる skin resurfacing に適したレーザー機器を中心に解説する（表 12・1）．

1．Ultra Pulse™5000 C（Coherent 社，米国）

パルス幅は 600 μsec の CO_2 パルスレーザーであり，スポットサイズ 2.25 mm，エネルギー密度 5～7 J/cm² で照射できる．また，CPG と呼ばれるコンピュータ制御スキャナーが装備されており，スキャンするさまざまな形を選択することもでき，おのおののスポットの重なり度合いを設定することで，1 回のパスで蒸散する深さを調節している．1 回に最大 20×20 mm に照射できる．現存する CO_2 レーザーの中で熱損傷が最小といわれている．もちろん，通常の連続波も出すことができるが，組織切開用にはビーム径がやや大きい．きわめて精度の高い

表 12・1　各 CO_2 レーザーの蒸散および凝固壊死層の厚さ

製品名	蒸散の深さ	壊死層の厚さ
UltraPulse™5000 C	20～30 μm	20 μm
Silk Touch®	60～70 μm	30 μm
Feather Touch®	20～30 μm	20 μm
Uni Pulse COL-1040®		60～80 μm

レーザー機器であるため，器械本体が大きいのが難点である．また，選択できるパラメーターの組み合わせが多いために，使用法に慣れるまでは迷うことがある．すでに多くの報告があるので参照されたい．最近は skin resurfacing のほかに光線口唇炎，老人性色素斑・疣贅，老人性角化腫，鼻瘤，脂腺増生症，表皮母斑，各種の瘢痕に応用されている．

2．Silk Touch®（Sharplan 社，イスラエル）

連続波 CO_2 レーザー光の焦点を直径 125～200 μm に絞り，コンピュータ制御スキャナーで皮膚面を高速に走査することで，皮膚に対する見かけ上の照射時間を短くし，蒸散・変性する層を薄くしている．Feather Touch® という Silk Touch® より高速にスキャンするタイプも開発されている．短パルスモード（スーパーパルス）も装備しているが，コンピュータ制御スキャナーには連動していない．

3．Uni Pulse COL-1040®（Nidik 社，日本）

機械的なシャッターを使用して連続発振のレーザー光を間歇的に遮ることで，ミリセコンド・オーダーのパルスを照射できるスーパーパルスモードを採用した CO_2 レーザーで，コンピュータ制御スキャナーを装備している．レーザー光の直径は 1 mm で照射出力は 1～30 W までの連続可変式である．周波数は 300 Hz の一定である．スキャンの形とスポットの重なりを変えることができる．パルス幅は約 100～1800 μsec である．出力 15 W 以下で使用すれば，パルス幅 630 μsec 以下になり，皮膚における熱緩和時間に近い．もちろん，連続波も照射可能である．

各レーザー機器の病理所見を比較すると，Ultra Pulse™5000 C の場合，1 回のパスで生じる蒸散の深さが 20～30 μm，熱凝固による壊死層の厚さは約 20 μm である[5]．Silk Touch® の蒸散の深さは 60～70 μm，壊死層は約 30 μm，Feather Touch® は蒸散の深さが 20～30 μm，壊死層は約 20 μm と報告されている．

スーパーパルスを有するレーザーでは，一般にそれ以

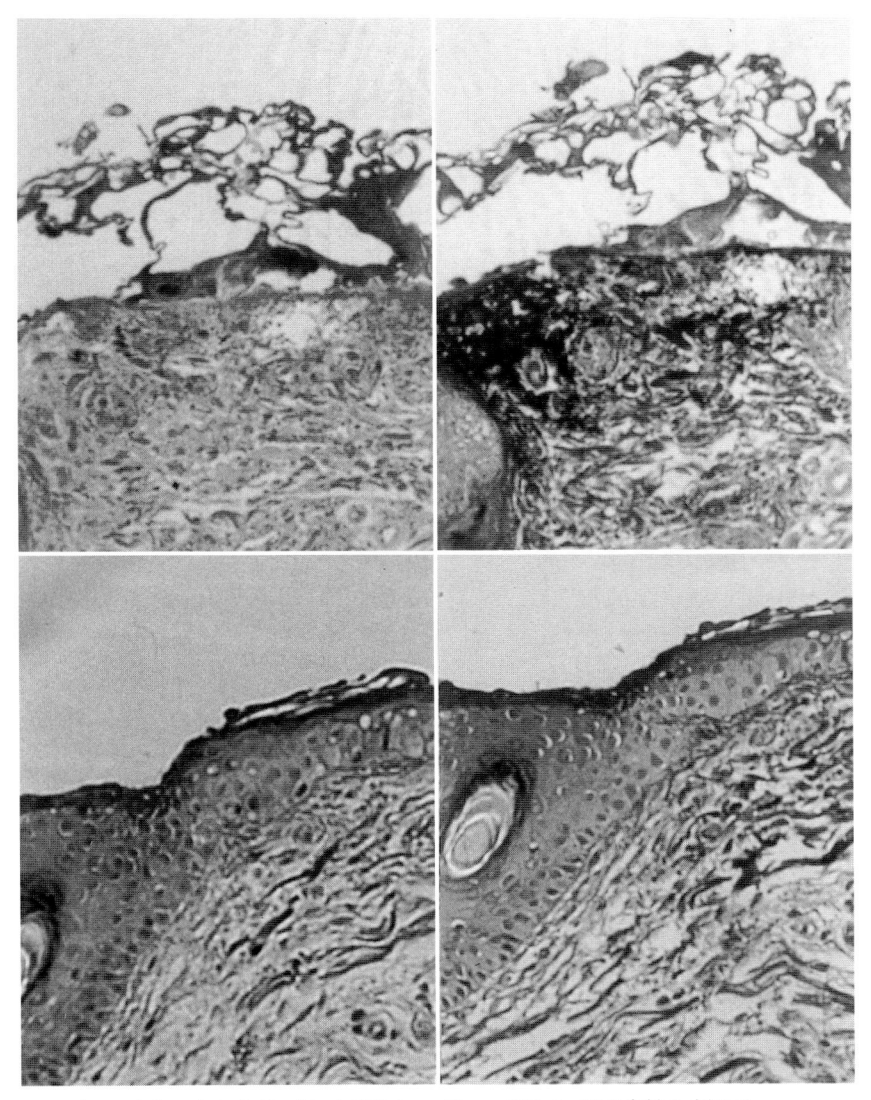

(a, b) ウルトラパルス CO_2 レーザー。著しい凝固変性を認める。
(c, d) Er：YAG レーザー。熱凝固層は表皮の表層のみに認める。

図 12・1　ウルトラパルス CO_2 レーザーと Er：YAG レーザーの同一エネルギー密度における組織反応の比較。Er：YAG レーザーではほとんど蒸散がなく，熱変性層も軽微である。

上の厚さの壊死層を生じるといわれている。ちなみに Uni Pulse COL-1040® では凝固・壊死層の厚さとして 60〜80 μm と報告されている。深い熱凝固層は，強力なコラーゲン収縮や多量なコラーゲンの再編成を促す一方，創傷治癒を遅らせ，術後の発赤や二次性の色素沈着，潰瘍化や瘢痕化のリスクを上げることになる。

4．Er：YAG レーザー

新しい resurfacing 用レーザーとして，注目されている。Er：YAG レーザーは波長 2,940 nm で，現存するレーザー装置の中で水への吸収率がもっとも高く，CO_2 レーザーの 10 倍以上あるレーザー光である。生体においては皮膚の水分含有量に左右されることになるが，一般的なパラメーターの設定下（1〜3 J/cm²）では，1 回の照射による蒸散の深さが 10〜20 μm であり，熱凝固層は 10 μm 以下とされている[6]。CO_2 レーザーに比較して Er：YAG レーザーで resurfacing を行うと，表皮基底層までの蒸散が CO_2 レーザーでは 1 パスであるのに対して Er：YAG レーザーでは 3 パス必要である。その際，真皮乳頭の表面が露出し点状出血が観察される。これは CO_2 レーザーに比べて熱凝固層が薄く，毛細血管の先端が収縮せずに開放されたままであるため，出血すると考えられる。したがって，CO_2 レーザーに比べて熱損傷範囲が小さく（図 12・1），蒸散深度をコントロールしやすいので創傷治癒がかなり早く，一般に色素沈着や瘢痕形成などの副作用のリスクも低いとされているが，同時に熱

表 12・2 Sun-reactive skin typing system (Fitzpatrick)

Skin Type	Skin Color	Characteristics
I	White	Always burns, never tans
II	White	Usually burns, tans less then average
III	White	Sometimes mild burn, tans about average
IV	White	Rarely burns, tans more than average
V	Brown	Rarely burns, tans profusely
VI	Black	Never burns, deeply pigmented

変性によるコラーゲンの収縮や再編成の度合いも低いため，臨床的効果も低い．また，肉眼的に組織の収縮を確認できないために，安易にパスを重ねると真皮深層まで達してしまうので注意を要する．

おもな機器としては，コンピュータパターンジェネレーターを装備した Coherent 社の Ultra Fine™ Erbium Laser のほかに Aesculap 社 MCL 29 Dermablate® や Cynosure 社 CO_3® がある．

5．CO_2 レーザーと Er：YAG レーザーの使い分け

真皮の厚さや後述するスキンタイプを考慮する必要がある．真皮層の薄い眼瞼，眼瞼近くの皮膚や頸部では，Er：YAG レーザーが安全である．最近は，CO_2 レーザーと Er：YAG レーザーの複合使用や同軸照射できる機器開発も進んでいるが，有用性については結論が出ていない．

C 日本人のスキンタイプ

ここで resurfacing の結果を左右する可能性のあるスキンタイプについて考えてみたい．

皮膚の色調を左右するおもな要素はメラニンという色素で，これにカロチンや皮膚の厚さ，血管の数，血流などの要素が加わって肌の色が決まる．メラニン顆粒（メラノゾーム）はメラノサイトで作られ，ケラチノサイトに受け渡されるが，この受け渡しの多少によって人種による色の差が出るといわれている．これは遺伝によって決定される．

ところで，太陽光線に当たると皮膚が黒くなるという事実は古代より記述が見られる．これはメラノサイトが日焼けなどの紫外線照射によって刺激され，活発にメラニンを生成し，周囲のケラチノサイトへ受け渡すことによって紫外線を吸収し，体の深部を守ろうとする防御反応である．しかし，その反応は人種，個人によって差のあることが分かってきた．これを Fitzpatrick[7)8)] が sun-reactive skin typing system（SPT）という概念で報告

表 12・3 日本人のスキンタイプ（佐藤）

Skin Type	Sensitivity to UV	Sunburn	Tanning
J-I	Above the Average	Easily	Minimally
J-II	Average	Moderately	Moderately
J-III	Below the Average	Slightly	Markedly

した．このスキンタイプという概念は，中波長紫外線（UVB）によって起こるひりひりする日焼け（sunburn）と，後から起こってくる短波長紫外線（UVA）の影響による色素沈着（suntan）の関係を調査した結果をまとめたものである（表12・2）．それによると，I のタイプは北欧の一部の白人だけで，皮膚癌のハイリスクグループに入る．III のタイプが欧米白人に多いといわれている．

ところで，いわゆる日本人のスキンタイプはどのように考えればよいのだろうか．佐藤[9)] は Japanese Skin Type（JST）として分類している（表12・3）．それによると，J-II のタイプに大半の日本人が属し，J-III のタイプに日本人の約 10％強は属すると述べている．また以上を対比させた場合，JST-I が STP-III に，JST-II は STP-IV に，JST-III は STP-V になると述べている．また，これらの反応は生体の防御反応として発現するもので，反応の個体差の把握が重要であると述べている．以上を考えると，日本人を Fitzpatrick 分類にあてはめるのは難しいかもしれない．参考程度とすべきで，過去の日焼けに対する反応を詳細に聴取する必要がある．

D 手　技

1．術前準備

術前療法として遮光剤（とくに UVA 遮光剤）の日常使用と美白剤の使用を励行させる．美白剤としては現在ビタミン C，コウジ酸，アルブチン，プラセンタエキスなどが認可され，含有化粧品が市販されている．欧米では，ハイドロキノンの使用が一般的である．筆者らの施設では 5％ハイドロキノン軟膏を使用している．もちろん，接触性皮膚炎はいかなる材料によっても起こりうるの

で，患者に使用方法と注意を説明しなければならない。実際には術前療法が徹底できないことが多く，問題を残す場合が多い。

2. 手 技

麻酔法の選択は，治療対象が顔全体から頸部に及ぶ場合は麻酔科医による全身麻酔を行う。範囲が小さい場合は，鎮静剤の術前投与に局所浸潤麻酔と三叉神経ブロック麻酔の併用で十分な場合が多い。

CO_2レーザーは，1パス目で表皮をきれいに蒸散できるように設定し，2パス目以降で真皮層に対して蒸散と適度な熱収縮を与える。術中，コラーゲン線維が収縮し，皮膚が引き締まり，皺が消えていく様子を観察できる。しかし，これは真皮に熱損傷を与えていることであり，より強い効果を求めてパス数を繰り返したり出力を上げると，術後，創傷の治癒遷延，創の潰瘍化，発赤・色素沈着の長期持続（色素沈着では10カ月以上の例がある），瘢痕拘縮などの合併症が起こる。とくに真皮の薄い下眼瞼では簡単に眼瞼外反が起こり，大きな問題となるので注意を要する。通常 CO_2 レーザーの場合は，白人の場合でも2，3パス程度の治療にとどめておくことが望ましいとされている。

3. 術後管理

創部のケアは蒸散深度によって異なるが，II度浅層熱傷の治療に準ずる軟膏塗布と洗浄による開放療法か，フィルムやハイドロジェルなどで湿潤環境を作り出すことがよいと考える。痂皮形成を促すと治癒の遷延や色素沈着を助長するので好ましくない。

上皮化までの期間によって，色素沈着，瘢痕などの合併症の出現はある程度予想できるが，それに対する適切な対処法を修得しているか否かによって，臨床成績は異なる。上皮化後約2週間で術前に使用していた局所薬剤などを再び開始し，女性には化粧を許可する。本邦においては，色素脱失の出現頻度は少ないと考えられるので，色素沈着に対する治療を最優先する。スキンタイプよりも蒸散深度と上皮化までの期間が色素沈着の程度を左右することは，経験上明らかである。　　（久保田潤一郎）

文　献

1) Anderson, R. R., Parrish, J. A. : Selective photothermolysis ; Precise microsurgery by selective absorption of pulsed radiation. Science, 220 : 524-527, 1983.

2) Anderson, R. R. : Laser-tissue interactions. Cutaneous Laser Surgery, edited by Fitzpatrick, R. E., Goldman, M. P., pp. 1-18, Mosby-Year Book, St. Louis, 1994.

3) Fitzpatrick, R. E., Goldman, M. P. : CO_2 Laser surgery. Cutaneous Laser Surgery, edited by Fitzpatrick, R. E., Goldman, M. P., pp. 198-258, Mosby-Year Book, St. Louis, 1994.

4) Apfelberg, D. B. : Skin resurfacing with high-energy short-pulsed Carbon Dioxide Lasers. Cosmetic Laser Surgery, edited by Alster, T. S., Apfelberg, D. B., 2nd ed., pp. 9-23, Wiley-Liss, New York, 1999.

5) Kauvar, A. N. B. : Laser resurfacing ; A microscopic analysis. Cosmetic Laser Surgery, edited by Alster, T. S., Apfelberg, D. B., 2nd ed., pp. 25-36, Wiley-Liss, New York, 1999.

6) Ross, E. V., Anderson, R. R. : The Erbium Laser in skin resurfacing. Cosmetic Laser Surgery, edited by Alste,r T. S., Apfelberg, D. B., 2nd ed., pp. 57-84, Wiley-Liss, New York, 1999.

7) Fitzpatrick, T. B. : Sun-reactive skin typing system. J. Med. Esthet., 2 : 33-34, 1975.

8) Fitzpatrick, T. B. : The validity and practicality of sun-reactive skin types I through VI. Arch. Dermatol., 124 : 869-871, 1988.

9) 佐藤吉昭：日本人のスキンタイプと太陽紫外線．太陽紫外線防御研究委員会学術報告，2：62-70，1991

13. ウルトラパルス CO_2 レーザー

SUMMARY

顔は加齢とともに内外の因子により老化を現すが、いつまでも若くありたいと希望する人にとっては大きな悩みとなる。弾力性を失った皮膚が重力によりたるみ、皺を深くした状態に対するフェイスリフトなどの手術、皺に対するコラーゲン注射、しみ・いぼに対するレーザー治療などが行われてきた。しかし、laser resurfacing が臨床に活用されるまでは、光老化と表現される皮膚自体の変化に対しては真皮まで作用するフェノールなどによる chemical peeling しか方法がなかった。この方法は表皮の再生と真皮の膠原線維、弾力線維を刺激することで効果を現すが、肥厚性瘢痕などの合併症を起こしたり、治療後に起こる色素沈着の問題から日本人には適応となりにくかった。

連続波の CO_2 レーザーは水に吸収され細胞を蒸発させるが、周辺組織に二次的な熱損傷を起こす。この熱損傷を最小限に抑えるためにパルス幅を短くし、単パルスで確実に組織を蒸散できる高エネルギーを得たのが、ウルトラパルス CO_2 レーザーである。ウルトラパルス CO_2 レーザーによる resurfacing はすべての皮膚老化に効果が期待できるが、良好な結果を得るためには注意しなければならない点がいくつかある。術後の色素沈着の問題については、スキンタイプにより患者を選択しなければならず、術前後の日焼け防止を中心としたスキンケアが重要である。また術後に起こる皮膚の紅潮や色素沈着が半年～1年続くことを理解し了解できる患者でなければ適応とならない。また、皮膚のたるみに対しては引き締め効果に限界があり、老化の状態あるいは患者の訴えによっては手術やその他の適切な治療法の選択あるいは併用を考えるべきである。Laser resurfacing は若返りのために必要不可欠な手段となってきたが、患者にとって不都合なことも多く、その適応と限界あるいは併発症をふまえた治療を行わなければならない。

はじめに

美容外科は形態改善を目的とする形成外科の延長線にあり、患者はより美しくあるいはできるだけ若々しくありたいと希望して美容外科を訪れる。少しでも老いを将来に延ばしたい、あるいは美しく老いたいという QOL から発生する要望である。顔面軟組織の老化は、乾燥、たるみ、皺、しみ、いぼといった形で現れ、これらに対して従来は「顔面の若返り」のために、手術的なたるみ取り、皺に対するコラーゲン注射、しみやいぼに対してレーザー治療が行われてきた。

しかし、フェイスリフトや眼瞼形成術を行ってきたわれわれ美容外科医と手術を受けた患者にとって、手術結果に対する満足感と同時にその限界を感じていたのも事実である。つまり外科手術的顔面若返り術は、伸びてあまった皮膚軟組織が重力によりたるみとなった状態に対して切除により量的調節をするのであるが、結果として量的にはつじつまがあっても術後の皮膚は弾力性に乏しく、小皺やしみでくすんだ状態に問題を残すことがあった。また、たるみが軽度なのに小皺で老けて見える場合は手術適応となりにくく、あるいは手術を行っても患者の満足を得られないことがある。皮膚自体の引き締めを目的として、欧米ではフェノールを代表とする chemical peeling が行われてきたが、化学熱傷では皮膚を傷害する薬品の強度と作用時間の調節が難しく、合併症の報告も見られ、とくにわれわれ東洋人には治療後に起こる色素沈着の問題などから不適当といわれている。

一方、水に吸収され組織を蒸散する CO_2 レーザーは皮膚剝削術への利用が研究されてきたが、課題は周辺組織

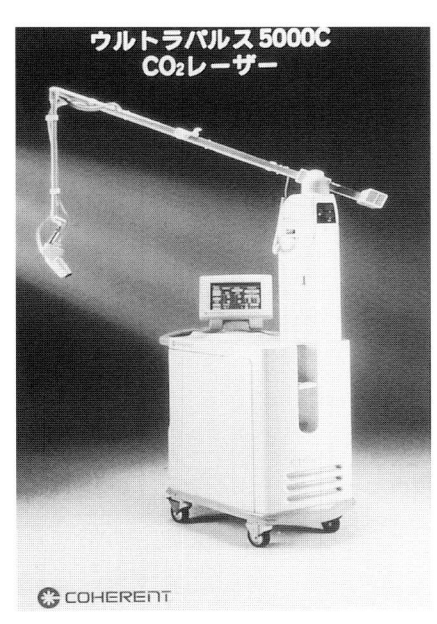

図 13・1　UltraPulse™ 5000 C
（Coherent 社，米国）

への二次的熱損傷であった。しかし，Coherent 社のウルトラパルス CO_2 レーザー（図 13・1）は，高エネルギー，短パルスのレーザー光線を用いて，皮膚に炭化層をほとんど残すことなく蒸散することを可能にした。これにより，きわめて高い精度を要する皮膚表面の resurfacing にも CO_2 レーザーが利用されるようになった。

A 概念

1. CO_2 レーザーの特性

CO_2 レーザーは 1964 年に開発され，1967 年には医学的に利用された。CO_2 レーザーの波長は 10,600 nm で，標的が水であるため，色調に関係なく組織に吸収される。細胞内の水分を一気に加熱・蒸発させることにより組織を破壊する。切開では 0.5 mm 以下の小血管，小リンパ管あるいは神経終末が封じられるためほとんど出血がなく，術後の腫脹が軽く，疼痛も少ない。

2. スーパーパルス CO_2 レーザー

連続発振の CO_2 レーザーの場合，標的部位の深部や周辺組織に余分な熱が拡散して起きる熱損傷を制御できない。これに対して CO_2 レーザーの連続ビームを電子的に遮断して，高い最大出力で確実に組織を蒸散させ，短いパルス間隔でできるだけ熱損傷を抑えるというのがスーパーパルス CO_2 レーザーの基本原理である。しかし，スーパーパルス CO_2 レーザーのシングルパルスでは組織を十分に蒸散させるだけのエネルギーは得られないので，組織を蒸散させるためには複数回のパルスを同一組織に連続して照射しなければならない。同一部位に重複照射する間に熱が標的組織外に拡散してしまい，その拡散熱により組織に不本意な熱損傷が起こる。

3. ウルトラパルス CO_2 レーザー

ウルトラパルス CO_2 レーザーはパルスエネルギーが従来のスーパーパルスレーザーの数倍強く，パルス間隔は 1 msec 未満で皮膚における熱拡散時間（thermal relaxation time）[1]にほぼ等しい。CO_2 レーザーによりもっとも効率的に皮膚病変を蒸散させるには，パルスモードでパルス幅を皮膚の熱拡散時間（約 695〜950 μs）より短くし，放射密度を 1000 W/cm² 以上にすればよい。4〜19 J/cm² のパワーで精確に組織を蒸散でき，周辺組織への熱損傷は少ない。パルス幅を皮膚の熱拡散時間より短くしたのがスーパーパルス CO_2 レーザーであり，さらにスポットサイズを大きくしても単パルスで組織を蒸散させることができるのがウルトラパルス CO_2 レーザーである。

B 術前の評価

顔面の若返りを希望する患者を診察する時，患者自身が訴える問題点を十分に聞き出し，実際の老化の状態を客観的に分析し，有効な治療法を分かりやすく説明する。皮膚軟組織の弛緩によるたるみに対しては余剰皮膚切除を中心とした外科的手術療法があり，皺に対しては注射用コラーゲンやボツリヌストキシンによる治療がある。さらに顔面の輪郭改善が有効な場合には脂肪注入術や時に頬骨，下顎骨形成術が適応となることもある。

Laser resurfacing は皮膚表層を蒸散させて，表皮の新生と真皮の改善を図ることを目的とした治療法であり，色素沈着などの表皮の病変と真皮の変性による皺やたるみがその治療適応となる[2〜9]。ただ治療効果には限界があり，ほかの治療法とうまく併用することでより良い治療結果が得られることもある。Laser resurfacing では患者の皮膚の状態による適応の決定と術前および術後の綿密な外用療法が重要であり，その理解と実行が不可欠である[5]。

1）皮膚の色調と日焼けの程度・範囲

Laser resurfacing では，術後に起こるであろう色素沈着の程度を予測することからその適応を判断しなければならない。Fitzpatrick[10]の sun-reactive skin typing system，あるいは佐藤[11]の Japanese Skin Type（JST，表 13・1）を判断の基準にしている。ただし，その分類が

ただちに laser resurfacing 後に起こる色素沈着を的確に予想できるわけではない。個体差や同一個体でも顔面の部位によって，その反応様式が異なる。JST-Ⅲは術後に強い色素沈着を起こし消えない可能性があり，原則的には laser resurfacing の適応外である。

2）治療についての理解と指示の遵守

術前後の外用療法は必要不可欠であり，その重要性を十分に理解し，指示を遵守できる患者を laser resurfacing の適応とする。術後はもちろん，術前も日焼けは厳禁である。

3）術後経過の理解

ほかの治療法に比べて，レーザー照射野の上皮化に要する期間はもちろん，術後の顔面紅潮，色素沈着の期間が長く，その間化粧で工夫しなければならないことを理解・納得した上で了解できる患者が適応となる。

4）laser resurfacing の有効性

若返りを希望する患者にとって，ほかの治療法よりも laser resurfacing の方が改善度が高いと判断されること。あるいは，まだ皮膚切除を行うにはたるみの程度が軽く，外科手術によるデメリットが大きい場合に laser resurfacing の適応となる。

5）皮膚病変による禁忌

肝斑の患者では適応決定に慎重でなければならず，アトピー性皮膚炎や化膿性皮膚疾患の患者では禁忌である。

C 手　技

1．術前準備

術後に起こる色素沈着に対する対策がもっとも重要であり，Fitzpatrick ら[5]の提唱にならった外用処置を行なっている（表13・2）。治療の3〜4週間前から紫外線防御のために SPF 20〜45，PA＋＋の日焼け止めクリームを使用させる。就寝時に4％ハイドロキノン，0.025％レチン-A 含有クリーム（HQRAクリーム®，Shantel Irradiance 社製）を外用させる。ただし，レチン-A は胎児に対する催奇形性があることを考慮し，妊娠可能年齢の女性にはレチン-A を含まないもの（Fading クリーム®，Shantel Irradiance 社製）を外用させる。口唇ヘルペスや帯状疱疹の既往のある患者では，単純ヘルペスの発症予防のために治療の前日から5日間位ゾビラックスを内服させる。

2．デザイン（マーキング）

レーザー照射予定範囲を顔面のエステテイックユニットに区分けし，とくに治療したい皺もデザインペンで記

表 13・1 Japanese Skin Type (JST)

Skin Type	Sensitivity to UV	Sunburn	Tanning
JST-Ⅰ	Above the Average	Easily	Minimally
JST-Ⅱ	Average	Moderately	Moderately
JST-Ⅲ	Below the Average	Slightly	Markedly (Long-Lasting)

（佐藤吉昭：日本人のスキンケアタイプと太陽紫外線，太陽紫外線防御研究委員会学術報告，2：32-70，1991．より引用）

表 13・2 レーザー治療前後の外用療法

SHANTEL IRRADIANCE 使用法　　　　　　　　　　方法

薬品タイプ	手術前				手術当日	手術後				
	4週間	3週間	3日	2日		1〜7日	2週間目	3週間目	4週間目〜12週間目	13週間目〜色素沈着消失
Creme Ecran Total＋SPF 25・顔全体に均一に，日差しを避ける										
HQRA Cream / Fading Cream・治療部位のみに1日2回塗布										
★妊娠の可能性がある方は HQRA の代わりに Fading Cream をお使いください。両方を同時に使用することはできません。											
Skin Refining Cream・HQRA Cream あるいは Fading Cream の上に，パール粒2個程度を顔全体に1日2回塗布										
Rejuvenating Cream・色素沈着がノーマルに戻るまで，パール粒2個程度を顔全体に1日2回塗布										

Fitzpatrick らの提唱にならい作製した表を初診時に説明し手渡している。治療後も診察時に外用の実行を確認している。

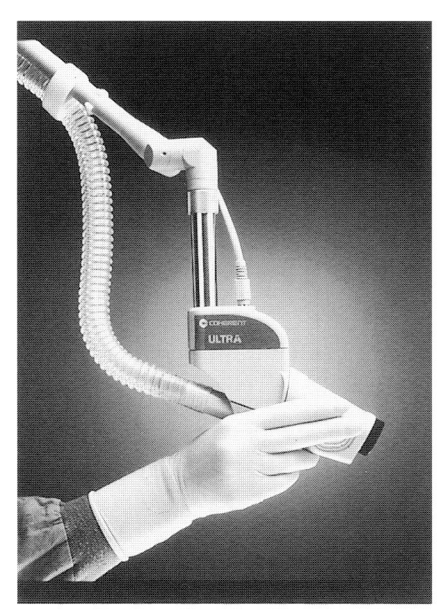

図 13・2 Computer pattern generator handpiece（CPG）
バランサーで調節すると重さはなく操作は楽である。排煙のためのチューブが接続されている。

して，ポラロイド撮影して手術中に確認できるようにすると便利である。上下の眼瞼部はその他の領域とレーザー出力が違うので確実に境界を記しておく。下顎縁部では正面から境界が見えない部分までを照射予定部とする。ただし，これらのマーキングは 1 パスのレーザー照射で消えるので区分ごとに治療していくことになる。

3．術野の準備

レーザー光による傷害の予防が大切である。患者の目を保護するために，眼瞼部を治療する場合はコンタクトレンズタイプのアイプロテクトを装着する。眼瞼部を治療しない場合には，眼瞼を滅菌水で濡らしたガーゼで覆う。術者はもちろん，手術室にいる者は全員保護用眼鏡を装着する。アルコールなどの引火性消毒薬は使用しない。術野周辺のシーツなどは濡らしておき，引火に注意する。レーザー照射によって生じる煙や皮膚屑は排煙装置で吸引し，吸入によるウイルス感染を予防する。

4．レーザー発生装置の準備

Computer pattern generator handpiece（以下CPG，図 13・2）を取りつけ，バランサーを調節してから，ハンドピースが仰臥した患者の顔の真上にくるように位置を定める。レーザー光の出力設定は Roberts のパラメーター（図 13・3）に沿って行う。

5．麻　酔　法

部分的な resurfacing を行う場合は，神経ブロックと局所浸潤麻酔でよいが，顔面全体の場合は全身麻酔で行うことが多い。

6．手術の実際

良好な治療結果を得ることと合併症，後遺症を起こすことが表裏一体であることを認識すべきであり，浅達性 II 度熱傷（SDB）の範囲にとどめることが大切である[8)12)]。Roberts のパラメーターに従って経験を重ねた上で，レーザー光の出力調節と照射回数を工夫した方がよい。皮膚の特性としては皮脂腺などの皮膚付属器が豊富な外鼻や前頭部では創治癒が良好であり，眼瞼部では瘢痕性兎眼を起こさないように慎重に治療すべきである。下顎縁部では肥厚性瘢痕となりやすく，頸部は禁忌である。

パルスエネルギーとレーザー照射回数で resurfacing の深度が決まるので，あらかじめデザインした区域ごとに治療した方がよい。CPG を使用し，眼瞼部ではパルスエネルギー 200 mJ，周波数 200 Hz，重複度 3 で全体に resurfacing を行い，とくに深い皺があれば 3 mm 径視準ハンドピースで角を削るように shoulder technique を行い，その後再度全体に resurfacing を行う。眼瞼以外ではパルスエネルギー 300 mJ，周波数 200 Hz，重複度 3 〜 4 で 2 〜 4 回の照射を行うが，やはり皺に対しては shoulder technique を行う。下顎縁部では境界を暈すように頸部側で defocus されるように斜めにレーザー光をあてる。照射後に残る白い皮膚屑は毎回生理食塩水ガーゼでふき取るが，つぎの照射を行う前に水分を乾いたガーゼで必ずふき取る。

レーザー光の照射を繰り返すことで，真皮の収縮（shrinkage）を認めるが，これは真皮網状層に達した目安であり，それ以上蒸散を続けると深達性 II 度熱傷（DDB）の状態になり創治癒の遷延と瘢痕形成の危険性がある[8)]。高エネルギーで照射回数を減らした方が，熱損傷が少ないと考えられる[5)13)]が，経験的判断により調節する以外にない。Laser resurfacing を終了したら冷却した後，抗生物質含有ワセリン軟膏を創面に塗布してからシリコンメッシュガーゼと乾燥ガーゼによる閉鎖療法を原則としている。

D 術後管理

施術翌日に分泌液を吸収したガーゼを交換するが，シ

Forehead #1			
CPG	mj	hertz	#Pass
	300	200	1~3
	Patt#	Size#	Den#
	3	6~9	1~5
T/Spot	mj	hertz	#Pass
	350	4~8	1~3

Upper Eyelids #2~3			
CPG	mj	hertz	#Pass
	200	200	1~3
	Patt#	Size#	Den#
	3	5	1~3
T/Spot	mj	hertz	#Pass
	250	4~8	1

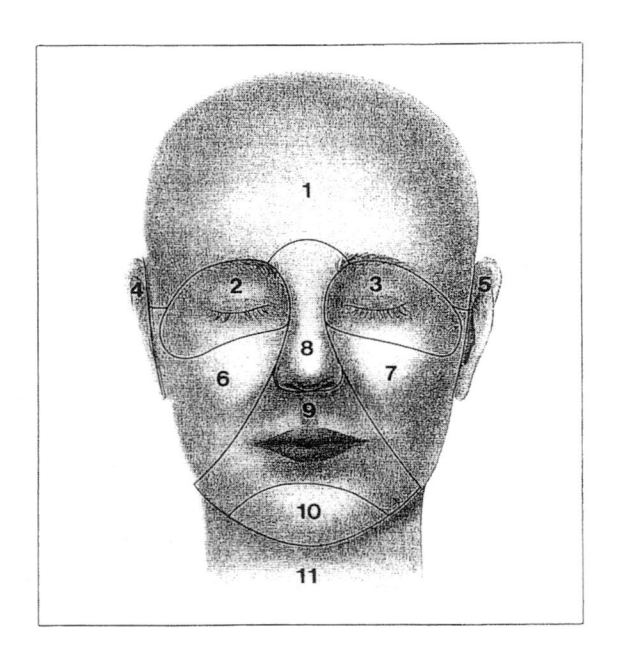

Periorbital #2~3			
CPG	mj	hertz	#Pass
	200	200	1~2
	Patt#	Size#	Den#
	3	3~5	1~3
T/Spot	mj	hertz	#Pass
	250	4~8	1~2

Cheeks #6~7			
CPG	mj	hertz	#Pass
	300	200	1~3
	Patt#	Size#	Den#
	3	6~9	1~5
T/Spot	mj	hertz	#Pass
	350	4~8	1~3

Nose #8			
CPG	mj	hertz	#Pass
	300	200	1~3
	Patt#	Size#	Den#
	3	6~9	1~5
T/Spot	mj	hertz	#Pass
	350	4~8	1~3

Perioral #9~10			
CPG	mj	hertz	#Pass
	300	200	1~3
	Patt#	Size#	Den#
	3	4~7	1~3
T/Spot	mj	hertz	#Pass
	350	4~8	1~3

図 13・3 レーザー設定の基本指針
安全性をふまえた設定になっており，術者の経験により出力設定や照射回数は変更可能である。
(Roberts, T.L.：UltraPulse™ 5000 C Resurfacing Parameters；Basic guidelines. より引用)

リコンメッシュガーゼは創面に密着し，上皮化が完了する 7～10 日目には自然脱落する。上皮化後は洗顔を許可し，ステロイド含有軟膏を 1 週間使用した後，術前と同様の外用療法を続けさせる。術後の赤みは半年位で消えることが多いが，入浴あるいは飲酒時の赤みはさらに長く続くことがある。色素沈着は紫外線防御とハイドロキノンやコウジ酸の使用で数カ月～1 年で消退する。

E 症　例

【症例 1】 50 歳，女
　前頭部，眉間の皺および顔面全体の小皺，いぼ，しみが気になるということで顔面全体の laser resurfacing を計画した。スキンタイプは JST-II と判定した（図 13・4-a）。術前の外用療法を 1 カ月間行った上で，全身麻酔下に laser resurfacing を行った。CPG で上下の眼瞼部は 200 mJ, 200 Hz を 2 パス，その他の部位は 300 mJ, 200 Hz で 3～4 パス行い，前頭部および眉間の皺には shoulder technique を行った。術後 10 日で上皮化が完了した（図 13・4-b）。術後の色素沈着はほとんど認められなかった（図 13・4-c）。術後 6 カ月には皮膚が引き締まり，表面はなめらかで良好な結果が得られた（図 13・4-d）。

【症例 2】 47 歳，女
　下眼瞼の皺とたるみが気になり，痤瘡後瘢痕も同時に治療を希望したので，全身麻酔下に顔面全体の laser resurfacing を行った。スキンタイプは JST-II であった（図 13・5-a）。眼瞼は 200 mJ, 200 Hz で上眼瞼は 2 パス，下眼瞼は 3 パス，その他は 300 mJ, 200 Hz で 3～4 パス行った。眉間，鼻唇溝，口角部では shoulder technique を行った。術後 1 日，シリコンメッシュガーゼは創に密着している（図 13・5-b）。術後の色素沈着もほとんど認められず，十分に満足できる結果が得られた（図 13・5-c）。

(a) 術前。　　　　　　　　　　(b) 術後10日。
(c) 術後3カ月。　　　　　　　　(d) 術後6カ月。

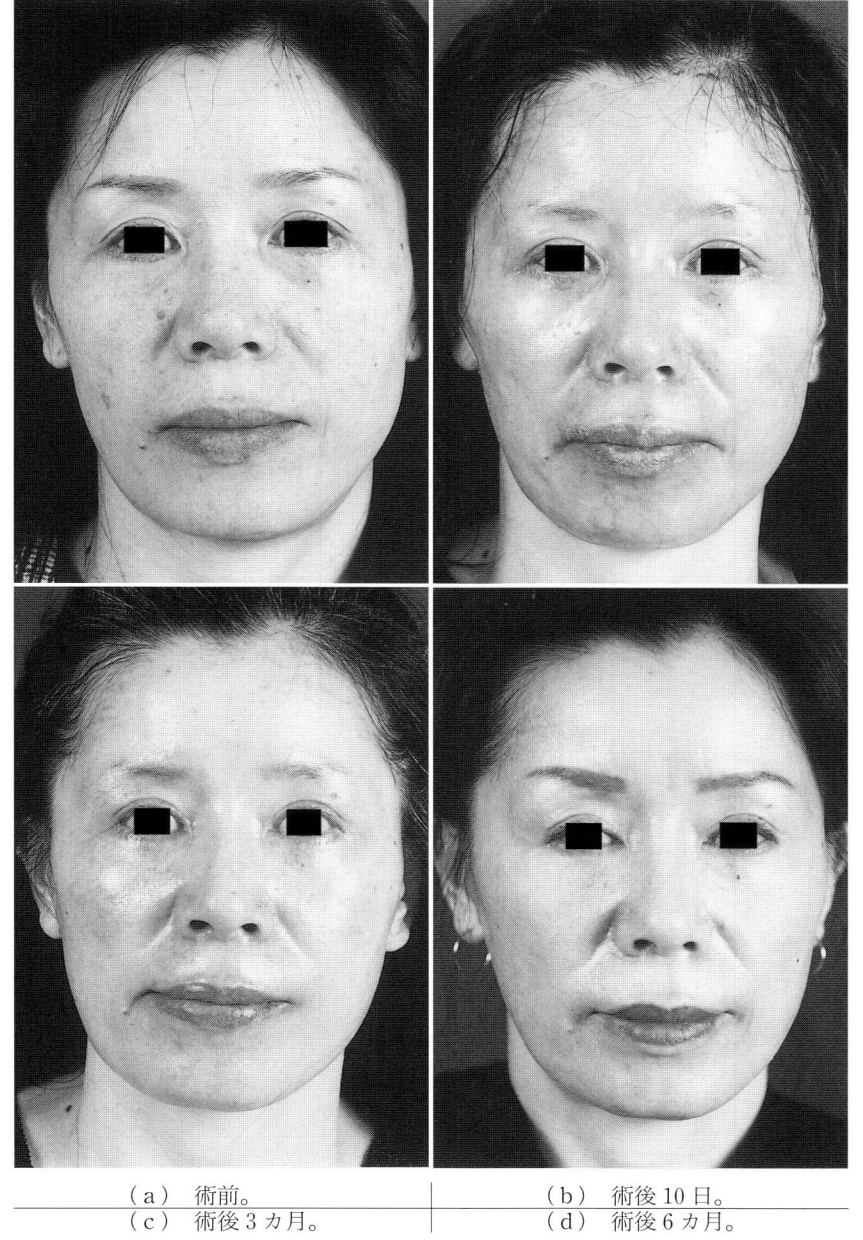

図 13・4　症例1：50歳，女

【症例3】 47歳，女

下眼瞼の皺と膨らみを気にしていたので，下眼瞼除皺術を考えたが，患者は laser resurfacing を希望した。スキンタイプは JST-II であった（図 13・6-a）。術後色素沈着もほとんど認められず，皺とたるみは改善したが，下眼窩脂肪の膨らみを気にしていた（図 13・6-b）ため，経結膜的脱脂術を行った（図 13・6-c）。

F 考　　察

老化した皮膚の臨床的な変化としては，しみ，乾燥，皺，たるみとともに皮膚の菲薄化・脆弱化，弾力の低下がある。組織学的には角質の堆積を伴う表皮の菲薄化，真皮・表皮接合部の平坦化，メラノサイトやランゲルハンス細胞の減少，膠原・弾力線維の変性などである。紫外線への暴露による光老化ではこれらの変化が顕著であり，損傷の激しい皮膚表層を除去し，表皮再生と真皮の膠原・弾力線維を刺激することによりコラーゲンの新生，短縮により[6)7)]若返りを図ることができる。

Anderson[1)]の発表した選択的光加熱分解理論は，標的を選択的に精密な組織発色団にしぼることで，波長によって吸収されるレーザーエネルギーが決まるとし，熱緩和時間理論はパルス幅が組織の熱発散時間，すなわち冷却時間より短い場合二次的熱損傷が最小限にできると

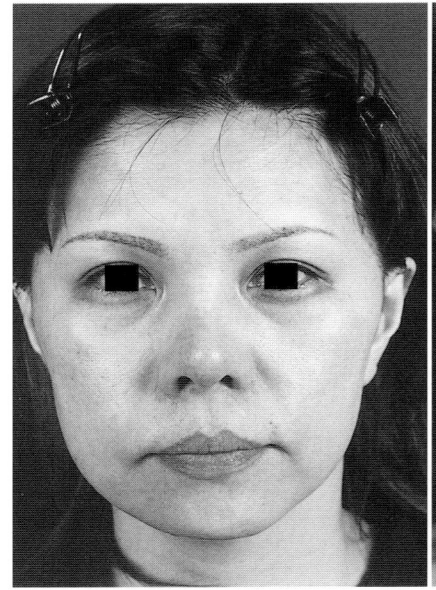

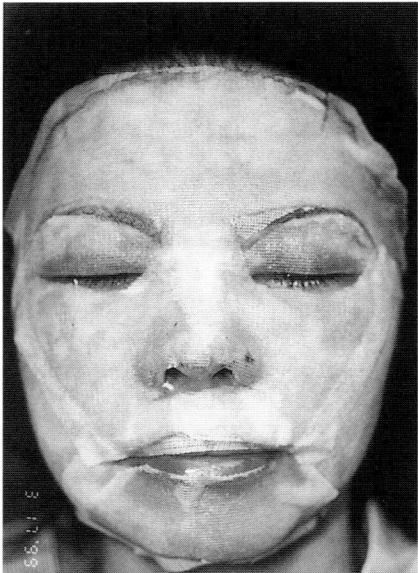

（a）術前。　　　　　　　　　（b）術後1日。　　　　　　　　（c）術後3カ月。
図 13・5　症例2：47歳，女

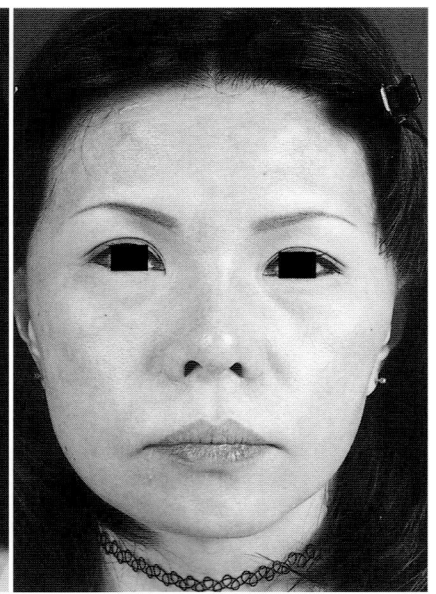

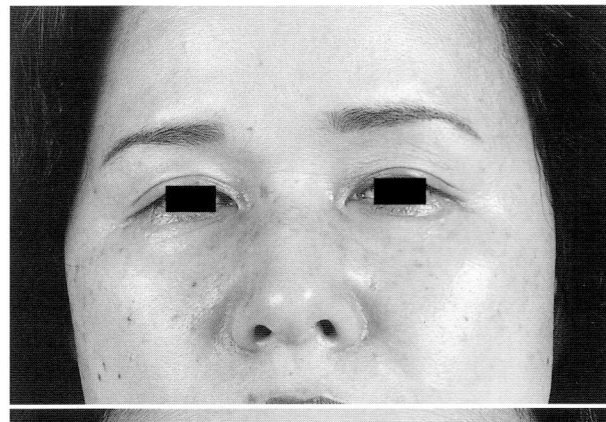

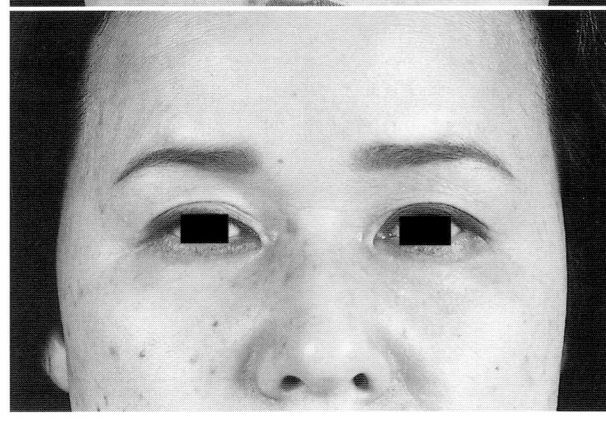

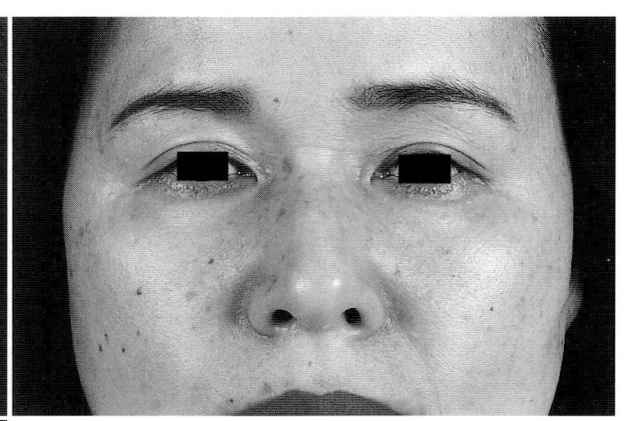

(a) 術前。
(b) 術後3カ月。この後，下眼瞼の膨らみに対して
　　経結膜的眼窩脂肪摘出術を行った。
(c) 術後6カ月（経結膜的眼窩脂肪摘出術後3カ
　　月）。
図 13・6　症例3：47歳，女

いうものである。Ultra Pulse™5000 C（Coherent 社，米国）は非常に高いパルスエネルギー（500 mJ/パルス）と1 msec 未満のパルス幅を使用することにより，こうした特徴を初めて備えたレーザーである。作用力すなわちエネルギー密度（J/cm²）により蒸散する組織量が決まり，パワー密度すなわち放射束密度（W/cm²）により蒸散速度が決まる。この2つの因子の組み合わせによりパルス照射の速度（Hz）が決まる。シングルパルスで組織を蒸散させると蒸気とともに熱が除去され，組織にほとんど熱が残らない。

一般的な CO_2 レーザーではレンズを通してビームを標的組織に当て，ハンドピースの距離によってエネルギー密度が決まる。一方，ウルトラパルス CO_2 レーザーの視準ビーム，すなわち平行非発散ビームの場合，組織

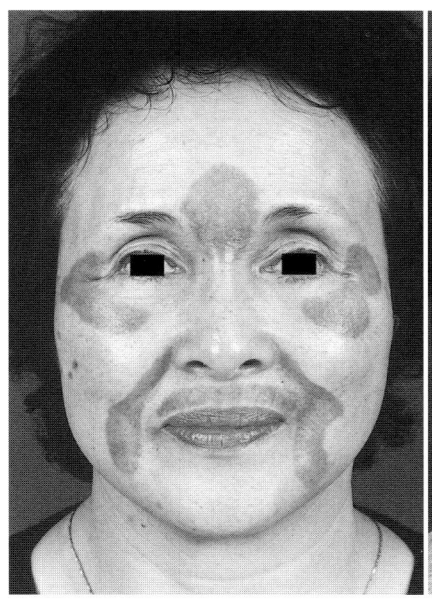

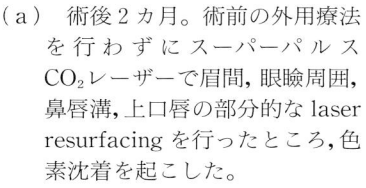

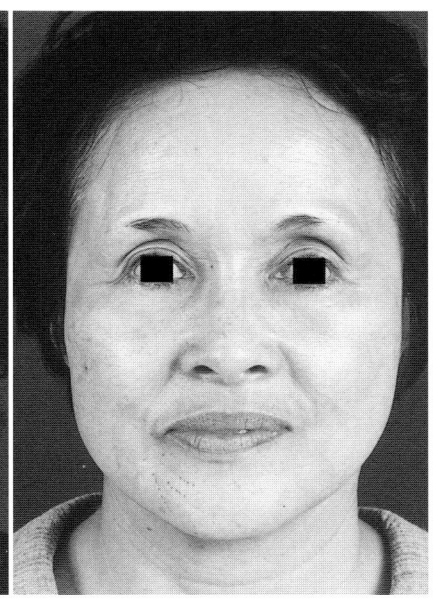

(a) 術後2カ月。術前の外用療法を行わずにスーパーパルスCO_2レーザーで眉間，眼瞼周囲，鼻唇溝，上口唇の部分的な laser resurfacing を行ったところ，色素沈着を起こした。

(b) 6カ月間アスコルビン酸のイオントフォレーシスとハイドロキノン外用を続け，色素沈着はほぼ消えた。

図 13・7 術後の色素沈着

からの距離に関係なく一定のエネルギー密度で照射することができるため操作性と治療精度が高い。組織を蒸散させるのに，ウルトラパルスCO_2レーザーがほかの治療法より優れているのは，①蒸発させたい深さや表面積を正確にできる，②標的部位だけを蒸発させ不要な熱損傷を残さない，そして③手術が迅速なことである。おもな欠点は，治療の終点を目で判断するので誤差が大きく，経験を必要とすることである。

古くなった衣類を再利用しようとする時，寸法を合わせるのが外科的手術であり，ほころびを修繕するのがコラーゲンやボツリヌストキシンの注射であり，染み抜きやクリーニングそしてプレスが laser resurfacing にたとえられる。光老化としての皮膚の変性に対する laser resurfacing の有効性については，それを支持する多くの報告[2〜9]が見られるが，同時にその治療効果の限界もある。適応を越えた状態に対して無理な治療をして肥厚性瘢痕や色素脱出などの合併症[12]を起こすことは避けるべきで，著しい皮膚のたるみは皮膚切除による改善が必要であり，表情筋の緊張や収縮が強い場合にはボツリヌストキシンが有効である。またコラーゲン注射の手軽さも患者にとって捨てがたいものである。

皮下剝離を行う外科的手術法と laser resurfacing を同時に行うことは，血行障害と創傷治癒の観点から避けた方がよい。眼瞼部皮膚は laser resurfacing の良い適応であり，経結膜的眼窩脂肪摘出術と併せて行うことで，症例によっては皮膚切除によるたるみ取り手術よりも良い結果が得られることもある。

Laser resurfacing を顔面全体に行う場合と部分的に行う場合があるが，部分的に行う場合には注意が必要である。術後の紅潮や色素沈着が目立ち，化粧で隠しにくいことがある（図 13・7-a，b）。ただ眼瞼部は laser resurfacing のもっとも良い適応部位[3]であり，比較的色素沈着が軽い部位なので，局所の単独治療の適応部位である。

上皮化後早期には，皮膚の防御機構が不完全であり，アレルギー性炎症反応を起こしやすいので外用剤や化粧品の使用には注意し，発症した場合にはその原因物質を特定し排除する。

レチノイン酸（ビタミンA酸）は，老化した皮膚を修復する働きが報告されているが，laser resurfacing においても術前に使用することで創が深くならずに治癒を促進する効果が認められている[13]。術後，修復された皮膚の良好な状態を維持するためにも必要と考えられている。

（出口 正巳，白壁 理志）

文　献

1) Anderson, R.R., Parrish, J.A.：Selective photothermolysis；Precise microsurgery by selective absorp-

tion of pulsed irradiation. Science, 220：524-527, 1983.

2) Lowe, N.J., Lask, G., Griffen, M.E., et al.：Skin resurfacing with the ultrapulse carbon dioxide laser；Observation on 100 patients. Dermatol. Surg., 21：1025-1029, 1995.

3) Alster, Y.S., Garg, S.：Treatment of facial rhytides with a high-energy pulsed carbon dioxide laser. Plast. Reconstr. Surg., 98：791-794, 1996.

4) Apfelberg, D.B.：The ultrapulse carbon dioxide laser with computer pattern generator automatic scanner for facial cosmetic surgery and resurfacing. Ann. Plast. Surg., 36：522-529, 1996.

5) Fitzpatrick, R.E.：Laser resurfacing. Adv. Dermatol., 13：463-501, 1997.

6) Seckel, B.R., Younai, S., Wang, K.K.：Skin tightening effects of the ultrapulse CO_2 laser. Plast. Reconstr. Surg., 102：872-877, 1998.

7) Rosenberg, G.J., Brito, M., Aportella, R., et al.：Long-term histologic effects of the CO_2 laser. Plast. Reconstr. Surg., 104：2239-2244, 1999.

8) 土井秀明,小川　豊：Laser resurfacing の実際―おもに炭酸ガスレーザーと Er・YAG レーザーについて―. 形成外科, 42：825-831, 1999.

9) 山下理絵：ウルトラパルス炭酸ガスレーザーを用いた resurfacing―Laser resurfacing：CO_2 レーザー―. 形成外科, 42：833-844, 1999.

10) Fitzpatrick, T.B.：Sun-reactive skin typing system. J. Med. Esthet., 2：33-34, 1975.

11) 佐藤吉昭：日本人のスキンケアタイプと太陽紫外線. 太陽紫外線防御研究委員会学術報告, 2：32-70, 1991.

12) Grossman, A.R., Majidian, A.M., Grossman, P.H.：Thermal injuries as a result of CO_2 laser resurfacing. Plast. Reconstr. Surg., 102：1247-1252, 1998.

13) Grover, S., Apfelberg, D.B., Smoller, B.：Effects of varying density patterns and passes on depth of penetration in facial skin utilizing the carbon dioxide laser with automated scanner. Plast. Reconstr. Surg., 104：2247-2252, 1999.

14) McDonald, W.S., Beasley, D., Jones, C.：Retinoic acid and CO_2 laser resurfacing. Plast. Reconstr. Surg., 104：2229-2235, 1999.

14. Er：YAG レーザー

SUMMARY

Skin resurfacing は選択的光熱溶解理論に基づいて，皮膚の熱緩和時間より短いパルス幅のレーザーで皮膚を ablation し，老化した皮膚を再上皮化して肌理の細かい若々しい皮膚を得るのと同時に，コラーゲンに対する熱作用によりその再構築を図り皺の改善を得ようとするものである。従来はおもにスーパーパルス CO_2 レーザーやウルトラパルス CO_2 レーザーなどの pulsed CO_2 レーザーが用いられてきたが，普及に伴ってそれらの欠点も指摘されるようになり，より侵襲の少ないレーザーとして Er：YAG レーザーが登場した。

Er：YAG レーザーは水に対する吸収率が非常に高く，皮膚を非常に薄く ablation することができる。しかも周囲組織への熱損傷がたいへんに少ないので，純粋な意味での ablation laser であるといわれている。創の治癒期間が短い，紅斑，色素沈着，色素脱失，瘢痕形成などさまざまな術後の合併症も少なく，ことに欧米の白人に比べ皮膚の色が濃い日本人に対してもより安全に使用しうるレーザーである。

Er：YAG レーザーによる skin resurfacing の適応は，CO_2 レーザーと同様に光老化の著しい皮膚，皺，痤瘡後瘢痕や水痘の痕，隆起性皮膚病変などであるが，頚部や手背のように皮膚が薄くかつ皮膚付属器が少ない部位に対しても resurfacing が可能である。また Er：YAG レーザーは皺に対する効果は非常に少ないとされてきたが，最近，長期的には確実に皺に対しても効果があるとされている。

このように skin resurfacing は皮膚の若返り効果と皺に対する効果が同時に得られ，しかも侵襲が少ない minimum surgery であることから，近年欧米を中心に急速に普及してきた手術手技であり，facial rejuvenation に対する中心的な治療手段の一つとして今後ますます発展していくものと思われる。

はじめに

米国ではすでに skin resurfacing は facial rejuvenation に対する中心的な治療の選択肢として定着している。その理由としては，老化した皮膚表面の若返り効果と皺の改善が同時に得られることや，基本的に侵襲の少ない minimum surgery であること，さらに face lift や blepharoplasty などほかの手術と組み合わせることによって，今までにない高い facial rejuvenation 効果が得られることなどが挙げられる。ことに最近では Er：YAG レーザーの登場によって，より侵襲の少ない skin resurfacing が可能となった。しかしその一方，skin resurfacing は新しい試みでもあり，その実施にあたっては治療経過を注意深く観察すると同時に，治療の適応，患者の選択，インフォームドコンセントなどにも十分な注意を払う必要がある。

A 概　　念

Skin resurfacing の目的は，傷をつけることなく安全にレーザーで表皮を薄く ablation（熱損傷を与えずに組織を蒸散すること）し，皮膚の再上皮化とコラーゲンの再構築を得ることである。その結果 skin texture の改善，皺取り効果が得られる[1]（表 14・1）。これにより facial rejuvenation の立場からは，光老化の進んだ表皮は取り除かれ，肌理の細かい若々しい表皮が得られると同時に皺の軽減も期待できる。また痤瘡後瘢痕や瘢痕の治療では，ablation されることによって皮膚表面の凹凸が平坦化し，ぼかし効果による改善が期待できる。この

表 14・1　Skin resurfacing の概念

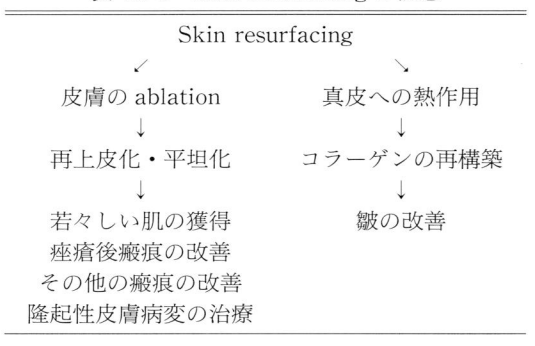

```
                    Skin resurfacing
                  ↙              ↘
            皮膚の ablation      真皮への熱作用
                ↓                   ↓
            再上皮化・平坦化      コラーゲンの再構築
                ↓                   ↓
            若々しい肌の獲得        皺の改善
            痤瘡後瘢痕の改善
            その他の瘢痕の改善
            隆起性皮膚病変の治療
```

場合，従来の剝皮術に比べて周囲組織への熱損傷が少なく，より美しい結果が得られる。さらに皮膚腫瘍などの皮膚隆起性病変に対しても最小限の傷痕で除去することができる。ことに脂漏性角化症などの老化に伴う腫瘍性変化を除去すると同時にきれいな表皮を得ることは，facial rejuvenation においても重要なアプローチの一つである。

これまではおもにウルトラパルス CO_2 レーザーなどの pulsed CO_2 レーザーが用いられてきたが，これらの CO_2 レーザーによる skin resurfacing にもさまざまな問題点が指摘されるようになってきた。そこで最近ではこれらの CO_2 レーザーよりさらに周囲組織への熱損傷が少ない Er：YAG レーザーが登場し，良好な成績が得られるようになってきた[2)~4)]。

B 特　　徴

Er：YAG レーザーは波長 2940 nm，パルス幅は約 350 μsec である。CO_2 レーザーの約 16 倍といわれるように水に対する吸収率が高く，皮膚を非常に薄く各層ごとに精確に ablation することができる。また周囲組織に与える熱損傷が非常に少ない。その結果，良好な resurfacing 効果を得ると同時に術後の合併症も軽減した。さらに従来では resurfacing の適応ではなかった頚部や手背に対しても施行が可能となった[5)~7)]。当初，CO_2 レーザーに比べコラーゲンに対する作用は弱く，皺に対する効果も非常に少ないとされていたが，最近では長期的には確実に皺の改善が得られ[8)9)]，深いはっきりした皺に対しても Er：YAG レーザーの反復照射で改善することが分かってきた[10)]。

C 手　　技

Facial rejuvenation における Er：YAG レーザーによる skin resurfacing の実際について述べる。

1．術前準備

①術前 4 週間，4％ハイドロキノン，2％コウジ酸，10％グリコール酸含有クリームまたは 4％ハイドロキノン，0.025％レチノイン酸，0.05％デゾネート含有クリームを朝夕の 2 回外用する。

②日焼け止めクリームを併用し，日焼け防止に努める。

③口唇ヘルペスの既往のある場合には術前より抗ウイルス剤を投与する。通常は抗生物質の術前投与はしない。

2．デザイン

基本的には full face の resurfacing の方が効果的であるが，実際には眼瞼周囲の皺や上口唇の皺など，部分的な resurfacing にとどまることが多い。この場合にはエステティックユニットに沿ってデザインする。

3．安全性に対する配慮

皮膚のレーザー治療は安易に考えられる傾向にあるが，非常な高エネルギーが使用され，正しく使用されないと危険を伴うため，その安全性には以下のような十分な配慮が必要である。

手術室に入るスタッフは全員防護用の眼鏡を着用する。術野の消毒にはアルコールは用いない。眼瞼部の resurfacing では患者に防護用のアイガードシールドを装着する。眼瞼部以外の resurfacing の場合にも必ず濡れたガーゼで患者の眼を保護する。さらに術野周囲に濡れたタオルなどを置き，不要な皮膚の損傷を避けるように防護する。引火性の物質を周囲に置かない。

4．麻酔法

Er：YAG レーザーは一般に疼痛は少ないとはいえ，不快感があるため広範囲の resurfacing ではリドカインクリームなどの表面麻酔，局所麻酔，神経ブロックなどの麻酔を行った方が望ましい。各種の神経ブロックに局所麻酔を追加すれば，ほぼ顔面全体の resurfacing が可能である。全身麻酔の場合にはガスの取り扱いに注意する。

5．手　技

a．治療機器

使用している Er：YAG レーザーは The Ultra Fine™ Laser（Coherent 社，米国）であり，波長 2940 nm，パルス幅 350 μsec，パルスあたりのエネルギーは 0.3～2.0 J，パワーは最大 20 W，照射は毎秒 1～33.3 ショットまで可能で，エネルギー出力は 2～60 J/cm² となっている。

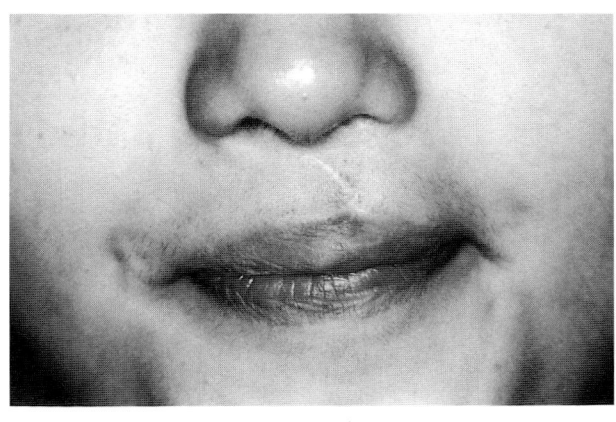

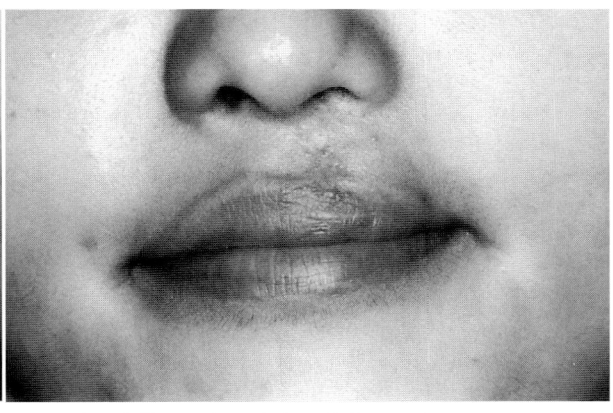

（a）術前。　　　　　　　　　　　　　（b）術後2カ月。瘢痕は目立たなくなっている。
図 14・5　症例5：25歳，女，唇裂による上口唇の瘢痕

皺には変化はないが，全体に皮膚の肌理は細かく良好なrejuvenation効果が得られている（図14・1）。

【症例2】 46歳，女，眼瞼周囲の皺

2〜4 J/cm², 1〜33.3 Hz でresurfacingを行った。術後2カ月，皺は軽度改善している。6カ月で追加治療を予定している（図14・2）。

【症例3】 69歳，女，口唇周囲の光老化と皺

2〜5 J/cm², 6.3〜33.3 Hz でresurfacingを行った。術後3カ月，皺はまだ見られるが全体にrejuvenation効果は明らかである（図14・3）。

【症例4】 54歳，男，多発性脂漏性角化症

2〜12 J/cm², 2〜6.3 Hz でresurfacingを行った。術後1カ月，腫瘍は除去され，rejuvenation効果が得られている（図14・4）。

【症例5】 25歳，女，唇裂による上口唇の瘢痕

2〜5 J/cm², 2〜5 Hz でresurfacingを行った。術後2カ月，軽度の紅斑が見られるが，瘢痕は目立たなくなっている（図14・5）。

E 考　察

1．適　応

1）光老化の見られる皮膚

光老化の著明な皮膚はもっとも良い適応となる。光老化に伴って見られる皮膚の肌理の粗さなど skin texture の変化，actinic keratosisなどの皮膚病変の改善が期待される。対象の多くは顔面であるが，Er：YAGレーザーでは従来適応ではなかった皮膚付属器の少ない頸部や手背の皺に対しても skin resurfacing が可能である。

2）皺

皺の中でも比較的若い年齢層で，皮膚のたるみは軽度であるが光老化の明らかな皮膚に伴った眼瞼周囲，口唇周囲，頰部などの小皺（静的な皺）がもっとも良い適応となる。

これらの静的な皺に対して，表情筋の動きに伴って見られる前額部や鼻唇溝部の動的な皺にはある程度の効果は期待できるが，限定されたものになる。

3）痤瘡後瘢痕，水痘の痕

痤瘡後瘢痕や水疱の痕のように陥凹瘢痕で皮膚の凸凹が目立つ症例も良い適応となる。

4）外傷性瘢痕

外傷性の瘢痕や術後の瘢痕では適応が限られるが症例を選べば ablation によるぼかし効果で改善しうる。

5）隆起性皮膚病変

隆起性皮膚病変に対しても skin resurfacing の概念を応用することにより，これまで以上に高い治療効果が得られるようになった。ことに脂漏性角化症，隆起した母斑細胞母斑，表皮母斑，汗管腫や毛囊系腫瘍などの皮膚付属器腫瘍などは良い適応である。ただし母斑細胞母斑については悪性化の可能性などを十分に検討し，適応は慎重にすべきである。また扁平母斑などの浅在性色素異常も適応となる。

2．禁　忌

1）下眼瞼外反

過去の skin resurfacing，chemical peeling などで下眼瞼外反の見られる症例に対しては禁忌である。一般に face lift，dermabrasion，chemical peeling などの治療の既往がある場合，下眼瞼では皮膚に余裕がなくなっていることがあり skin resurfacing 後に眼瞼外反が生じる恐れがある。

2）皮膚のたるみが著明な皺

絶対的な禁忌ではないが，著しい皮膚の垂れ下がりを

伴った皺や，前額部，眉間や鼻唇溝の深い動的な皺に対しては治療効果に限界がある。このような場合には face lift などほかの手術療法との併用が有効である。

　3）高度の炎症性色素沈着

このような例では skin resurfacing 後の色素沈着が著しいので原則として色素沈着の改善を待つ。

　4）反復性の細菌感染やウイルス感染

　5）ケロイド体質や自己免疫疾患，AIDS のような免疫能の低下した疾患。

3．患者の選択

Skin resurfacing の適応があり，なおかつこれに対し，過度の期待を抱かず正しく理解している患者が第一選択となる。ことに術後の紅斑や色素沈着の可能性について十分認識している必要がある。また手術に際しては overtreatment は避け，常に少し控えめの治療を行うことが合併症を防止するポイントであり，必要に応じて後日仕上げの治療をする必要があることなどが良く理解されなければならない。ことに Er：YAG レーザーによる皺の治療では，術後早期の段階では治療効果が不十分で患者の満足感が得られないことがしばしばある。そのような場合にも治療効果の判定には最低3～6カ月は必要であり，仕上げ治療の追加はその後行うべきであるということを患者によく説明しておく必要がある。

4．CO_2 レーザーとの比較

スーパーパルスもしくはウルトラパルス CO_2 レーザーに比べて Er：YAG レーザーは周囲組織への熱損傷が少なく，①創の上皮化が早い，②術後の腫脹が少ない，③術後の紅斑が軽度で期間も短く，色素沈着も生じにくいなどの特徴がある。CO_2 レーザーでは最初の1パスで表皮は 50～60 μm の深さまで ablation され，さらにその周囲 50～75 μm の範囲で組織が熱損傷を受けるため，1パスで計 100～120 μm の範囲の組織が熱損傷を受ける。これに対して Er：YAG レーザーでは最初の1パスの照射で 20～25 μm の深さまで ablation される[2]。また周囲組織への熱損傷は非常に少ない。しかも同一部位を連続して照射した場合には各照射ごとに同じ量が ablation される。したがって，Er：YAG レーザーでは ablation の際，目に見える層が ablation されている層にほぼ一致するので，resurfacing の深さの調節が安全かつ容易にできる。また ablation 時には CO_2 レーザーと異なり，その都度生理食塩水ガーゼで壊死組織を拭う必要はない。CO_2 レーザーのように表面が壊死組織で黒くなることもなく，ablation された組織は瞬時に爆発的に飛ばされてしまうからである[11]。

しかしその一方では，CO_2 レーザーは Er：YAG レーザーに比べコラーゲンに対する熱作用が強いためコラーゲンの収縮作用，再構築の効果が高く，皺取り効果に優れている。ウルトラパルス CO_2 レーザーの場合には，CPG で resurfacing を行うと照射時に皮膚が収縮するのが肉眼的に認められるが，Er：YAG レーザーではこのような反応は見られない。しかし，長期的には Er：YAG レーザーでも皺取り効果は得られるとされている。

また Er：YAG レーザーでは真皮乳頭層に達すると点状の出血が見られるようになるが，止血効果がほとんどないため，出血によって術野が妨げられ手術操作がしにくくなる。これに対し，CO_2 レーザーでは止血効果が高いことから出血も少なく術野の確保も容易である。

5．手技上の注意点

皺に対する resurfacing でもっとも重要なことは皺をとることにあまり執着しないことである。

教科書的には点状出血と皺のたかまりの部分が平坦になるところで治療を終了するとされているが[8]，とくに眼瞼部では皮膚が薄いので筆者は表皮が軽く除去されているところで操作を終了し，出血が見られる真皮乳頭層までは resurfacing を行わないことが多い。この程度の深さの resurfacing では表皮の薄い peeling にとどまる印象があるが，それでも日本人では十分若返り効果が得られ，かつ安全であると考えるからである。

眼瞼部以外では，患者の皮膚の状態を見ながら，皺の部分はやや深めに真皮乳頭層まで resurfacing を行う。部分的な resurfacing の場合にはエステティックユニットに従って行うが，境界部は低いエネルギー密度で軽く resurfacing を行い，ぼかしを入れて境界が目立たないようにする。顔面全体の resurfacing の場合には，hair line より 1～2 cm，下顎部では頚部 2～3 cm の範囲までぼかしを入れておいた方が整容的な効果が高くなる。

6．合　併　症

　1）紅　　斑

Er：YAG レーザーでも術後は 100％紅斑が見られるが，持続期間は通常数週以内，平均 4～5 日[6)12)13)]と短い。紅斑の程度を少しでも軽くするためには，術中より創部を擦らないように愛護的に扱う必要がある。

　2）色素沈着

Er：YAG レーザーでも，著しく皮膚の色調の濃い患者には原則として skin resurfacing は行わない。少しで

も色素沈着の可能性が高い場合には術前に十分な前処置を行った上で，テスト照射を行うなど慎重に対処した方が患者の理解が得られやすい。色素沈着が生じたらハイドロキノンなどブリーチング効果のある外用剤を使用し，遮光を徹底する。ただし術前のハイドロキノンなどの使用は色素沈着の防止には無効であり，術前処置は必要ないとする意見[4,9]もある。筆者は現在のところ患者の注意を促すという意味からも術前処置は積極的に行ってよいと考えている。

　3）瘢痕形成

Overtreatment は絶対に避けなければならない。瘢痕を来す要因として①創の深さ，②創の治癒力，③皮膚付属器の数，④感染の有無，⑤ wound care が挙げられるが[14]，resurfacing はあくまでも控えめに行い，必要に応じて後日仕上げの追加治療を行うようにすれば通常は瘢痕となることはない。ことに眼瞼部は皮膚が薄く，瘢痕拘縮によって眼瞼外反を来してしまうので十分な注意が必要である。またケロイドの有無や放射線治療の有無など患者の既往歴を正確に把握しておく必要がある。また術後感染にも十分注意する。

　5）感　　染

口唇ヘルペスの既往がなくても術前に抗ウイルス剤を投与しないと4％前後にヘルペス感染[8,15]が見られる。そのため抗ウイルス剤の術前投与が必要であるとされているが，現在のところ感染の既往がない場合には術前投与を行っていない。

7．インフォームドコンセント

本治療法はまだその歴史が浅く，医師，患者双方にとって正しく理解されていない面がある。インフォームドコンセントは非常に重要で，十分に時間をかけて説明をしなければならない。とくに術後の皮膚の色調の変化，皺取り効果については患者の十分な理解が不可欠である。以下に必要事項を列挙する。

①術後，腫脹，疼痛，滲出液などが見られる。
②術後の紅斑は必ず見られ，2～4週続く。
③術後2～3週より色素沈着が出現する可能性があり，その場合には消失するまでに数カ月を要する。遮光は長期間厳密に行う。
④感染，瘢痕形成，眼瞼外反の可能性。
⑤皺取り効果が見られるのに数カ月要するので，治療効果の評価は最低でも3カ月経過してからにする。とくに Er：YAG レーザーによる resurfacing では術後早期の皺取り効果は不十分であることが多い。
⑥瘢痕形成などの合併症を防止するという意味からも手術は控えめに行うべきであり，必要に応じて後日仕上げの治療を追加する。
⑦ resurfacing には限界がある。とくに深い動的な皺に対する効果は限定されたものになる。

8．今後の展望

Skin resurfacing は皮膚表面の若返り効果と皺取り効果が同時に得られることから，欧米では facial rejuvenation の分野で急速に普及している。さらに skin resurfacing はほかの治療法と組み合わせることにより，よりいっそう治療効果を高めることができる。ことに最近では CO_2 レーザーで組織の引き締め効果を得た後に Er：YAG レーザーで熱損傷された壊死組織を除去するなど，ウルトラパルス CO_2 レーザーと Er：YAG レーザーを同時に使用することにより，両者の利点を活かしたより効果的な skin resurfacing が試みられている[16-19]。さらに face lift や blepharoplasty などの手術と skin resurfacing の併用も非常に有用な手段となりうる[14,20,21]。

また最近ではパルス幅を適宜変更することにより，CO_2 レーザーの長所も兼ね備えた Er：YAG レーザーや皮膚表面に侵襲を与えない nonabltive laser resurfacing technique も開発されており，より侵襲が少なく，効果的な resurfacing が可能となりつつある。

（新橋　武）

文　　献

1) Goldberg, D. J.：Erbium：YAG laser resurfacing；What is its role？ Aesthet. Surg. J., 18：255-260, 1998.
2) Hibst, R., Kaufmann, R.：Effects of laser parameters on pulsed Er-YAG laser skin ablation. Lasers Med. Sci., 6：15-21, 1991.
3) Kaufmann, R., Hibst, R.：Pulsed Erbium：YAG laser ablation in cutaneous surgery. Lasers Surg. Med., 19：324-330, 1996.
4) Kaufmann, R., Hartmann, A., Hibst, R.：Cutting and skin ablative properties of pulsed midinfrared laser surgery. J. Dermatol. Surg. Oncol., 20：112-118, 1994.
5) Goldberg, D. J., Meine, J. G.：Treatment of photoaged neck skin with the pulsed Erbium：YAG laser. Dermatol. Surg., 24：619-621, 1998.
6) McDaniel, D. H., Ash, K., Lord, J., et al.：The Erbium：YAG laser；A review and preliminary report on resurfacing of the face, nack, and hands. Aesthet.

Surg. J., 17：157-164, 1997.

7) Goldman, M. P., Fitzpatrick, R. E., Manuskiatti, W.：Laser resurfacing of the neck with the Erbium：YAG laser. Dermatol. Surg., 25：164-168, 1999.

8) Ross, E. V., Anderson, R. X.：The Erbium laser in skin resurfacing. Cosmetic Laser Surgery, edited by Alster, T. S., Apfelberg, D. B., pp. 57-84, Wiley-Liss, New York, 1999.

9) Weinstein, C.：Erbium laser resurfacing；Current concepts. Plast. Reconstr. Surg., 103：602-616, 1999.

10) Goldberg, D. J., Cutler, K. B.：The use of the Erbium：YAG laser for the treatment of Class III rhytids. Dermatol. Surg., 25：713-715, 1999.

11) Fitzpatrick, R. E., Goldman, M. P.：Skin resurfacing with Carbon dioxide and Erbium lasers. Cutaneous Laser Surgery, 2nd ed., edited by Goldman, M. P., Fitzpatrick, R. D., pp. 339-436, C. V. Mosby, St. Louis, 1999.

12) Teikemeier, G., Goldberg, D. J.：Skin resurfacing with the Erbium：YAG laser. Dermatol. Surg., 23：685-687, 1997.

13) Perez, M. I., Bank, D. E., Silvers, D.：Skin resurfacing of the face with the Erbium：YAG laser. Dermatol. Surg., 24：653-659, 1998.

14) Dover, J. S.：Round table discussion on laser skin resurfacing. Dermatol. Surg., 25：639-653, 1999.

15) Apfelberg, D. B.：Skin resurfacing with high-energy short-pulsed carbon dioxide lasers；Preoperative assessment, patient evaluation and preparation, sequence of procedure, and adjunctive care. Cosmetic Laser surgery, edited by Alster, T. S., Apfelberg, D. B., pp. 9-24, Wiley-Liss, New York, 1999.

16) Goodman, G. J.：Combining laser resurfacing and ancillary prcedure. Dermatol. Surg., 24：75-75, 1998.

17) Goldman, M. P., Manuskiatti, W.：Combined laser resurfacing with the 950-μ sec pulsed CO_2 +Er-YAG lasers. Dermatol. Surg., 25：160-163, 1999.

18) Goldman, M. P., Marchell, N. L.：Laser resurfacing of the neck with the combined CO_2/Er-YAG laser. Dermatol. Surg., 25：923-925, 1999.

19) Cho, S. I., Kim, Y. C.：Treatment of atrophic facial scars with combined use of high-energy pulsed CO_2 laser and Er：YAG laser；A practical guide of the laser techniques for the Er：YAG laser. Dermatol. Surg., 25：959-964, 1999.

20) Mayl, N., Felder, D. S.：CO_2 laser resurfacing over facial flap. Aesthet. Surg. J., 17：285-292, 1997.

21) Weinstein, C.：Carbon dioxide laser resurfacing combined with endoscopic forehead lift, laser blepharoplasty, and transblephaloplasty corrugator muscle resection. Dermatol. Surg., 24：63-67, 1998.

15. 老化に伴う色素性病変のレーザー治療

SUMMARY

老化に伴う色素性病変は一般的にはしみといわれている。しみには，肝斑，雀卵斑，老人性色素斑，脂漏性角化症，両側性太田母斑様色素斑，リール黒皮症（色素沈着症型接触皮膚炎），光線性花弁状色素斑などが含まれる。この中でレーザー治療が行われる疾患は，雀卵斑，老人性色素斑，光線性花弁状色素斑，脂漏性角化症，両側性太田母斑様色素斑である。また老化に伴い大きくなった色素性母斑などもレーザーによる治療対象になる。

肝斑は，レーザー治療を行うと炎症性色素沈着症を来しその治療に難渋するため，現在のところレーザー治療の対象としない場合が多い。リール黒皮症は，化粧品，石けんのほか日常接触する物質により生じた慢性反復性接触性皮膚炎，あるいは光感作性接触皮膚炎に伴う色素増加，色素沈着であるため，皮膚炎の原因を取り除くことが必要で，レーザー治療の適応はない。したがって，その他のしみと肝斑，リール黒皮症との鑑別診断が大切である。また老化に伴う色素性病変のレーザー治療においては，レーザー治療前，治療後のスキンケア[1~3]およびインフォームドコンセントが大切である。レーザー治療により，いったん病変が消失した後に再発したり，再発した場合の方が色素沈着が強まることもあるからである。

はじめに

肝斑のことを俗にしみと呼ぶが，30歳前後から出現する女性の顔面の色素沈着を総称してしみと呼んでいる場合が多い。したがって，しみと呼ばれる中には雀卵斑，老人性色素斑，光線性花弁状色素斑，脂漏性角化症，両側性太田母斑様色素斑，リール黒皮症などが混在している。これらのしみ治療においては，以前は効果的な治療方法がなかったので，正確に鑑別する必要性がなかった。

しかし，レーザー治療の進歩に伴いいくつかのしみの治療が可能となり，しみを正確に鑑別することが重要となってきた。その中で両側性太田母斑様色素斑は，その他のしみと違い病理組織像上，限局性真皮メラノサイトーシスの一つであり，太田母斑と同様にQスイッチルビーレーザーによる治療が著明な効果を発揮する。黒木ら[4]によれば，顔面のしみを主訴とする外来患者総数中7.5％を本症が占めており，その比率は肝斑よりも多かったと報告している。

このようにしみ治療を行うにあたっては，レーザー治療が効果あるしみであるかを正確に鑑別し，遮光を含め術前術後のスキンケアも十分に理解してから治療にあたるべきである。

A レーザー治療の対象となる色素性病変

1．雀卵斑（そばかす，ephelides，frecles）

5～6歳から生じ思春期頃に顕著となるが，以後しだいに色調は軽快していく。淡褐色から濃褐色の小色素斑で，顔面，まれに頚部，前腕，手背などの露光部に多発する。日光暴露により増悪する。家族内発生があり優性遺伝する。日光，とくに紫外線を避け，サンスクリーン剤を使用する。Qスイッチルビーレーザー，アレキサンドライトレーザーなどが効果を発揮するが，レーザー治療後の遮光が大切である。

【症例1】 26歳，女，雀卵斑（図15・1）

6歳頃より鼻尖，鼻背部を中心に淡褐色の小色素斑が出現した。7％リドカインクリームを1時間塗布した後，Qスイッチルビーレーザー6.5 J/cm²で1回治療を行った。レーザー治療後は遮光，サンスクリーン剤塗布を厳

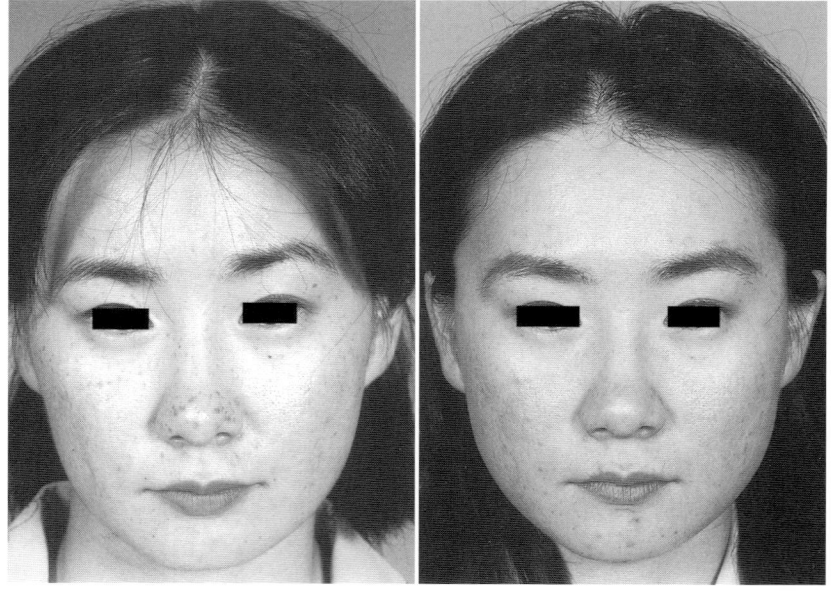

（a）治療前。　　　　　　　　　（b）Qスイッチルビーレーザー治療後1年。病変はほぼ完全に消失している。

図 15・1　症例1：26歳，女，雀卵斑

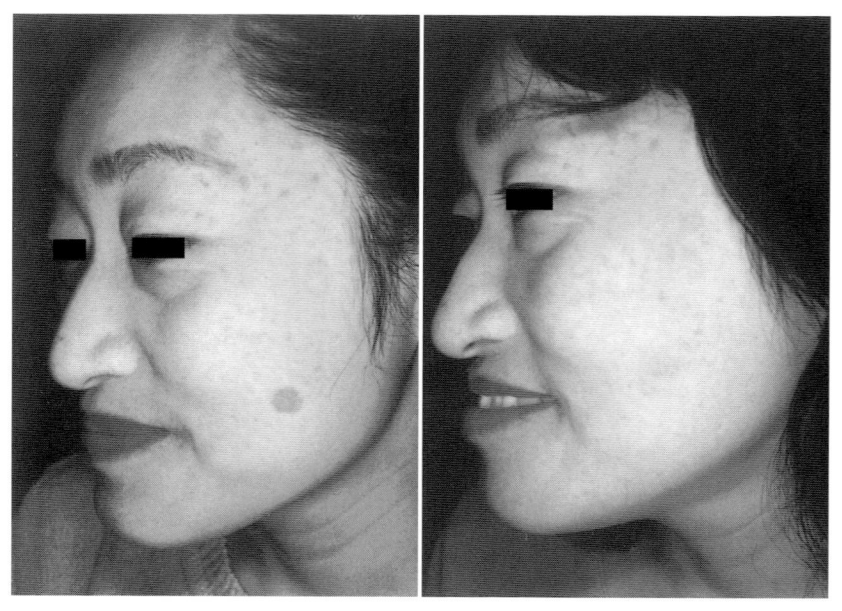

（a）治療前。　　　　　　　　　（b）Qスイッチルビーレーザー治療後1年。

図 15・2　症例2：46歳，女，老人性色素斑

密に施行した。治療後1年経過するが再発は認められない。

2．老人性色素斑（senile pigmet freckle, lentigo senilis）

日光曝露部に生ずる境界明瞭な淡褐色から黒褐色までの類円形の色素斑である。欧米では solar lentigo と呼ばれ，光線性花弁状色素斑もこの病型に属する。

Qスイッチルビーレーザー，アレキサンドライトレーザー，Er-YAGレーザー，ウルトラパルスレーザーなどで治療可能である。レーザー治療後，しばしば一過性の炎症性色素沈着症が見られることがあり，患者へのインフォームドコンセントはとくに重要である。

【症例2】46歳，女，老人性色素斑（図15・2）

30歳後半より左頬部に淡褐色の円形の色素斑が出現した。前処置としてハイドロキノン・トレチノイン軟膏

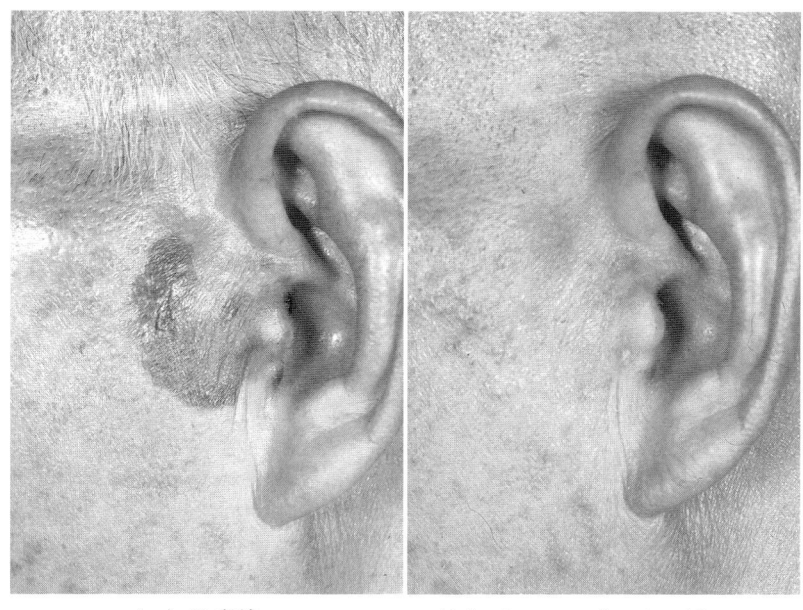

（a）治療前。　　　　　（b）ノーマルパルスルビーレーザー2回治療後1年。

図 15・3　症例3：62歳，男，脂漏性角化症

の塗布は行わなかったが，レーザー治療後の一過性の色素沈着症が起こることを説明してからレーザー治療を行った。

7％リドカインクリームを60分塗布した後，Qスイッチルビーレーザー6.5 J/cm²で治療を行った。レーザー治療後は，抗生物質含有軟膏を1週間使用した。その後はハイドロキノン・トレチノイン軟膏とサンスクリーン剤の使用を指導した。レーザー治療後2～3週間紅斑を呈したが，炎症性色素沈着症はなかった。レーザー治療後1年経過するが，再発は認めていない。

3．光線性花弁状色素斑（海水浴後色素斑，pigmentatio petaloides actinica）

両肩，上背部に生ずる境界明瞭な小豆大までの大小の花弁状の褐色斑で，海水浴や魚釣りなどで日焼けした後に発症する。Qスイッチルビーレーザー，アレキサンドライトレーザーによる治療が効果的である。

4．脂漏性角化症［seborrheic keratosis, 老人性疣贅（verruca senilis），脂漏性疣贅（seborrheic warts）］

30歳後半より見られ加齢に伴い増加，増大する。境界明瞭な扁平隆起性または有茎性で表面がいぼ状である。大きさはさまざまで，色調も正常皮膚色，淡褐色から褐色，さらに黒色までさまざまである。盛り上がりのない老人性色素斑と混在することが多い。顔面や頭部の脂漏部位に多く生ずる。病変の厚みにもよるが，ノーマルパルスルビーレーザー，CO₂レーザーによる治療が効果的である[5]。

【症例3】62歳，男，脂漏性角化症（図15・3）

50歳頃より耳前部に境界明瞭な扁平隆起性の褐色の色素斑が出現した。病変の増大傾向と色調が濃くなったことから受診した。7％リドカインクリームを1時間塗布した後，ノーマルパルスルビーレーザー40 J/cm²で2回治療を行った。治療後1年経過したが，再発は認めていない。

5．両側性太田母斑様色素斑（bilateral nevus Ota-like macules）

30歳後半より見られ加齢に伴い色調は濃く，拡大する傾向にある。三叉神経第1，2枝側頭頂部両側性対称性に生ずる紫褐色ないしは灰褐色を呈する直径数 mm 程度の円形の小斑で，網目状，斑状に分布する。太田母斑と異なり，粘膜，鼓膜にはまったく生じない。女性に多く，6％に家族性に見られる。病理組織像上では太田母斑と同様に真皮メラノサイトーシスを呈する。Qスイッチルビーレーザー，アレキサンドライトレーザーが効果的である。

【症例4】55歳，女，両側性太田母斑様色素斑（図15・4）

40歳頃より両側の下眼瞼部に紫褐色の色素斑を認めた。色調がしだいに濃くなってきたため受診した。10万倍ボスミン加リドカインによる局所麻酔を行った後，眼球保護用コンタクト装着して，Qスイッチルビーレー

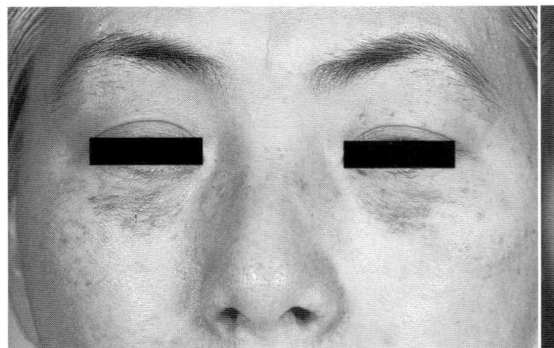

（a）治療前。

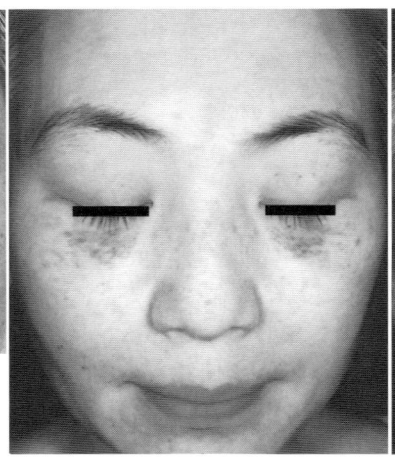

（b）Qスイッチルビーレーザー治療後3週，炎症性色素沈着により治療前より色調は濃くなっている。

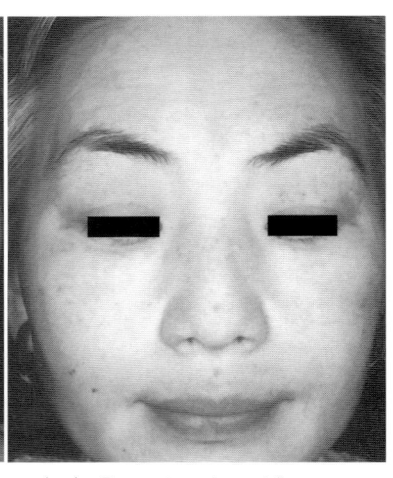

（c）Qスイッチルビーレーザー2回治療後1年。

図 15・4　症例4：55歳，女，両側性太田母斑様色素斑

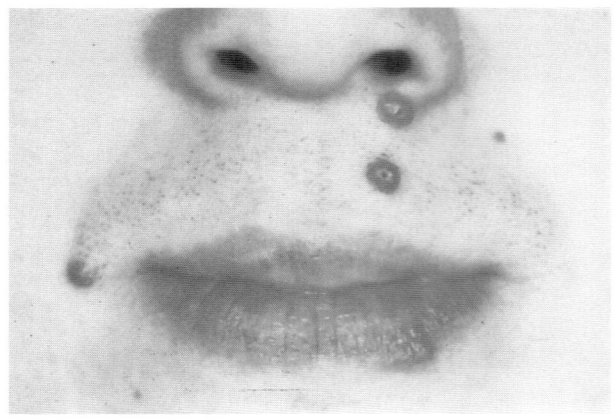

（a）治療前。

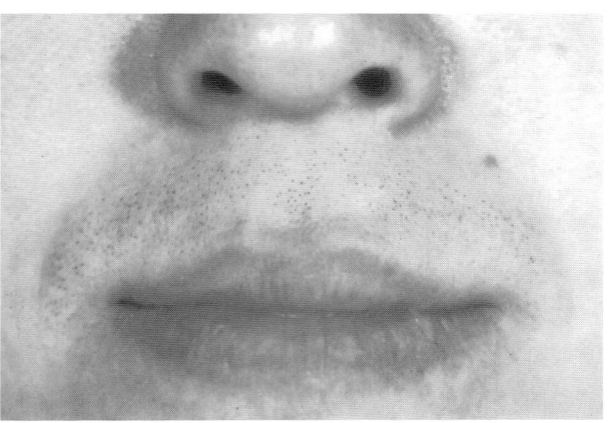

（b）CO₂レーザー治療後1年。

図 15・5　症例5：43歳，男，上口唇の色素性母斑

ザー6.5 J/cm²で治療を行った。レーザー治療後3週目では炎症性色素沈着が出現し，治療前に比べその色調は濃くなった。3カ月後に同様な方法で2回目の治療を行った。2回目のレーザー治療後は炎症性色素沈着は生じなかった。治療後1年経過したが，再発は認めていない。

6．色素性母斑（黒子，pigmented nevus）

通常は後天性で，3～4歳頃から生じ始め，思春期に急増する。臨床像の変遷につれて，組織像も変わっていく。一般に黒子は境界母斑で始まり，成長して複合母斑となり，真皮内母斑に退縮していく。10歳頃までの黒子の約半数が境界型であるが，10歳をすぎると複合母斑が過半数を占めるようになる。真皮内母斑は加齢とともに増加し，60歳以上では8割以上を占める[6]。

大型の先天性色素性母斑ではこのような変化は観察されておらず，最初から複合母斑または真皮母斑の形を

とっている。黒子から悪性黒色症が生ずることは皆無とはいえないが，きわめてまれであると考えられている。しかし治療にあたっては常に，基底細胞癌，悪性黒子，悪性黒色腫との鑑別が大切であり，少しでも診断に迷う場合には，必ずその一部より生検を行い，診断を確定してからレーザー治療を行うべきである。黒子の治療は，顔面，頭部の場合にはCO₂レーザーによる蒸散治療が効果的である[7]。しかし，レーザー治療後の発赤，炎症性色素沈着，陥凹性瘢痕，肥厚性瘢痕，再発などに関して十分なインフォームドコンセントが大切である。顔面，頭部以外のCO₂レーザーによる蒸散治療は，肥厚性瘢痕を来しやすいので控えた方がよい。

【症例5】43歳，男，上口唇の色素性母斑（図15・5）

6歳頃より上の口唇部の1～2 mm大の黒子に気づいていた。35歳頃よりしだいに黒子が隆起してきたとのことであった。ひげ剃りに不便を感じ受診した。

10万倍エピネフリン加リドカインで局所麻酔を行った後，CO_2レーザーのハンドピースを4〜5 cm離して3〜5 Wのパワーで蒸散治療を行った。

レーザー治療後は抗生剤含有軟膏塗布のみとし，とくにガーゼよるドレッシングは行わなかった。レーザー治療部の発赤は2カ月続いたが，色素沈着，肥厚性瘢痕などの合併症はなかった。

B レーザー治療の対照とならない色素性病変との鑑別

1．肝斑（chloaxma，melasma）

肝斑は比較的よく見られる疾患で，両側性に顔面に生ずる不整形の単褐色調のシミで，太陽光線にさらされる部分に生ずる。頬部，前額部などが好発部位であるが，上眼瞼，下眼瞼を侵すことはない。この疾患は一般的には女性に見られ，男性の発生頻度は女性の1/10である。原因は明らかでないが，多くの因子が関与していることが分かっている。紫外線，妊娠，卵巣機能障害，避妊薬，性ホルモン剤，甲状腺機能低下，化粧品，抗てんかん薬などがもっとも関連があるとされている[8]。

肝斑の治療は，遮光，トランサミ，ビタミンCの内服治療とハイドロキノンやコウジ酸などの外用療法が第一選択とされている。その理由は肝斑はその他のシミと違い，レーザー治療後の炎症性色素沈着が遷延するからである。肝斑は高齢になると軽快ないしは消失する。

2．リール黒皮症［Riel's melanosis，色素沈着型化粧品皮膚炎（pigmented contact dermatitis），色素沈着型接触性皮膚炎（pigmented cosmetic dermatitis）］

リール黒皮症はおもに中年女性の顔面，とくに頬，顎，耳前部，側頸部に生じ，帯紫褐色，スレート調あるいはチョコレート色で，詳細にみると細かい網目状を形成している。片側性，両側性と原因物質の接触部位によりさまざまな範囲・大きさとなる。肝斑の典型と異なり，眼瞼縁まで色素沈着を生ずる。多くの場合は，紅斑や痒みなどの炎症症状が先行または随伴するが，これらの症状をまったく欠く場合も少なくない。

発症機序はまだ明確にされていないが，外部刺激，とくに化粧品，石けんなどに配合されたある種の成分の反復接触刺激による色素増加，色素沈着とされている。したがって，その治療方法は，皮膚炎を起こす原因として可能性のある化粧品，石けん，シャンプー，外用剤との接触を禁ずることである。原因物質（アレルゲン）の解明にはそれらの成分のアレルゲンパッチテスト，さらに光パッチテストが必要であるが，これらのテストがたとえ陰性であっても可能性の否定できない化粧品や外用剤の使用を中止させて様子をみる。

最近では，化粧品が原因で本症を発症する患者がほとんどなくなったとのことであるが，国際化がすすみ，わが国では禁止されている原料を含んだ美容剤を手に入れて使用する機会も増えているため今後とも注意が必要である。

C 考　　察

老化に伴う色素性病変の多くは，日光暴露がその原因である場合が多く，肝斑，雀卵斑などのように日光暴露により増悪するものもある。したがって，老化に伴う色素性病変の治療は，いずれの疾患であっても治療前・治療後のサンスクリーン剤による遮光が大切である。

老化に伴う色素性病変としては，肝斑，雀卵斑，老人性色素斑，光線性花弁状色素斑，脂漏性角化症，両側性太田母斑様色素斑，リール黒皮症などが挙げられる。この中で肝斑，雀卵斑，老人性色素斑，光線性花弁状色素斑やリール黒皮症は病理組織像上では表皮メラノーシスを呈するが，レーザー治療が効果的であるものとないものとがある。肝斑はレーザー治療によりその病態が増悪するため，現在のレーザー装置による治療は禁忌である。リール黒皮症は，反復性接触刺激によって生ずるものであるから，その治療は原因となるアレルゲンをつきとめ，アレルゲンとの接触を避けることが大切である。

レーザー治療の対象となる雀卵斑，老人性色素斑，光線性花弁色素斑また真皮内メラノサイトーシスを来す両側性太田母斑の治療は，メラニンに対しての熱緩和時間を考慮したSelctive Photothermolysis理論[9]に基づいて開発されたQスイッチルビーレーザー，またはQスイッチアレキサンドライトレーザーによる治療が第一選択となる。

当然のことながら雀卵斑，老人性色素斑，光線性花弁色素斑などの表在性病変においては，ノーマルパルスルビーレーザー，CO_2レーザーでも治療可能であるが，レーザー治療後の炎症性色素沈着は強くなる。脂漏性角化症は病変が厚い場合が多く，CO_2レーザーでの治療が効率がよい。Qスイッチルビーレーザー，ノーマルパルスルビーレーザーでも治療可能であるが，複数回の治療を必要とする場合が多い。現在種々のレーザー装置が開発されているが，どのような疾患に対しどのレーザー装置で

治療すべきかは，レーザーの特性を活かした治療ができるのかを検討し，スキンタイプ[10]を考慮して治療にあたるべきである．

レーザー治療後の炎症性色素沈着症を軽減するためには，遮光と術前術後のハイドロキノン・トレチノイン軟膏などによるスキンケアが大切である．インフォームドコンセントにおいては，レーザー治療後1〜2週間は紅斑が見られること，術後2〜3週に炎症性色素沈着を来すことがあり，場合により色素沈着が消失するまでに数カ月要することがあること，レーザー治療後の遮光，サンスクリーン剤の塗布を長期間厳密に行う必要があることなどを，時間をかけ患者に説明しておくことが大切である．

(宮坂　宗男)

文　献

1) 宮坂宗男，平　広之，谷野隆三郎：Chemical peeling 1) —レチノール酸を中心として—．形成外科, 43：S 187-S 191，2000．

2) 吉村浩太郎，波利井清紀，青山隆夫ほか：レチノール酸を用いた炎症後色素沈着の治療．形成外科, 42(4)：297-301，1999．

3) 宮坂宗男，谷野隆三郎，平　広之ほか：レーザー治療おけるハイドロキノン・トレチノイン．第18回日本レーザー医学会大会大会論文集：243-245，1997．

4) 黒木知明，黒田宏子，一瀬正治ほか：遅発性両側性太田母斑様色素斑の症例の検討．日美外報, 21(1)：29-37，1999．

5) 宮坂宗男，谷野隆三郎，長田光博ほか：色素性皮膚疾患に対するレーザーの基礎と臨床．日本レーザー医学会誌, 11：117-127，1991．

6) 古賀道之：色素性母斑．小児科診療, 60(4)：641-146，1997．

7) 森田泰鎮，宮坂宗男，山口ほづえほか：光ファイバー誘導型炭酸ガスレーザー装置を用いた身体各部の小腫瘍の治療．日美外報, 6：18-15，1984．

8) Grimes, P. E.：Melasma-Etiologic and therapeutic considerations. Arch. Dermatol., 131：1453-1457, 1995.

9) Anderson, R. R., Parrish, J. A.：Selective photothermolysis；Precise microsurgery by selective absorption of pulsed radiation. Science, 220：524-527, 1983.

10) Clark, C. P.：Office-besed skin care and superficial feels；The scientific retionale. Plast. Reconstr. Surg., 104 (3)：854-865, 1999.

16. 老化に伴う血管性病変のレーザー治療

SUMMARY

老化に伴う代表的な血管性病変は，顔面や四肢の毛細血管拡張症，老人性の血管腫や酒皶がある。そのほかにも単純性血管腫の老化に伴って隆起病変や血管拡張性肉芽腫を伴うものなどがある。

①毛細血管拡張症は皮膚表面に発症し，おもに顔面の頬部，口周囲，鼻尖，鼻翼部に見られる。

②酒皶は毛細血管拡張に皮膚の炎症を合併した病態で，最近では新しいロングパルスの色素レーザーが有効である。

③老人性血管腫の治療は CO_2 レーザー，アルゴンレーザー，KTPダイオードレーザーの焦点光を用いた高反応レベルレーザー治療や色素レーザーでも可能である。

④単純性血管腫の隆起病変通常の治療に用いられる色素レーザーだけでは，隆起病変に対しては無効である。通常使用するレーザー機器は，CO_2 レーザー，アルゴンレーザー，色素レーザーなどがある。新しい色素レーザー（V-Beam™）では従来の色素レーザーよりも出血斑が軽度で，1週間以内にとれる。毛細血管拡張症や酒皶は，その血管の太さにより使用するレーザーを使い分ける必要がある。これまで毛細血管拡張症には CO_2 レーザーやアルゴンレーザー，KTPダイオードレーザーが使用されてきたが，最近は再発の少ないロングパルスの色素レーザーが使われるようになった。

はじめに

老化に伴う皮膚の変化は，色素病変や皺などの加齢によるものが大部分であるが，本稿では日常の診察で見られる血管性病変に焦点を当てる。

A 概　　念

老化に伴う代表的な血管性病変は，顔面や四肢の毛細血管拡張症や，老人性の血管腫や酒皶がある。そのほかにも単純性血管腫の老化に伴って隆起病変や血管拡張性肉芽腫を伴うものなどがある。

B 術前の評価（表16・1）

1．毛細血管拡張症

毛細血管拡張は皮膚表面に発症し，おもに顔面の頬部，口周囲，鼻尖，鼻翼部に見られる。通常は部位や太さに応じて CO_2 レーザーやアルゴンレーザー，KTPダイオードレーザーなどの焦点光を用いた光生物学的破壊反応を利用した治療：高反応レベルレーザー治療（high reactive level laser treatment：HLLT）が行なわれる。しかし頬全体に広がるび慢性の毛細血管拡張に対しては，色素レーザーを用いたHLLTやダイオードレーザーを用いた光生物学的活性化反応を利用した治療：低反応レベルレーザー治療（low reactive level laser therapy：LLLT）が報告されている。

毛細血管拡張症は，その形態によりび慢性，細網状，斑状，帯状，線状，樹枝状，星芒状，蛇行性に分かれる。び慢性や星芒状は比較的若い年齢に見られるが，細網状，線状，樹枝状，蛇行性は高年齢に多く見られる。また，毛細血管拡張症は顔面に多く見られるが，高齢者では四肢の静脈瘤に伴って見られる。四肢の毛細血管は顔面に比べ太いため CO_2 レーザーやアルゴンレーザー，KTPレーザーは効果が少ない。最近では新しいタイプの色素レーザー（V-Beam™，Candela社）により治療成績が向

表16・1 通常使用するレーザー機器

CO_2 レーザー (IR 101，日本赤外線工業社)	CW 2 W，0.1 sec，焦点光，10600 nm
アルゴンレーザー (System 1000，COHERENT® 社)	CW 2 W，0.2 sec，焦点光，514 nm・488 nm
KTP ダイオードレーザー (DioLite 532™，IRIDERM 社)	CW 3 W，0.7 ms，0.7 mmφ，532 nm
色素レーザー① (SPTL 1 B，Candela 社)	パルス波 7 J/cm²，450 μs，2 mmφ，585 nm
色素レーザー② (V-Beam™，Candela 社)	パルス波 12～16 J/cm²，20 ms，3×10 mm，595 nm

上してきた。

2．老人性血管腫

老化に伴い体幹・四肢に見られる，径 0.5～1 mm の赤色点状隆起病変である。治療は，CO_2 レーザー，アルゴンレーザー，KTP ダイオードレーザーの焦点光を用いた HLLT や色素レーザーでも可能である。とくに整容的問題で治療を希望する患者が多く，治療方法は血管拡張性肉芽腫と同じ方法と考えられる。

3．酒皶

顔面，とくに鼻尖，鼻翼，頬部に炎症と毛細血管拡張症を合併した病態である。治療はテトラサイクリンの内服が有効である。さらに拡張した血管に対して CO_2，アルゴン，KTP ダイオードの焦点光を用いた HLLT を行う。ときに再発を来す場合があり，最近では新しい色素レーザー (V-Beam™，Candela 社) が使われている。

4．単純性血管腫の隆起病変

生まれつき存在する単純性血管腫は 20 歳以降になると隆起し，ときに血管拡張性肉芽腫を伴う場合がある。通常の治療に用いられる色素レーザーだけでは，隆起病変に対しては無効である。

治療法は volume reduction を先に行う。小さいものはアルゴンレーザーの非焦点光による蛋白変性による方法と，大きいものは切除縫縮を行った後に色素レーザーで褪色させる方法を行う。アルゴンレーザーを使用する場合は，その照射時間による熱影響を排除するため，ゼブラ法を行い段階的に治療することが望ましい。

C 術後管理

単純性血管腫の隆起病変を除き，基本的に術後のガーゼは不要である。約 1 週間の抗生剤入りクリームまたは軟膏の塗布が必要である。痂皮形成は通常顔面で 1 週間，体幹・四肢で 10 日間続く程度に収める。色素レーザー (STPL 1 B) は治療後の出血斑の状態が 1～2 週間続くことがある。新しい色素レーザー (V-Beam™) では従来の色素レーザーよりも出血斑が軽度で，1 週間以内にとれる。

D 症例

1．毛細血管拡張症

【症例 1】 43 歳，女

20 歳頃より両頬に顕著に見られた細網状タイプ (図 16・1 -a)。若い頃より喘息や蕁麻疹，顔面の皮膚炎があり，ステロイド内服，外用を繰り返してきた。

治療：KTP ダイオードレーザー (20 J/cm²，3 W，1 mmφ) で 3 回治療し改善した (図 16・1 -b)

【症例 2】 69 歳，男

初診時，鼻突部を中心に鼻翼に至るまで網目状に拡がる直径 2 mm 程度までの非常に太い毛細血管の拡張像を認めた (図 16・2 -a)。50 歳代より上記症状が著明となった。脳梗塞，胆石症，痛風の既往歴がある。

治療：KTP ダイオードレーザー (32～38 J/cm²，3 W，0.5～0.7 mm スポット径) を血管に沿って照射 (計 5 回) し，血管径の縮小を認めたが治療後の変化が少なくなってきたため V-Beam™ (15 J/cm²，20 ms，10×3 mm スポット径，Candela 社) にて 2 回照射した。最終治療後 2 カ月 (図 16・2 -b)，術後の瘢痕や色素沈着もなく本人も満足している。

【症例 3】 46 歳，女

下肢の毛細血管拡張。両膝内側と下腿に，φ 0.5～1 mm の毛細血管拡張を認めた。症状は 30 歳すぎに出現した。病変部は表面平滑でいくつもの拡張した毛細血管が観察された (図 16・3 -a)。

治療：SPTL 1 B (585 nm，5.5 J/cm²，450 μs，7 mmφ，Candela 社) と (10 J/cm²，450 μs，2 mmφ) で 2 カ月間に 2 回照射した。つぎに残存した毛細血管に対し，DioLite 532™ (532 nm，33～43 J/cm²，0.5 mmφ，IRIDERM 社) の条件で 3 カ月間に 3 回治療した。最初の治療から 1 年 1 カ月が経過している (図 16・3 -b)。

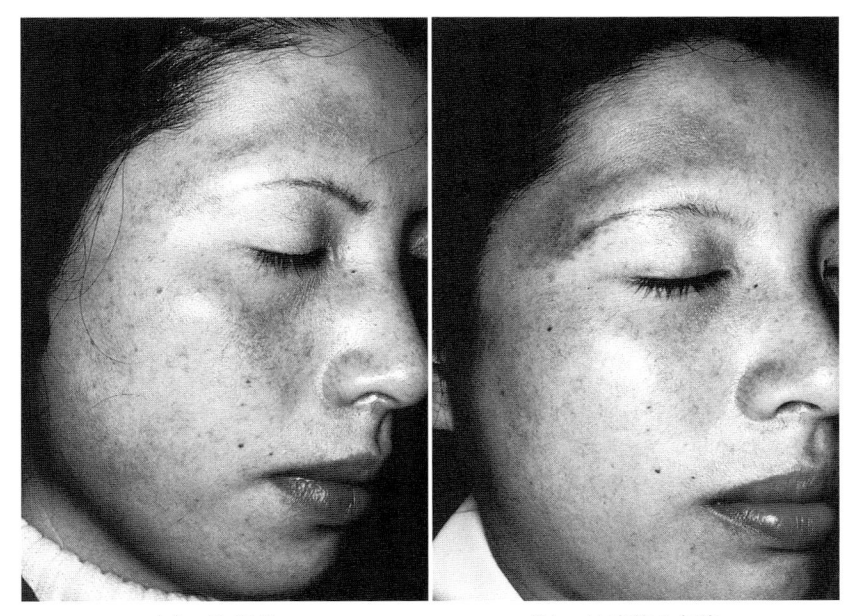

(a) 治療前。　　　　　　　　　　　(b) 治療後1年半。
図 16・1　症例1：43歳，女，毛細血管拡張症（細網状）

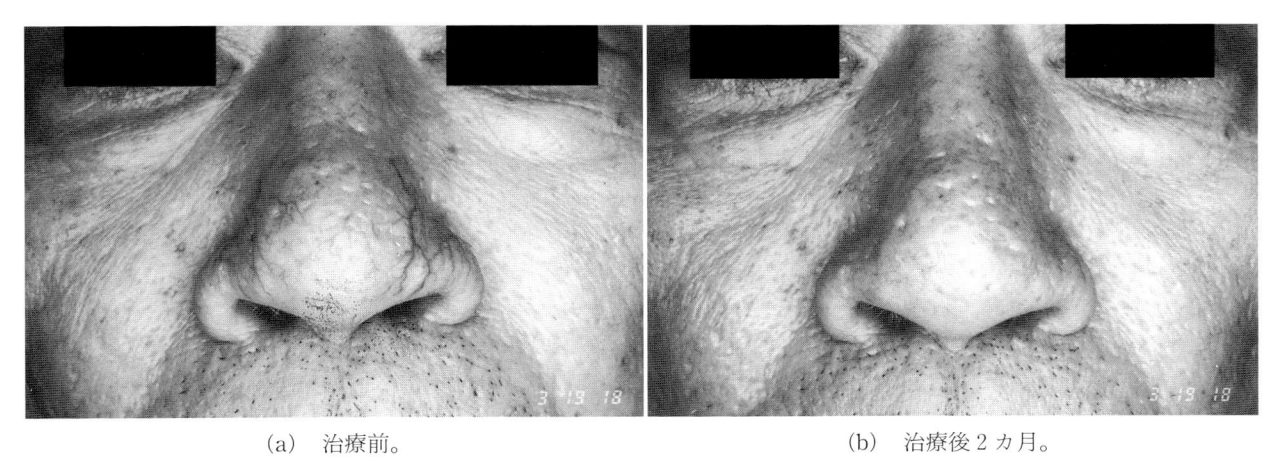

(a) 治療前。　　　　　　　　　　　(b) 治療後2カ月。
図 16・2　症例2：69歳，男，毛細血管拡張症（樹枝状）

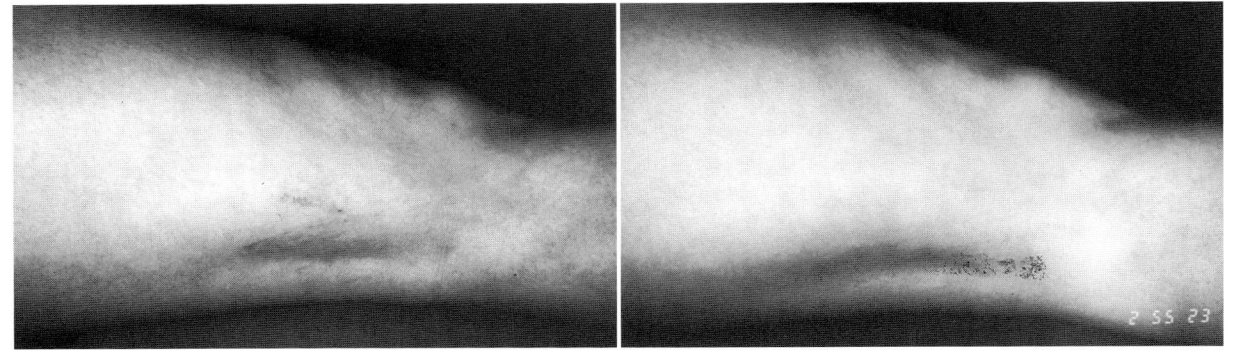

(a) 治療前。　　　　　　　　　　　(b) 治療後1年1カ月。
図 16・3　症例3：46歳，女，毛細血管拡張症（蛇行性）

2．酒皶

【症例4】　34歳，女
鼻の頭に酒皶様の毛細血管拡張を認めた（図 16・4－a）。病変部は彼女が26歳の時，妊娠5カ月の時に現れた。家族歴は特記すべきことはないが，彼女自身には蕁麻疹の既往と色素沈着を起こしやすいという皮膚の性質があった。他院で電気凝固法により治療を受けたが，あ

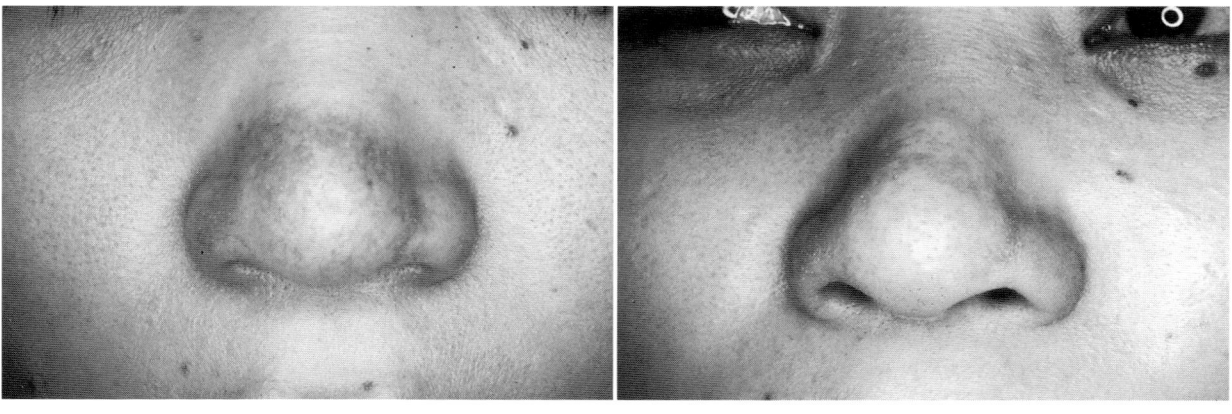

(a) 治療前。　　　　　　　　　　　　　　(b) 治療後1年。

図 16・4　症例4：34歳，女，酒皶

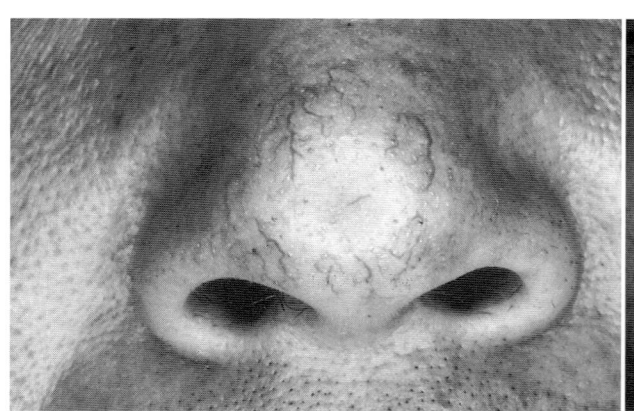

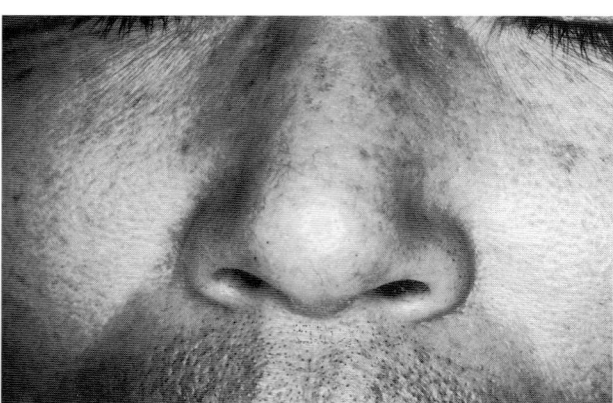

(a) 治療前。　　　　　　　　　　　　　　(b) 治療後2カ月。

図 16・5　症例5：60歳，男，酒皶

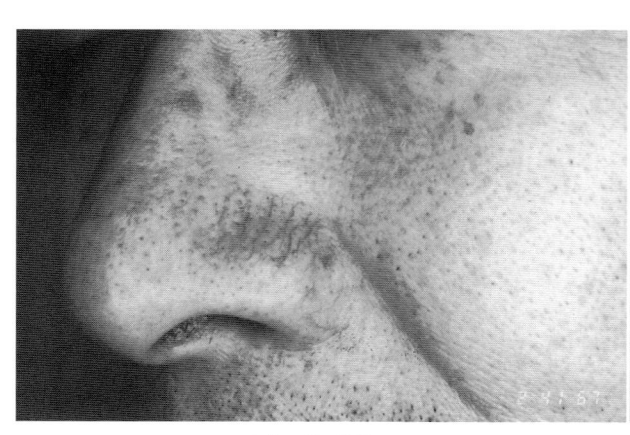

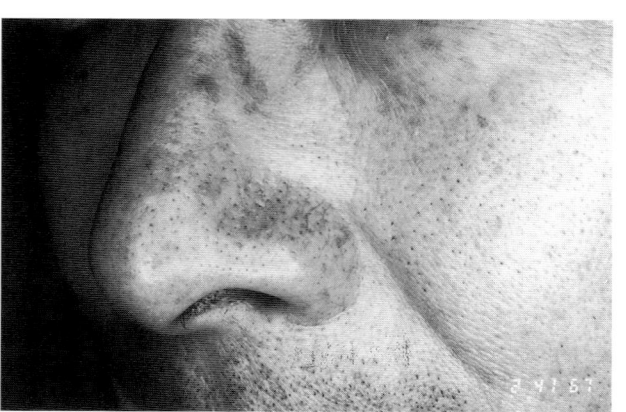

(a) 治療前。　　　　　　　　　　　　　　(b) 治療後6カ月。

図 16・6　症例6：57歳，男，酒皶

まり効果はなかった。
　病変部の表面は不均一だがなめらかで隆起があり，色素沈着，瘢痕などは認めなかった。
　色測値：正常皮膚色，8.5/2.5，6.5 YR
　　　　　病変皮膚色，5.5/3.5，10 RP
　治療：アルゴンレーザー（1.5 W，0.1 s，2 mmϕ）で豹紋法により照射された。治療後約4週間は目立った色素沈着が残っていたが，連続波830 nm　GaA1As半導体レーザー（60 mW，3 w/cm²，10 s/点）を1回2分，同時に非ステロイド性消炎剤にてコントロールした。ステロイドベースの薬は，脱色素性外用剤のアレルギーのため使用は不可能であった。治療後1年（図 16・4-b），皮膚表面と質感は正常で色素沈着なども残っていなかった。

【症例5】 60歳，男

鼻尖部の毛細血管拡張である。40歳の頃より発症した。既往歴，治療歴は特記すべきことはないが，兄弟にも同じような症状が見られた。表面は平滑で隆起なし。硬毛や色素沈着や瘢痕化は見られなかった。辺縁部は不規則，鮮明である（図16・5-a）。

色測値：正常皮膚色，6.5/2.5，6.0 YR
　　　　病変皮膚色，4.0/11.0，9.0 RP

治療：焦点外モードアルゴンレーザー（2W，0.1s，0.1mmϕ；1.5W，0.2s，2mmϕ）を使用し，末梢から中枢へ，毛細血管の枝から幹へと治療を行った。焦点光を線状の毛細血管の枝に，非焦点光を幹に使い，常に末梢から中枢に向かって照射した。1カ月間に2回治療を行った。最初の治療から2カ月後，毛細血管は消失し再発もなく皮膚の質感も正常であった（図16・5-b）。

【症例6】 57歳，男

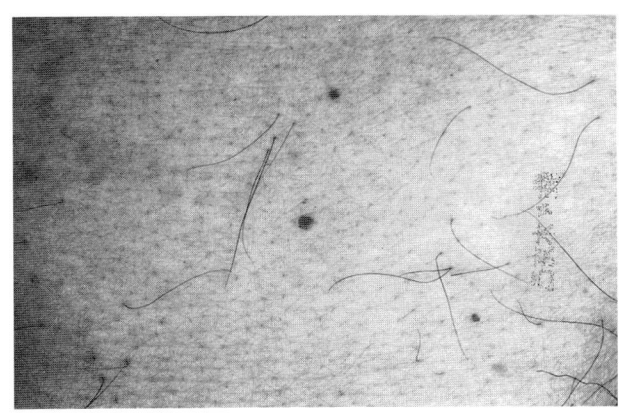

図 16・7　症例7：55歳，男，老人性血管腫

初診時，鼻翼を中心に鼻尖部，鼻翼基部，鼻腔前庭にわたる樹枝状に発達した毛細血管拡張を認めた（図16・6-a）。4～5年前より上記症状が出現してきた。

治療：色素レーザー（SPTL 1B，5.5～10 J/cm^2，2～7 mmϕ，Candela社）を2回，アルゴンレーザー（2W，0.2 sec，焦点光）を計9回，電気メス（サージトロン™出力3W針タイプ）による凝固を1回行ったが，症状は軽減しなかった。KTPダイオードレーザー（22～38 J/cm^2，3W，0.5～0.7 mmϕ）を1～2カ月ごとに計25回照射した。最終治療後6カ月，色素沈着もなく毛細血管は大幅に改善した。右鼻翼部に浅い陥凹性瘢痕が残る（図16・6-b）。

3．老人性血管腫

【症例7】 55歳，男

40歳頃より四肢，体幹に出現してきた。大きさはϕ1mm前後で赤色を呈するやや隆起した病変である。とくに症状はないが近年増加を認めるようになった（図16・7）。

治療：595 nm色素レーザーV-Beam™（12 J/cm^2，40 ms，7 mmϕ，Candela社）で治療した。2週間後に血管腫は消褪した。

4．単純性血管腫の隆起病変

【症例8】 41歳，男

生来右頬に赤色隆起のやや弾性硬の血管病変を認めた。5歳頃2～3回雪状炭酸治療を行った経験がある（図16・8-a）。

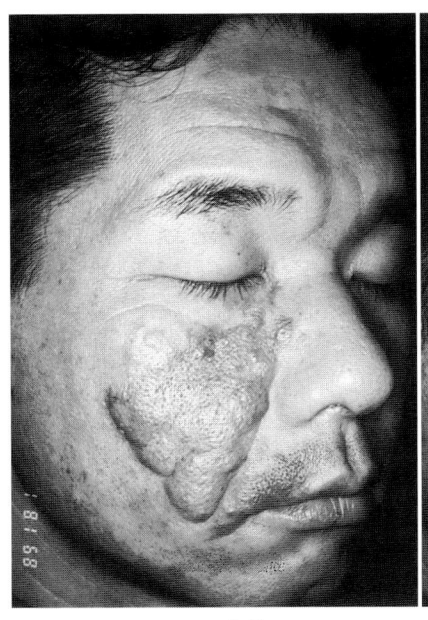

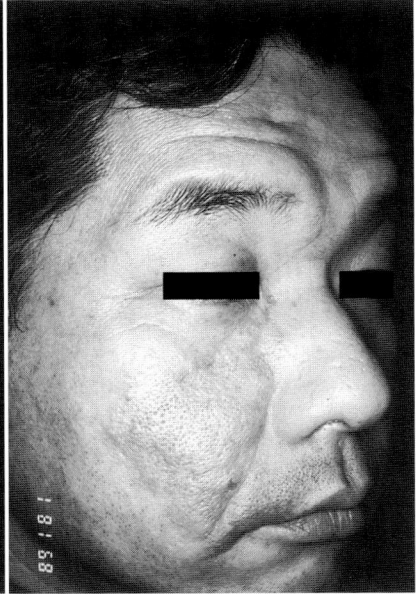

　(a) 治療前。　　　(b) 初回治療より5年後の状態。
図 16・8　症例8：41歳，男，単純性血管腫の隆起病変

治療：590 nm 色素レーザー（DO 101, 40 J/cm², 300 μs, 2.5 mmφ, 日本赤外線工業社）で 10 回点状治療を行い，SPTL 1 B（585 nm, 7 J/cm², 450 μs, 7 mmφ, Candela 社）で 4 回施行した。隆起病変に対し局所麻酔下で CO₂ レーザー（ULTRAPULSE® 2000 C, COHERENT®, ULTRASCAN Computed Pattern generator＝CPG™：3.5.5 40 W）の abrasion を行った。その後 CO₂ レーザー（2 W, 0.1 s, 焦点光）と 585 nm 色素レーザー－SPTL 1 B（7 J/cm², 450 μs, 7 mmφ, Candela 社）で 3 回治療した。初診後 5 年が経過した（図 16・8 -b）。

E 考　察

毛細血管拡張症や酒皶はその血管の太さにより使用するレーザーを使い分ける必要がある[1)2)]。現在，第一選択のレーザーは KTP ダイオードもしくは新しい色素レーザー（V-Beam™）である。これまで，毛細血管拡張症は CO₂ レーザーやアルゴンレーザー，KTP ダイオードレーザーが使用されてきた[3)]。しかし，治療直後に消褪した毛細血管が再度拡張し繰り返し治療が必要な例もあった。最近では照射時間の長い（ロングパルス）色素レーザー（V-Beam™）の登場により，再発症例が減少し治療効果の改善が見込まれるようになった。一方，単純性血管腫の隆起病変はアルゴンレーザーの非焦点光と色素レーザーの複合治療を行う[4)]。合併症は出血斑と痂皮形成で，副作用は強すぎる照射による熱傷や肥厚性瘢痕，ケロイドおよび炎症後色素沈着である[5)]。禁忌は通常のレーザーと同じく，妊娠中と光線過敏を呈する症例である。

（佐々木克己，大城　俊夫，安田　昇平）

文　献

1) Ohshiro, T.：The Role of the Laser in Dermatology an Atlas, p. 34, John Wiley & Sons, Chicheser, 1997.
2) 渥美和彦，荒瀬誠治，大城俊夫ほか編：皮膚科形成外科医のためのレーザー治療，pp. 118-120, メジカルビュー社，東京，2001.
3) 久保田潤一郎，小林美貴子：半導体励起レーザー DioLite™532 Laser System による皮膚血管性病変の治療．日レ医誌，21：115-120, 2000.
4) 大城俊夫：最小侵襲性レーザー外科．慶應医学，72(2)：99-112, 1997.
5) Hsia, J., Lowery, J., Zelickson, B.：Treatment of leg teleangiectasia using a long-pulse dye laser at 595 nm. Laser Surg. Med., 20：1-5, 1997.

17. Non-ablative laser resurfacing

SUMMARY

若返り治療といえばフェイスリフトや部分的除皺術などの手術治療が基本であったが，これらの治療法では皮膚のたるみや大きな皺は改善しても，皮膚の質感や小皺に対する効果は少ない。最近は皮膚の質感や小皺を改善する目的で，メスを使わない若返り治療としての laser resurfacing や chemical peeling などが行われるようになってきた。

これらの方法では従来，東洋人における施術後の色素沈着や瘢痕化が問題とされたが，新しいレーザー機器の開発や適切な薬剤の選択により，本邦でも導入されるようになった。患者が病変に治療効果を求めるのは当然である一方，より簡便な施術手技が開発されるに従い，施術直後から日常生活に制限が加わらない（down time のない）治療法のニーズが高まっていった。このニーズに応えるべく開発されたのがクールタッチ™レーザーであり，これによって non-ablative laser resurfacing[1,2]という概念が発生した。

クールタッチ™を用いた non-ablative laser resurfacing の実際につき，症例を供覧し紹介するとともに，すでに行われているほかの若返り術との比較検討についても言及した。

はじめに

美容外科をはじめ形成外科・皮膚科の分野においては，若返りを目的としたさまざまな治療法が考案され臨床応用がなされてきた。近年まではフェイスリフトや部分的除皺術といった手術療法，コラーゲンやヒアルロン酸の皮内注入療法がもっぱら行われてきた。最近は新しいレーザー機器の開発により laser resurfacing という施術法が開発され，メスを使わない若返り術として期待された。しかしながら，患者サイドはより高い治療効果を求める一方で，施術直後からガーゼなどの被覆，処置が不要で日常生活に制限を生じない（down time のない）治療法を求め続け，医療サイドもそれに答えるべく努力を続けてきた。そして，この問題を解決する一つの手段としてクールタッチ™レーザーを用いた non-ablative laser resurfacing が開発された。

本稿ではクールタッチ™レーザーによる non-ablative laser resurfacing について概説し，手技の実際について述べるとともに，すでに行われているさまざまな種類の若返り術との比較検討についても言及する。

A 概　　念

クールタッチ™（Laser Aesthetics 社，米国）の本体は，波長 1320 nm のロングパルス Nd：YAG レーザーのハンドピース部分に，冷却ガス噴射によるクーリング・デバイスと皮膚表面温度センサーを取り付けた形である[2]。

1966 年 Nelson ら（Beckman Lab.：UCLA；California, USA）により開発された。開発当初は局所皮膚の熱傷が多発したため，皮膚表面温度センサー，照射時間，冷却時間に改良が加えられ，1999 年には現在の形となった（図 17・1）。

クールタッチ™のハンドピースには，レーザー光の照射レンズ（①），皮膚表面温度センサー（②），クーリング・デバイスとしての冷却ガスの吹出ノズル（③）が組み込まれている（図 17・2）。フットスイッチを踏むと，皮膚表面温度センサーにより皮膚の表面温度を測定した後，冷却ガスノズルより冷却ガスが短時間噴出し照射部分の皮膚表面を冷却する。冷却ガス噴出より 10 msec 遅れてレーザー光が照射され，レーザー光照射直後に再び皮膚表面温度を測定するように設計されている。

クールタッチ™の波長は，細胞の水分に高い吸収度を

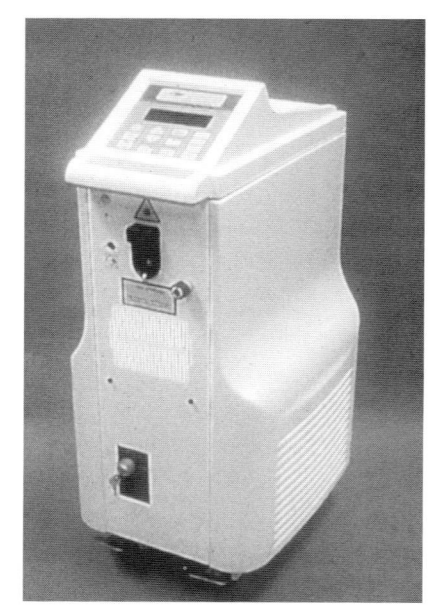

図 17・1 クールタッチ™レーザーの外観
（図17・1〜17・3：Laser Aesthetics, Inc. より提供）

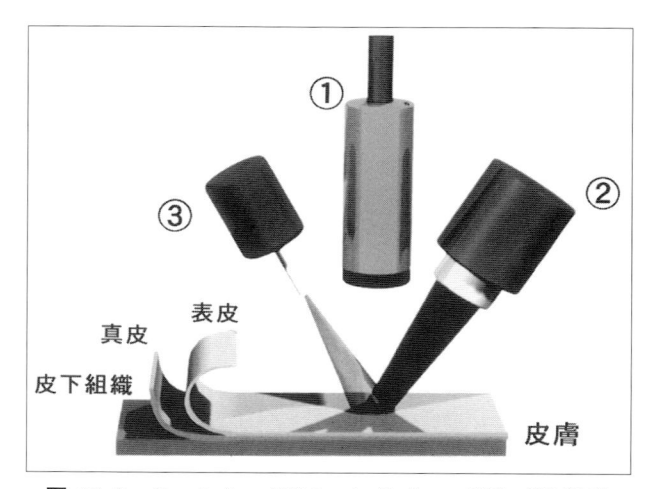

図 17・2 クールタッチ™のハンドピース構造（模式図）
①レーザー光の照射レンズ，②皮膚表面温度センサー，③クーリング・デバイスとしての冷却ガスの吹出ノズル

もつが（**図17・3**），皮膚表面の蒸散に用いられる CO_2 レーザーや Er：YAG レーザーよりも吸収度が低い波長であり，皮膚表面の冷却と組み合わせることによって表皮を蒸散することなく，真皮上層に到達してから熱エネルギーに変換されるように設計されている。また，この波長はメラニンや酸化ヘモグロビンにはほとんど吸収されないため，皮膚の色調や日焼けの有無には影響されることなく使用できる。

図17・4 は，米国におけるクールタッチ™照射前後の病理組織所見である（Dr. Weiss, R. A. より提供）。照射後6カ月では，照射前に比して明らかに真皮層のコラーゲン線維が増加し厚くなっていることが観察される。

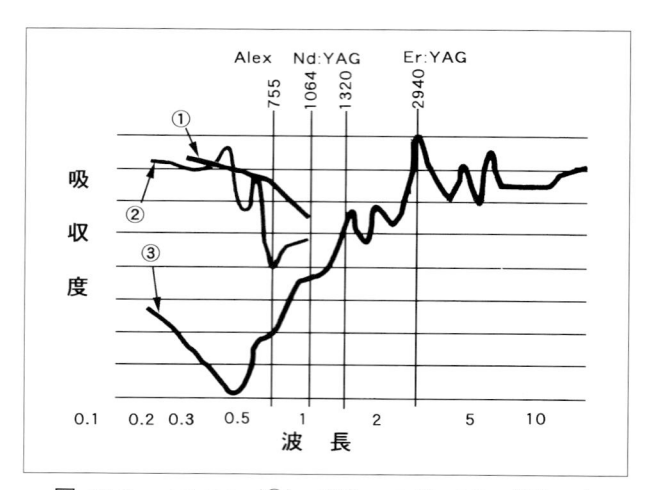

図 17・3 メラニン（①），酸化ヘモグロビン（②），水分（③）に対する吸収曲線

が得られた時点で写真撮影を行う。

B 術前の評価

若返り術を希望する症例に対して，手術療法，コラーゲン（ヒアルロン酸）注入，ボツリヌス毒素療法，クールタッチ™レーザー療法，chemical peeling などの治療法が存在する。皮膚のたるみが強い症例ではフェイスリフトや部分的除皺術などの手術療法を，限局した深い皺で即効性を求める症例にはコラーゲン（ヒアルロン酸）注入療法を，しみなどの加齢変化がおもに見られる症例では chemical peeling やルビーレーザーなどのレーザー治療を勧める。

皮膚の質感や小皺の改善を目的とする症例でクールタッチ™の適応となると判断される症例には，さらに詳しくその作用機序や施術前後の経過につき説明し，同意

C 手　　技

施術前，患者には化粧を十分に落とし洗顔を行うように指示し，その後，眼球を保護するための特殊ゴーグルを装着させ臥床させる。医師および看護婦も防御ゴーグルを装着する（**図17・5**）。

麻酔は不要であるが，疼痛の強い患者や希望する場合には，照射の1〜2時間前よりリドカインテープ（ペンレス®：日本レダリー株式会社）の貼布を行っておく場合もある。

まず初めに照射前の皮膚表面温度を計測し，テスト照射用の照射エネルギー量を決定する。テスト照射を1回行い，照射後の皮膚表面温度が45℃以上にならないことを確認し，本照射のエネルギー量を決定する。通常

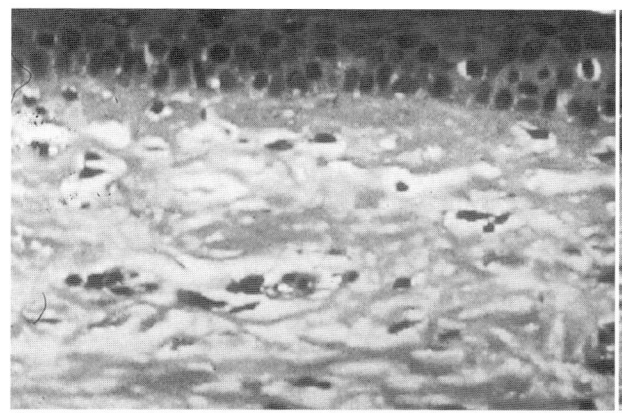

(a)照射前。 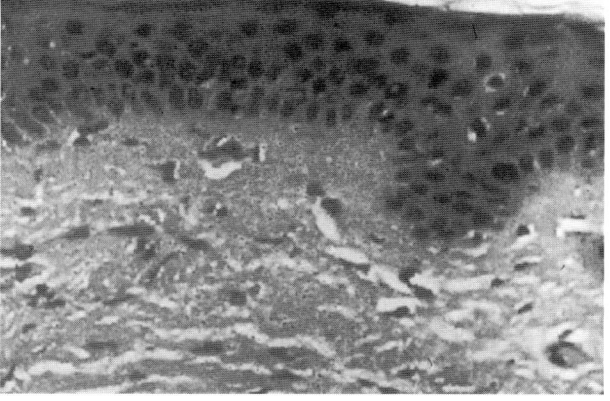　　　　　　　　　　　　(b)照射後。真皮層のコラーゲン線維密度が高くなっていることが観察される。

図 17・4　クールタッチ™レーザー照射前後の病理組織所見（Dr. Weiss, R. A. より提供）

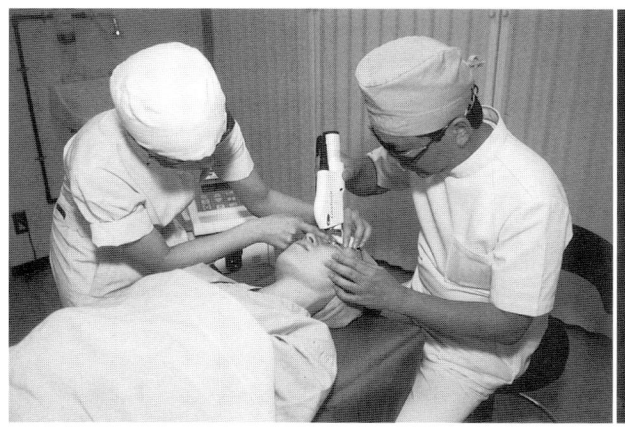

(a)実際に照射を行う場合の施術配置。 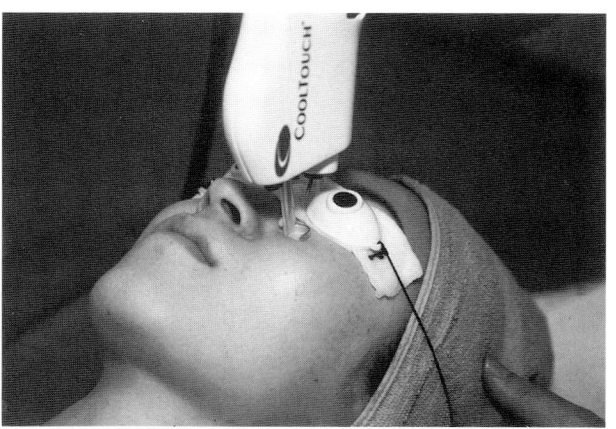　　(b)下眼瞼周囲に限らず，眼球保護の特殊ゴーグルを装着する。

図 17・5　手技

33～35 J/cm² を初回照射時の基準とし，ほかのレーザー療法と同様に回数を重ねるにつれ照射エネルギー量を増していく。

D 術後管理

照射終了後ステロイド含有軟膏を塗布し，20～30分の氷冷を行う。氷冷終了後はガーゼなどによる被覆は不要であり，サンスクリーンを数カ月使用するよう指導する。化粧を希望すれば許可する。照射後2日間は，1日1回就寝前にステロイド含有軟膏を患者自身が塗布する。

ごくまれに膨疹状の硬結が1～2日持続することがあるが，表皮のびらんや水疱形成などの合併症はほとんどなく，あったとしても数日で軽快している。

E 症　例

【症例1】49歳，女（図 17・6）
下眼瞼から頬部の rejuvenation を希望して来院した。クールタッチ™を選択し，13回の照射を行った。下眼瞼の小皺が減少し，頬部の毛穴の萎縮が著明に確認された。

【症例2】50歳，女（図 17・7）
目元の rejuvenation を希望して来院した。各種の治療法につき説明後クールタッチ™を選択し，6回の照射を行った。下眼瞼の張りが強くなり，下眼瞼外側で上方に引き上げられる傾向を認めた。

【症例3】49歳，女（図 17・8）
顔全体の rejuvenation を希望して来院した。各種の治療法につき説明後クールタッチを選択し，5回の照射を行った。下眼瞼中央部分で著明な皺の減少を確認し，患者自身も顔全体の皮膚の質感が改善したと満足している。

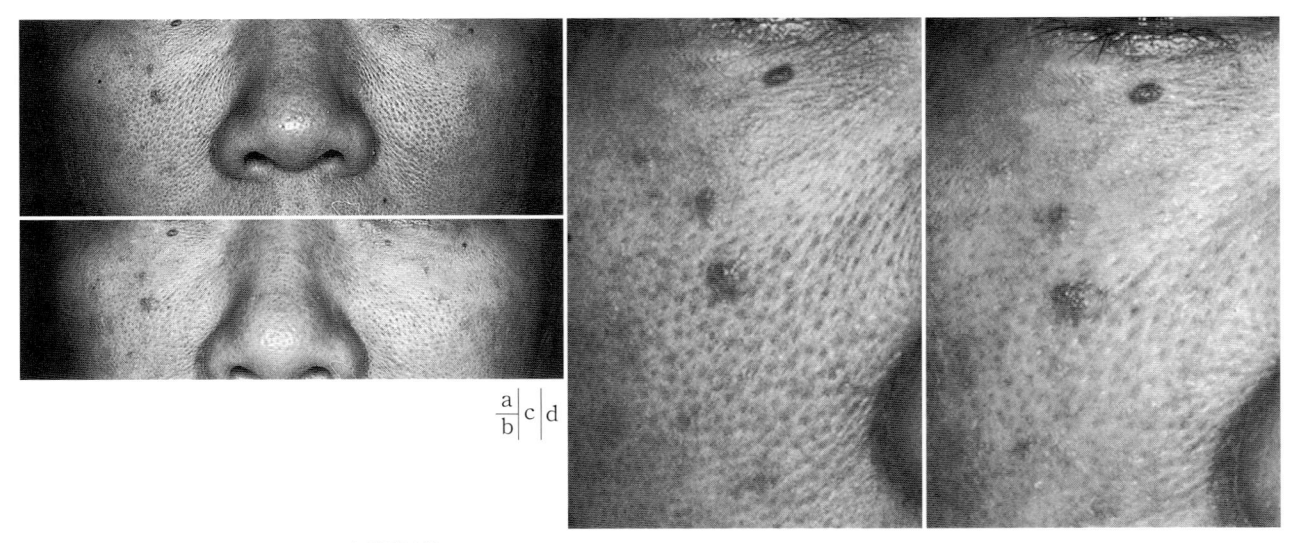

(a)照射前。
(b)13回照射後1カ月の状態。毛穴の凹凸が減少している。
(c)下眼瞼から頬部の拡大像。照射前。
(d)13回照射後1カ月の状態。毛穴に明らかな差を認める。

図 17・6 症例1：49歳，女。

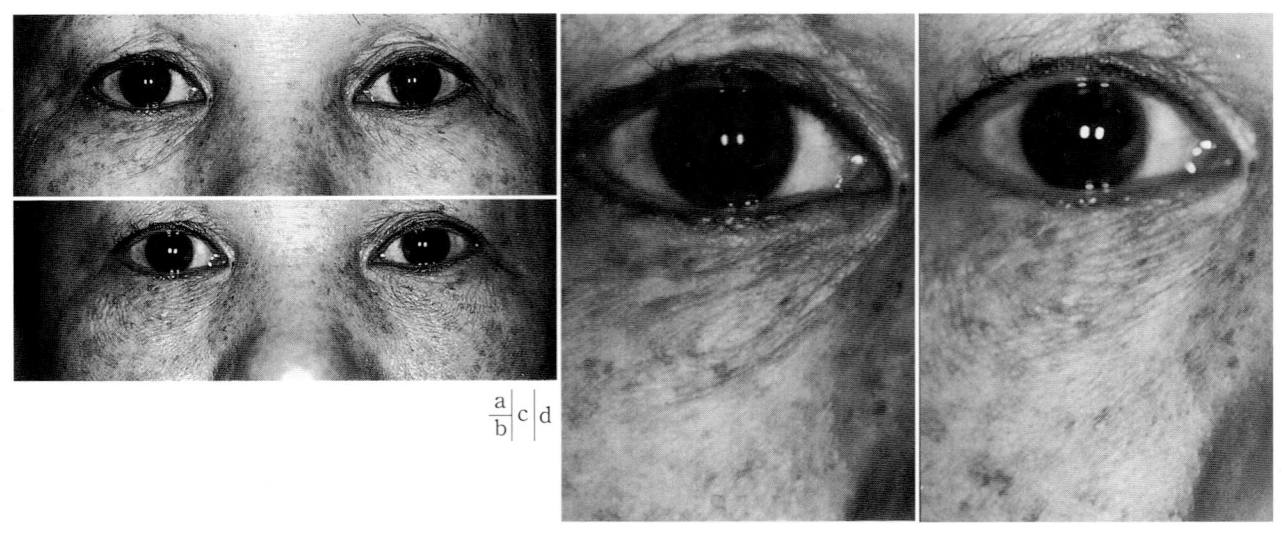

(a)照射前。
(b)6回照射後6カ月の状態。下眼瞼の皺の流れに変化を認める。また外側で上方への引き上げを認める。
(c)下眼瞼の拡大像。照射前。
(d)6回照射後6カ月の状態。皺の深さの違いを確認できる。

図 17・7 症例2：50歳，女

F 考　　察

　顔面の若返り術にはフェイスリフトや部分的な除皺術，コラーゲンやヒアルロン酸の注入術，脂肪注入術，ボツリヌス毒素注射術，laser resurfacing などのさまざまなものがある。
　まずフェイスリフトなどの手術的治療法は大きな皺やたるみに対してかなり有効で，満足度も非常に高いが，ちりめん様の小皺の改善効果はあまり期待できない。治療後1～2週間は入浴・洗髪の制限があり，腫脹が消退し社会復帰するにはさらに時間を要する。また，血腫や感染症，末梢神経障害などの合併症に対する不安も大きい。
　皺に沿ってコラーゲンを注入するコラーゲン注入法は，世間一般に広く知られている。手術時間が短く傷跡が残らないなど，日常生活を送るにあたって支障の少ない治療法である。ただし体内に注入したコラーゲンは時

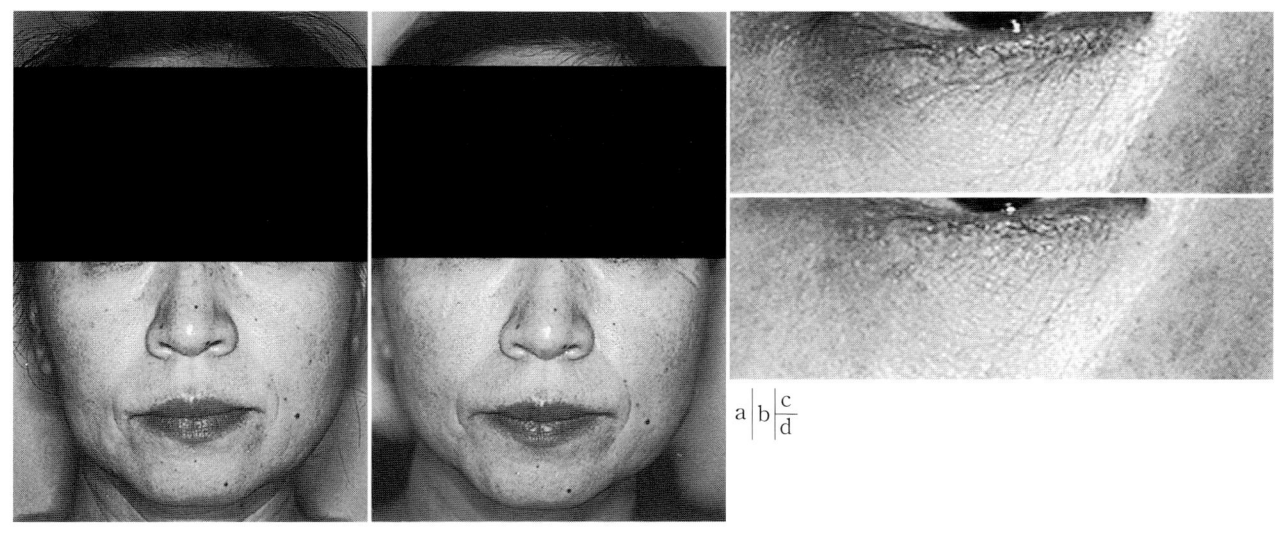

(a)照射前。
(b) 5回照射後4カ月の状態。顔全体の写真では大きな変化を認めない。
(c)下眼瞼の拡大像。照射前。
(d) 5回照射後4カ月の状態。中央部で皺の減少が確認できる。

図 17・8 症例3：49歳，女

間がたつと吸収されるので，6～12カ月おきに繰り返し治療を受けなくてはならない。また，少数ではあるがコラーゲンに対して，アレルギー反応（異物反応）を示す患者がいるので，事前にコラーゲンテストを行う必要がある。遅延型アレルギーを予防するためには，コラーゲンテストから実際の注入まで約1カ月を要する。コラーゲンよりも安全性が高いとされるヒアルロン酸であっても，注射針の刺入による出血や疼痛は避けられない[3]。

脂肪注入術はコラーゲン注入法と異なり，注入する脂肪を患者から採取する必要があるため，余分な手術時間がかかる。採取する脂肪の少ない痩せた患者も適応とはならない。しかし，手術療法に比して傷が目立たず，いわゆる"皺・くま"の改善には有効であり，何よりも自家組織であり異物ではないということが，ほかの手術法よりも患者にとって安心感を与える。しかし，失明などの合併症も報告されており注意を要する[4]～[6]。

ボツリヌス毒素（Botox®：Allergan, USA）を顔面表情筋に注入し，筋の緊張度を解除し皺を軽減する治療法はボトックス療法として，脚光を浴びている。コラーゲン法より簡便でアレルギー反応もないとされる安全な方法であるが，効果発現に数日を要しながらも数カ月で効果が減弱すること，繰り返し使用することで抗体産生が起こり効果が得られなくなる，あるいは逆に神経軸索の疲弊や筋線維の廃用性変化による持続期間の延長が起こるなどの問題点があるとされる[7][8]。

レーザーで表皮および真皮表層を削り，皮膚表面の新鮮化を図ると同時に真皮層のコラーゲン線維にshrink-age や新生を促すことで皮膚の張りを得る laser resurfacing[9]～[12]は，ちりめん様の小皺や大きな痤瘡後瘢痕など，皮膚面の凹凸が目立つ患者に対しての優れた治療法である。レーザーとしては，ウルトラパルス CO_2 レーザー[9]～[12]，パルス YAG レーザーや Er：YAG レーザー[12][13]などが用いられている。治療後の皮膚の触感，外観，質感などは，かなり正常皮膚に近い状態まで回復し効果の高い方法であるが，上皮化まで約10日間前後のガーゼによる被覆や感染の危険性，高度の色素沈着，発赤の遷延化などの合併症に対する患者の不安も大きい。ちりめん様の皺や薄い皺の治療では，ほかの合併症の少ない治療法が優先されることとなるので，十分な注意が必要であるといえよう。

最後に，クールタッチ™の長所・短所とほかの治療法との比較を**表17・1**にまとめた。治療直後から入浴，洗髪や化粧などが制限されず，日常生活に大きな支障を来すことはなく，小皺・軽度の痤瘡後瘢痕に有効である。ただし大きな皺やたるみには効果がなく，客観的な比較が困難であり，主観的評価に頼る度合いが大きいことが短所といえる。今後，ビデオマイクロスコープや皮膚のレプリカを用いた評価法などによる定量的な評価を行う必要性がある。

まとめ

世間一般における若返り術の治療を受ける患者のニーズは，処置に要する時間やdown timeの短い治療法に移

表 17・1 クールタッチ™の長所・短所とほかの治療法との比較

	長 所	短 所
クールタッチ™	・疼痛軽度，麻酔（ペンレス程度） ・表皮損傷（－） ・ガーゼ不要 ・即時，メーク可能 ・小皺，痤瘡後瘢痕（軽度）に有効 ・down time がほとんどない	・ときに合併症（発赤，膨疹状硬結） ・大皺には無効 ・客観的評価（定量的評価）が困難 ・人により満足度が異なる
フェイスリフト	・大皺，たるみに有効 ・凹凸の改善に有効 ・満足度が高い	・小皺は取れない ・手術侵襲が大きい ・合併症が多い（神経損傷，血腫，感染など） ・社会復帰に1～2週間かかる ・麻酔の問題（局所麻酔薬中毒・全身麻酔）
コラーゲン注入	・短時間 ・傷がほとんどない ・翌日からメークが可能	・アレルギー（異物反応） 　遅延型過敏反応 　日光アレルギー ・注入物が体内に吸収される ・6～12カ月ごとに繰り返す必要 ・紫斑，硬結
脂肪注入	・いわゆる「クマ」（陥凹）の改善に有効 ・皺の改善に有効 ・傷がほとんどない ・異物ではない	・手術手技が煩雑 ・手術時間が長い ・down time が長い
ボツリヌス療法	・短時間 ・安全性が高い ・傷がほとんどない ・翌日からメークが可能	・即効性に乏しい ・繰り返すことで効果が低下する（抗体産生）
laser resurfacing	・出血（－） ・創傷治癒が早い ・回復後は正常皮膚に近い 　（外観，質感，触感など）	・ガーゼによる被覆（24時間，7～8日） ・発赤の遷延化 ・色素沈着（消失に4～8カ月） ・白色瘢痕，ケロイド，その他 ・麻酔の問題（局所麻酔薬中毒・全身麻酔）

りつつある。クールタッチ™は，それらのニーズに沿ったレーザーといえる。

　これは線維芽細胞を刺激してコラーゲン線維を真皮内に新生させようとする画期的なレーザーであり，今までの経験では高い効果が得られているとはいうものの，効果の客観的評価が比較的困難であり，主観的要素が大きいため，施術前に十分なインフォームドコンセントが望まれる。　　　　　　　　　　　（衣笠　哲雄，土井　秀明）

文　献

1) 衣笠哲雄，土井秀明：Non-ablative laser の使用経験．トータルアンチエイジング―最新抗老化療法の実際―（第1版），pp. 53-62，メディカル・コア，東京，2001．
2) Kelly, K. M., Nelson, S., Lask, G. P., et al.：Cryogen spray cooling in combination with nonablatie laser treatment of facial rhytides. Arch Dermatol., 135：691-694, 1999.
3) 土井秀明，小川　豊：注入用コラーゲンの消長―動物実験における超軟X線画像による検討―．日本美容外科学会会報，17（4）：204-207，1995．
4) 市田正成：私の行っている脂肪注入法（第1報）その手技と症例．日本美容外科学会会報，18（4）：150-158，1996．
5) 衣笠哲雄：脂肪注入法について（第1報）―頬部陥凹の治療―．日美外報，14（2）：106-112，1992．
6) 尾郷　賢：脂肪吸引・注入術の合併症：文献的考察．日美外報，19（2）：94-98，1997．
7) 梶　龍兒，目崎高広：第2章ボツリヌス毒素の基礎知識．ジストニアとボツリヌス治療（第1版），pp. 16-43，診断と治療社，東京，1996．
8) 早川宏司，白壁武博，出口正巳ほか：ボツリヌス毒素を用いた顔面皺の治療．トータルアンチエイジング―最新抗老化療法の実際―（第1版），pp. 73-90，メディカル・コア，東京，2001．
9) Apfelberg, D. B.：Ultrapulse carbon dioxide laser

with CPG scanner for full-face resurfacing for rhytids, photoaging, and acne scars. Plast Reconstr. Surg., 99：1817-1825, 1997.

10) 土井秀明：UltraPulseCO$_2$ Laser の臨床使用経験. 第18回日本レーザー医学会大会大会論文集，pp. 129-132, 1997.

11) 土井秀明, 小川 豊, 立花 勇：コヒレント社製 UltraPulse (tm) 炭酸ガスレーザーの使用経験. 日本美容外科学会会報, 20（2）：77-82, 1998

12) 土井秀明, 小川 豊：Laser resurfacing の実際―おもに炭酸ガスレーザーと Er・YAG レーザーについて―. 形成外科, 42（9）：825-831, 1999.

13) 土井秀明, 小川 豊, 波床光男：エルビウム・ヤグレーザー (MCL-29) による良性皮膚色素性疾患の治療. 日本形成外科学会会誌, 20（2）：90-99, 2000.

V. その他の方法

18. Microdermabrasion

SUMMARY

Microdermabrasion は，1985年イタリアで開発された，酸化アルミニウムの微小粒子を肌に吹きつけて物理的に皮膚の表面を剝離する方法である。当初ヨーロッパで盛んに行われていたが，1994年アメリカに紹介され，現在多くのクリニックおよびエステックサロンで行われている。その適応は加齢による皺，瘢痕，座瘡，皮膚線条など多岐にわたっている。

この治療法のもっとも優れている点は，日常生活に支障がなく，治療を受けた直後から患者の満足度が得られることであろう[1]。Microdermabrasion の実際の治療方法，結果について具体的に述べた。

はじめに

Microdermabrasion は現在，日本ではクリスタル・ピールという名前で知られているが，クリスタル・ピールとは microdermabrasion の機械の商標名の一つであるため，治療の方法の名称としては欧米で汎用されている microdermabrasion が妥当と思われる。

Microdermabrasion は1995年イタリアで開発された酸を用いず，酸化アルミニウムの微小粒子を吹きつけて物理的に表皮剝離（exfoliation）を起こす方法である。Fitzpatrick の皮膚分類において I〜VIまで広く行える安全かつ手軽に行える治療法として，欧米ではランチタイム治療といわれている[2,4]。

α-ハイドロキシ酸（以下 AHA）を用いた chemical peeling と大きく異なる点は，部位によってその表皮剝離の強さを明白にコントロールできる点であろう。

Microdermabrasion は日常生活に支障なく，治療直後の肌の感触から患者の満足度が高い治療法として，1998年米国で大きく普及した。1999年，筆者が米国の皮膚科医を訪ねた際，その医師が「No matter what, patients just love it」と語り，筆者はその頃すでに数カ月間の経験があったが，彼の言葉は筆者の感想を正しく表現したものであった。

表皮剝離のレベルの治療にはやはり限度はある。AHAの治療が患者に過度な期待を抱かせ，その結果一部の患者を失望させた経緯もあるため，その適応を見極め，正しい治療方法を行っていく必要があるであろう。

Microdermabrasion の適応，治療，結果そして機械の選定について検討する。

A 概 念

Microdermabrasion は酸化アルミニウムの微小粒子を吹きつけて皮膚の表面を剝離し，基底細胞を活性化させることにより皮膚の再生を促す方法である[5,6]。

1986年ヨーロッパでこの治療が開始され，1996年米国でも始まった。The American Academy of Cosmetic Surgeons によると1999年アメリカ合衆国内で4億3400万回の治療が行われたと報告されている。1クールの治療を6回としても7千万クール以上行われた計算であり，約2億7千万の全米人口を考えると，現在の米国では非常に一般的な治療になりつつあるといえよう。

現在日本では医療機関向け，エスティックサロン向けに数社が販売しているが，治療を行うにあたっては特殊な機械を必要とする。基本的にはハンドピースの先端から酸化アルミニウムの微小粒子（約100ミクロン）を吹きつけ，同時に陰圧を掛けて肌に当たった粒子および剝離された皮膚の表層の角質を回収する。ハンドピースが皮膚に密着した時点で機械が作動され，粒子の吹きつけおよび吸引が開始される[5]。機械によっては吹きつけの強さと吸引の陰圧の強さをそれぞれ設定できるものと，その両者が同じものがある。

筆者が使用している Skin Renewer 51® （Medicamat

表 18・1　Microdermabrasion 用機械

機種名	製造元	日本での販売元	フットペダルの有無	粒子の交換
Skin Renewer®	Medicamat 社（フランス）	おんでこ社	有	充填式
Crystal Peel®	Smart Peel 社（米国）	J-Mec 社	無	カートリッジ式
Skin Scape Pluse®	Coherent 社（米国）	Coherent Star 社	有	カートリッジ式

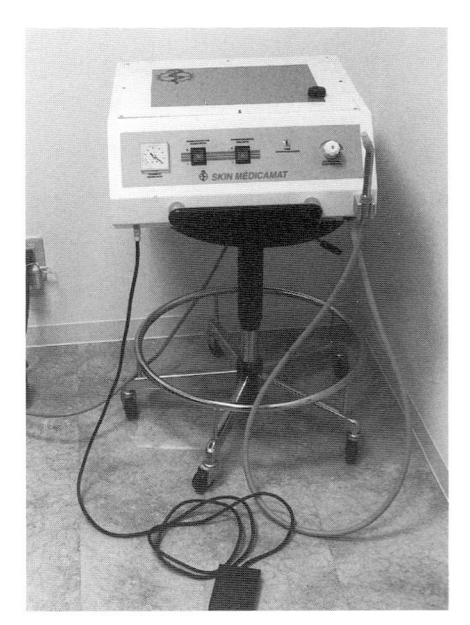

図 18・1　Skin Renewer 51®

社，フランス，図18・1）は吹きつけと吸引は同じ設定であるが，とくにその効果に不満はない。一度皮膚に吹きつけ回収された粒子は，衛生面を考慮して再使用はしない。

現在知りうる範囲内では日本国内で医師向けの機械を販売している会社は3社である（表18・1）。米国では数十社が販売しており，それぞれ特徴があるが，エスティックサロン向け，医療機関向けの機種を販売している会社がほとんどである。一般にエスティックサロン向けと医療機関向けではその吹きつけと吸引の力が異なる。おもに医療機関用として販売されている機種にはフットペダルがついていて，これを踏むことによってより強い剥離作用を得ることが可能なものもある。

治療は1～2週間に一度で，6回の治療を1クールとする[1]。その目的により何クール必要かは異なる。

B 術前の評価

適応は浅い皺，瘢痕，痤瘡，皮膚線条などである。色素異常，毛細血管拡張症，深い皺などは microdermabrasion 単独の治療では改善が困難である[1]。しかし，皮膚のターンオーバーを改善することでトレチノイン酸やハイドロキノンの外用剤の浸透を補助すると思われる。

患者が初めて来院した際，質問用紙を配り記入してもらう（表18・2）。一般的にトレチノイン酸は治療の前後2日間は使用しない。AHAも前後の1日間は使用しない。日本ではあまり使用されていないが，Accutane®（Isotretinoin の内服薬で米国では痤瘡治療薬として使用されているが，反面創傷治癒を遷延させる可能性がある）を服用している場合も十分注意深く治療を行う必要があるであろう。

Peeling を行う際に常に考慮されるべき問題は口唇ヘルペスの既往であるが，microdermabrasion の治療後ヘルペスの再発が2例見られたとの報告がある[6]。しかし，筆者はヘルペスの既往のある患者5名に治療を行ったが，再発例の経験はない。また，ヘルペスの再発が見られた症例でも，抗ウイルス剤の使用により瘢痕を残すことなく治癒していると報告されている[6]。

筆者は微小出血斑が見られるほどの治療はほとんど行っておらず，表皮剥離にとどまる治療ではヘルペスの再発は非常にまれであると考える。

米国では医師によっては深い laser resurfacing や chemical peeling のプライミングに最適であるといわれているが，有色人種の場合には炎症性色素沈着を考慮すると，microdermabrasion 単独でのプライミングは危険ではないかと懸念している[7]。

C 手　技

1．術前処置

とくにプライミングは必要としないが，治療2日前からトレチノイン酸，1日前からグリコール酸の使用を中止する。

2．基本手技

1クールを6回として1～2週間の間隔で治療を行う。瘢痕や皮膚線条は2クールを目安に，皺や痤瘡は1クール終了後に経過を観察して3～4週間に一度の間隔で継続する。

患者には来院後，化粧を落とし，洗顔を行わせる。首

表 18·2　Microdermabrasion 問診表

記入年月日＿＿＿年＿＿＿月＿＿＿日　　カルテ番号：＿＿＿＿
氏名；＿＿＿＿＿＿　生年月日；＿＿＿年＿＿＿月＿＿＿日　職業；＿＿＿
住所＿＿＿＿＿＿＿＿＿＿＿＿＿＿＿＿＿連絡先番号電話；＿＿＿＿＿＿

- 過去に同様の治療を受けた事が有りますか？
    いいえ　　はい（いつ？＿＿＿＿頃，何処で？＿＿＿＿何回？＿＿＿）

- フルーツ酸のケミカル・ピールを受けた事が有りますか？
    いいえ　　はい（いつ？＿＿＿＿頃，何処で？＿＿＿＿何回？＿＿＿）

- その他の皮膚の治療を受けた事がありますか？
    いいえ　　はい（いつ？＿＿＿＿頃，何処で？＿＿＿＿何回？＿＿＿）

- 口唇ヘルペス（俗にいう風邪の花）の既往は有りますか？
    いいえ　　はい（最後はいつですか？＿＿＿＿頃）

- Accutaue（米国製ニキビ治療薬）を服用した事は有りますか？
    いいえ　　はい（いつ？＿＿＿＿頃，期間は？＿＿＿＿ヶ月）

- 次の外用剤を使用していますか？
    Retin A　　　Renova　　　フルーツ酸　　　いいえ
    その他医療機関から処方されている外用剤（＿＿＿＿＿＿＿＿＿＿）

- コンタクトレンズを使用していますか？
    いいえ　　はい

相談したい内容は？

・シミ　　　　・ニキビ　　　　・傷跡　　　　・シワ

・ニキビ痕　　・皮膚線条（肉割れ）　・その他＿＿＿＿＿＿＿

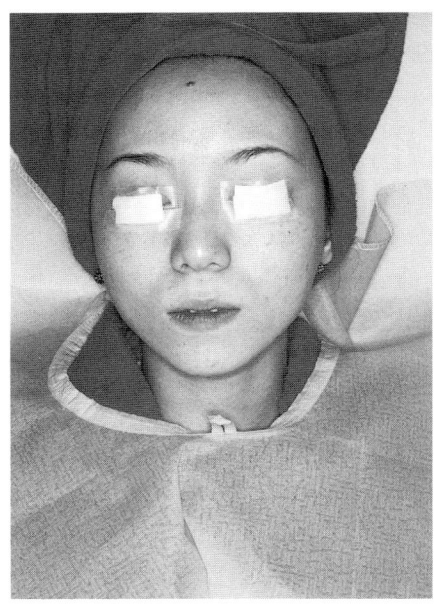

図 18·2　眼球の保護

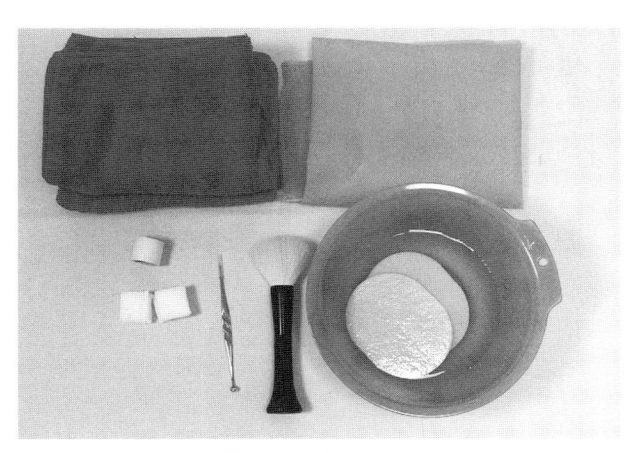

図 18·3　使用器具

まで治療を行うため，襟の高い洋服を着用している場合は術衣に着替えさせ，ヘアバンドで耳から生え際を覆う。コンタクトレンズ使用者はレンズを外させ，治療ベットに寝せる。眼球は水で濡らしたカット綿で保護する（図 18·2）。図 18·3 に準備する器具を示す。

表 18·3 Microdermabrasion 用カルテ

	治療日	AHA の併用	イオン導入の併用	パック	真の有無
第1回目					
第2回目					
第3回目					
第4回目					
第5回目					
第6回目					
第7回目					
第8回目					
第9回目					
第10回目					
第11回目					
第12回目					

氏名＿＿＿＿＿＿＿＿＿　　カルテ#＿＿＿＿＿

目的：＿＿＿＿＿＿＿＿＿＿＿＿＿＿＿＿＿

ホーム・ケア＿＿＿＿＿（　月　日）　＿＿＿＿＿（　月　日）

コメント＿＿＿＿＿＿＿＿＿＿＿＿＿＿＿＿

　第1回目の治療にあたり，筆者は陰圧を Skin Renewer 51® の最小設定である 20 cmHg（治療時）にし，基本的には1パスとしているが，治療の翌日，汗がしみたと訴える患者もいる．初回治療時に痛みを訴える患者もいるが，麻酔は必要としない．

　回数を重ねるに従い患者は治療に慣れていき，痛みもあまり感じなくなる．そのため陰圧も 30～40 cmHg と上げていけるようになり，必要に応じて数パス行うことが可能になる．痤瘡後瘢痕などの瘢痕および皮膚線条の治療目的では，事前に患者の承諾を得た上で2，3日後に表皮剥離が見られる程度の治療を行う．瘢痕の治療に際して，この点が非常に大きなポイントであると考える．

　初めての治療においては行わないが，2回目以降は前回の治療後に刺激感を訴えなかった場合は，まずアルコールで清拭後，低濃度の AHA による chemical peeling を行う．自分の使い慣れた低濃度の peeling 剤を使用するとよいであろう．Peeling との併用の目的は以下の通りである．治療回数が増すに従い，その効果を高めるため microdermabrasion を強くしていく必要がある．しかし，ただ単に陰圧を高くしていくと吸引による発赤や溢血斑が出現するなどの不快感が増す可能性がある．そこで AHA peeling で全体を薄く剥離し，必要な部位をより深く剥離するわけである．

　治療間隔は一般的に2週間に一度といわれているが，瘢痕治療の目的では1週間に一度を目安に治療を行った方が効果を上げやすいと筆者は考えている．

　活動性痤瘡の治療に際しては治療後，面皰圧子を用いてコメドを排出する．

　治療終了後に再び洗顔させ，0.5% Hydrocortisone と日焼け止めを塗布する．なお治療後，筆者は患者の肌に

(a, b) 治療前。　　　　　　　（c, d) 12回施行後。　　　　　　（e, f) 24回施行後

図 18・4　症例1：22歳，女

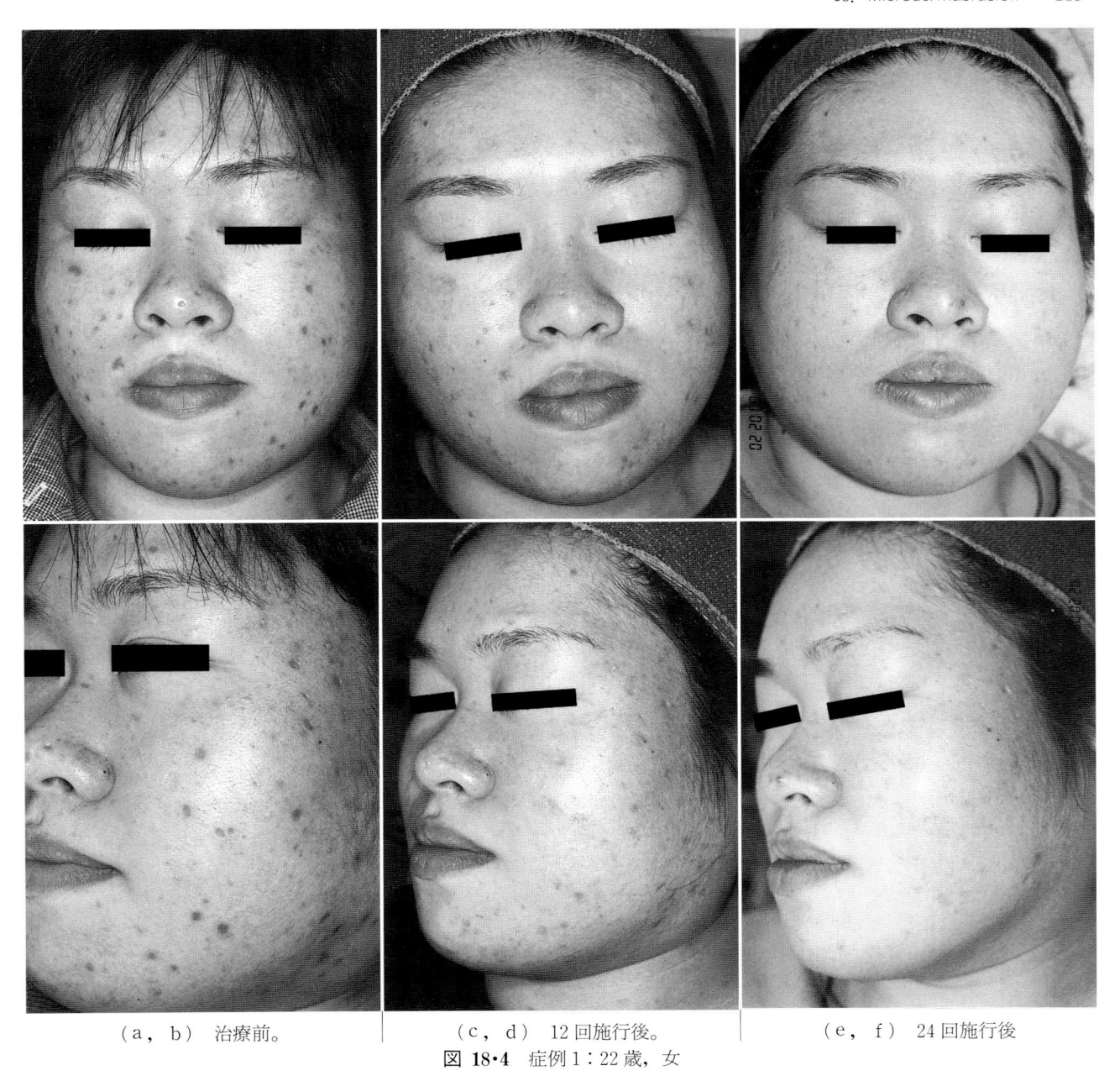

合わせてパックを行っているが，補助的な意味あいであり必須ではない。

Micordermabrasion 用に別のカルテ用紙を用意している（**表18・3**）。これを見ることでだいたいの治療経過が把握できる。

3．ホームケアー

活動性痤瘡ではトレチノイン酸やそれに類似するビタミン A の誘導体，AHA, Benzol Peroxide などのホームケアー製品を症状と患者に日常生活に合わせて使用している。浅い皺にもトレチノイン酸を併用することが多いが，microdermabrasion 単独でもある程度の改善は可能である。しみは microdermabrasion 単独で改善することは困難であるが，ハイドロキノンやトレチノイン酸の浸透を補助するという点では効果がある。化粧のりやくすみの改善は micordermabrasion 単独で治療直後から得られる。

D 症　　例

【症例1】　22歳，女（図 18・4）

1年前に受けた上口唇母斑切除術および6カ月前に発症した水痘の瘢痕を主訴に来院した。

ほぼ1週間に一度の割合で microdermabrasion を施行した。3回目以降は AHA による chemical peeling を併用し，瘢痕部は2, 3日後に表皮剥離が見られるように数パスを繰り返した。内服，外用などの薬剤併用療法は行っていない。上口唇の手術後の肥厚性瘢痕および水

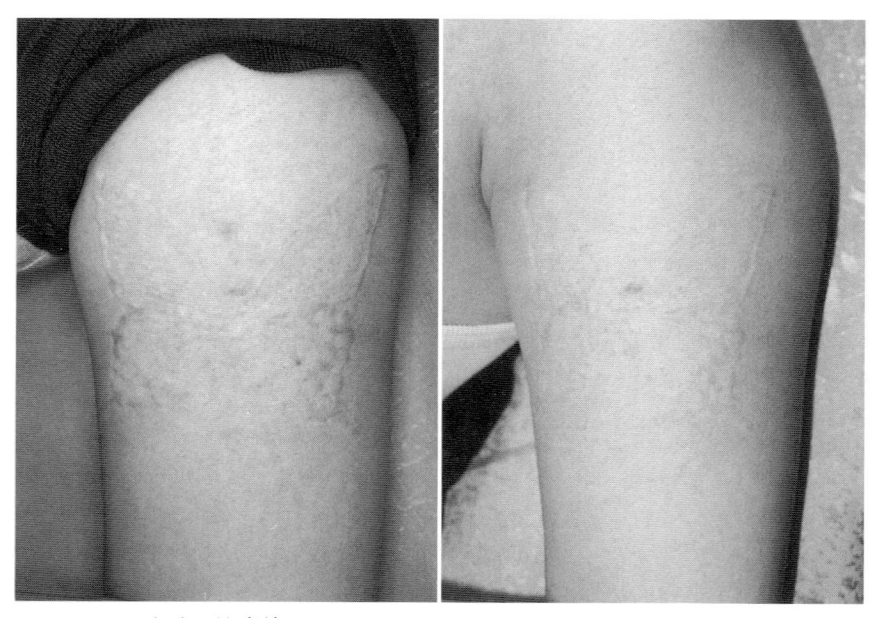

(a) 治療前。　　　　　　　　　(b) 12回施行後。
図18・5　症例2：29歳，女

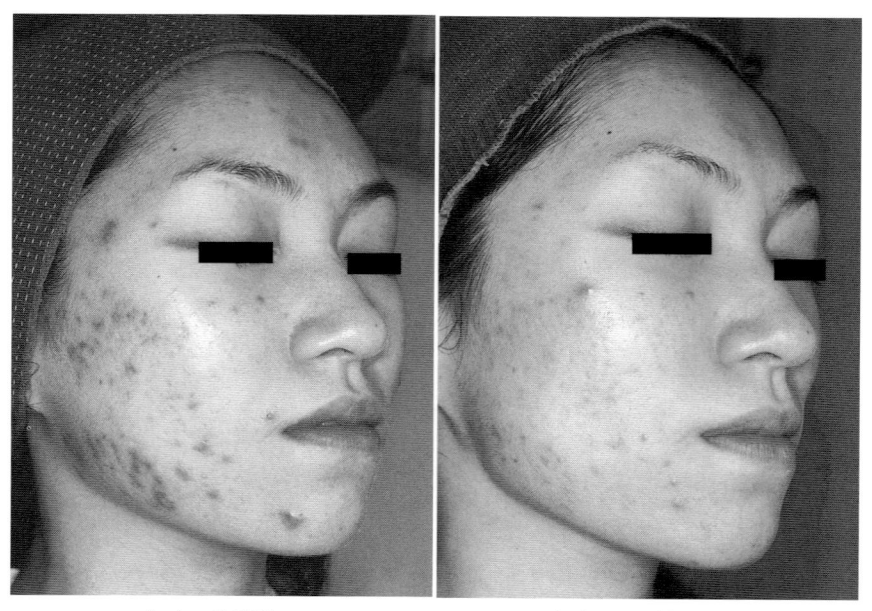

(a) 治療前。　　　　　　　　　(b) 6回施行後。
図18・6　症例3：27歳，女

痘後の陥凹瘢痕の著明な改善が見られる。また，治療の副産物として痤瘡の改善も見られた。

【症例2】　29歳，女（図18・5）

Qスイッチルビーレーザーにより左上腕の刺青の除去治療を受けた。色素はかなり改善したものの，機械彫りによる膨隆した瘢痕が残った。

1週間に一度の割合で microdermabrasion を施行した。症例1と同様に AHA による chemical peeling を併用し，かつ数パス繰り返した。12回終了後，瘢痕の平坦化が見られた。

【症例3】　27歳，女（図18・6）

難治性痤瘡を主訴に来院した。1～2週間に一度の割合で microdermabrasion を施行した。3回目以降は AHA による chemical peeling を併用し，かつ面皰圧子によるコメド圧出を行った。また，自宅で AHA によるホームケアーを行わせた。内服薬の併用は行っていない。6回終了後，痤瘡の改善が見られ，現在は4週間に一度の割合で継続している。

【症例4】　23歳，女（図18・7）

痤瘡後瘢痕を主訴に来院した。6回終了後，痤瘡後瘢痕の改善が見られた。

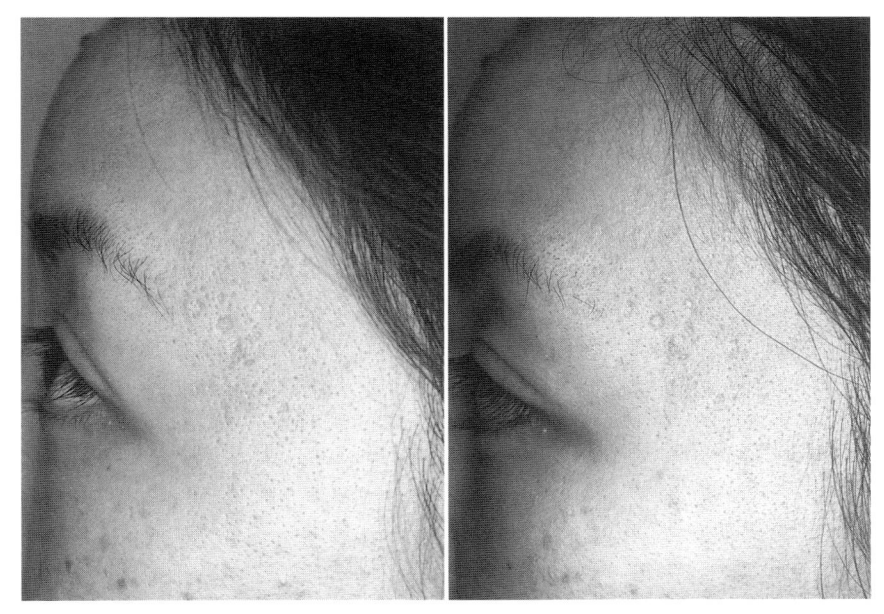

(a) 治療前。　　　　　　　(b) 6回施行後。

図 18・7　症例4：23歳, 女

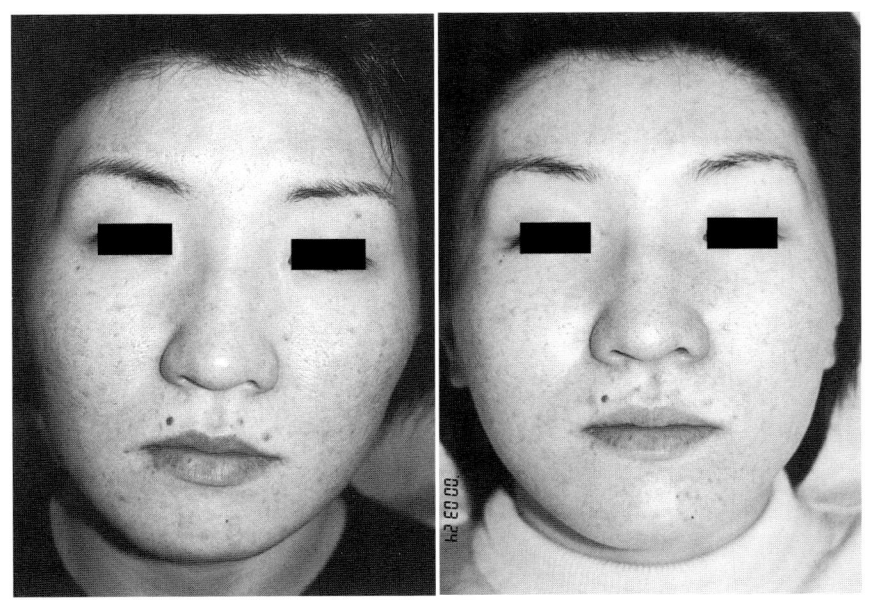

(a) 治療前。　　　　　　　(b) 5回施行後。

図 18・8　症例5：29歳, 女

【症例5】　29歳，女（図18・8）

痤瘡後瘢痕を主訴に来院した。5回終了後，痤瘡後瘢痕の改善とともに肌のくすみ，肌質の改善が見られた。

E 考　　察

フェノールやトリクロル酢酸を用いた deep peel は，有色人種においては色素沈着，色素脱失，瘢痕形成などの副作用が多く[7]，普及しなかった。

しかし，Van Scott ら[8]が AHA を用いた浅い peel を報告し，1990年代前半頃より広くアジア各国で使用されている。日本でもここ数年 AHA を用いた peeling がブームとなり，女性誌などで大きく取り上げられている。しかしその反面，実際に peeling を受けた患者から，想像した通りの効果が得られなかったという声も聞こえてきている。また，エスティックサロンで受けた peeling による弊害が報じられ社会問題になりつつある。これは AHA による chemical peeling 単独ですべての肌のトラブルに対処しようとし，どうしても強い AHA を使用するためではないかと思われる。

おのおのの peeling の目的，治療効果を明白にし，患者が想像している結果とのギャップを埋めていくことが医

師には求められている。ある程度深いpeelingを行えば，得られる効果は劇的であるが，反面皮膚に負担がかかるため，十分なプライミングが必要となる。

手軽に受けられる表皮剥離レベルの浅いpeelingは日常生活に支障はないが，得られる効果には限界がある。Skin rejuvenationを行う以上，一つの治療法ですべてを解決することには無理がある。各医師がそれぞれの治療法に精通し，長所，短所を理解した上で患者の要望に応えていく必要があるだろう。その点を十分に医師も患者も認識した上でmicrodermabrasionを行えば，非常に高い満足度を得られる治療法の一つであるといえよう。

1．適　応

浅い皺，痤瘡，痤瘡後瘢痕。一方，色素異常の改善は単独では得られず，ほかの外用剤やイオントフォレーシスとの併用は不可欠である。しかし，単独でもskin lightening，肌質の変化などが患者の実感として得られる。

2．禁忌・合併症

とくに禁忌と思われる症例はないが，今後症例を重ねるうちに口唇ヘルペスとの関係も明白になるであろう。現時点で口唇ヘルペスとの関連づけは難しいにしろ，発症中の治療は行うべきではないであろう。

筆者の病院で，治療機械が設置された部屋に入ると咳込み，嗄声になるというスタッフが1名いた。とくに既往症にアレルギー性疾患はなく，部屋が密閉されていることが大きな要因であったと考えられる。幸い現在まで患者に同様な症状が見られないが，このような症状が起こりうることは認知しておくべきであろう。

3．機械の選定

前述の通り現在日本で医療用機械を販売している会社は3社である。おのおのの強さ，粒子の交換がカートリッジ式か否か，フットペダルの有無など特徴があるため，導入に際して十分検討する必要があるであろう。消耗物品である酸化アルミニウム粒子の価格，そして定期的に行わなくてはいけないフィルター交換の簡便さも考慮すべき事項である。

一般的に100ミクロン位の大きさの粒子といわれているが，各メーカーの粒子を手で触ると，その感触から荒さ，大きさの違いを感じることができる。また，米国では酸化アルミニウムではなく塩を利用している方法もある。この粒子の違いがどのように治療効果に反映するか，今後の研究に期待したい。

4．機械の設置

細かい粒子が散乱するという治療の性質上，①設置場所はレーザーなどの精密機械とは別の部屋であること，②水清拭が可能な素材の床であること，③できる限り窓を開けて換気が可能であること，などを考慮する必要がある。

イタリアで開発された当時，微小出血斑が見られるほど深く行われていたが，均一に皮膚を剥離できる点を考慮し，今後水泡移植の母床の準備など，形成外科領域での活用が期待される。

（久保田賢子）

文　献

1) Warmuth, I. P., Echt, A., Scaborough, D. A., et al.：Microdermabrasion；A new rejuvenation treatment option. Cosmet. Dermatol., 12(10)：7-10, 1999.
2) Hopping, S.：The power peel；Its emergence and future in cosmetic surgery. Internat. J. Cosmet. Surg., 6(2)：98-100, 1998-1999.
3) Newman, J., Hopping, S., Patterson, R., et al.：Power peeling (micro skin abrasion). Inernat. J. Cosmet. Surg., 6(2)：101-105, 1998-1999.
4) Mahuzier, F.：Microdermabrasion or Parisian peel in practice p 10 Solal France, 1999.
5) Tsai, R. Y., Wang, C. N., Chan, H. L.：Alminum oxide crystal microdermabrasion. A new technique for treating facial scarring. Dermatol. Surg., 21(6)：539-542, 1995.
6) Warmuth, I. P., Bader, R., Scarbrough, D. A., et al.：Herpes implex infection after microdermabrasion. Cosmet. Dermatol., 12(7)：13, 1999.
7) Nordlund, J. J.：Postinflammatory hyperpigmentation. Dermatol. Clin., 6：185-192, 1981.
8) Van Scott, E. J., Yu, R. J.：Hyperkeralinization corneosyste cohesion and alpha hydroxy acids. J. Am. Acad. Dermatol., 11：867-879, 1984.

19. コラーゲン注入術

SUMMARY

コラーゲン療法とは人体の皺や軟部組織の陥凹性病変に対して，牛の真皮から採取したコラーゲンを低抗原性に精製し注入することによって，皺や陥凹を改善する治療法である。実際の方法は，目的部位の皮膚真皮層へ30G針で微量（0.01 ml以下）ずつ直接注入していくことにより陥凹を改善させる。このコラーゲン療法は一般的に非常に安全で簡便な方法であるといえるが，1.9～7.5％の確率で局所アレルギー反応を起こすので皮内テストを実施する必要がある[1)~3)]。治療対象として，美容目的では皺がもっとも多く，その他に瘢痕陥凹，痤瘡後瘢痕陥凹なども多い。皺の治療となる部位としては眉間，額，鼻根部，目尻，下眼瞼，鼻唇溝，口角部などが多い。

現在，一般的に使用されている注入用コラーゲンとしては，アメリカのコラーゲンコーポレーションのザイダーム® IおよびII，ザイプラスト®と日本高研社のアテロコラーゲン® 1％，2％，3％の計6種がある[4)5)]。ザイダーム® I，IIおよびザイプラスト®は0.3％リドカインを含む生理的燐酸緩衝液中に精製牛真皮コラーゲン（I型：約95％，III型：約5％）を含んでいる。アテロコラーゲン®は1，2，3％がそれぞれ10 mg/ml，20 mg/ml，30 mg/mlを含む。このさまざまな種類のコラーゲンをそれぞれ適する部位に適量注入して，最適の結果を得るように調節する[6)~8)]。

術後は数分間の軽度の圧迫をすることにより内出血，紫斑を防止することができる。効果期間は治療後約1年位であり，効果を持続させるには半年～1年位の間隔で再度治療が必要である。皮内テストで陰性の患者のみ対象となる。大きな合併症や副作用はとくにないが，皮内反応が陰性のものでも患部の発赤や腫脹を起こすことがある。また，炎症を起こしている部位への注入は避けるべきである。

このコラーゲン療法の長所としては，①施術後の管理が簡便であること，②処置後すぐに日常生活がおくれること，③効果がすぐに現れること，④出血や手術痕がほとんど発生しないこと，などがある。短所としては，皮内反応の必要性や効果持続時間の問題がある。しかし長所，短所を理解して使用すれば，高齢化社会に向けて簡便な皺の治療法の一つといえる。

はじめに

老化現象の中の愁訴の一つとして皺がある。結合織の変化であり，コラーゲンの合成・生成・分解のバランスが崩れるために生じるといわれており，またコラーゲン分解酵素の生成が増加するためともいわれている。

コラーゲン注入法は，現在世界中で簡便な皺の治療法の一つとして用いられている。実際の臨床の現場においても，皺治療目的の患者が多く来院し，皺に対する簡便な治療法としてコラーゲン療法は日々の診療の中で多用される。

長所としては，手術と違い傷跡が残らないことや，術後管理が簡単で約6時間後から化粧や洗顔もできるといった簡便さである。日常の診察においても，手術にはふみきれないまでも，コラーゲン療法で皺が改善されるならと受診する患者も多い。

コラーゲンは動物性タンパク質としてもっともありふれた物質の一つであるにもかかわらず，医学的な積極的応用は始まったばかりである。米国で火傷，陥凹病変の

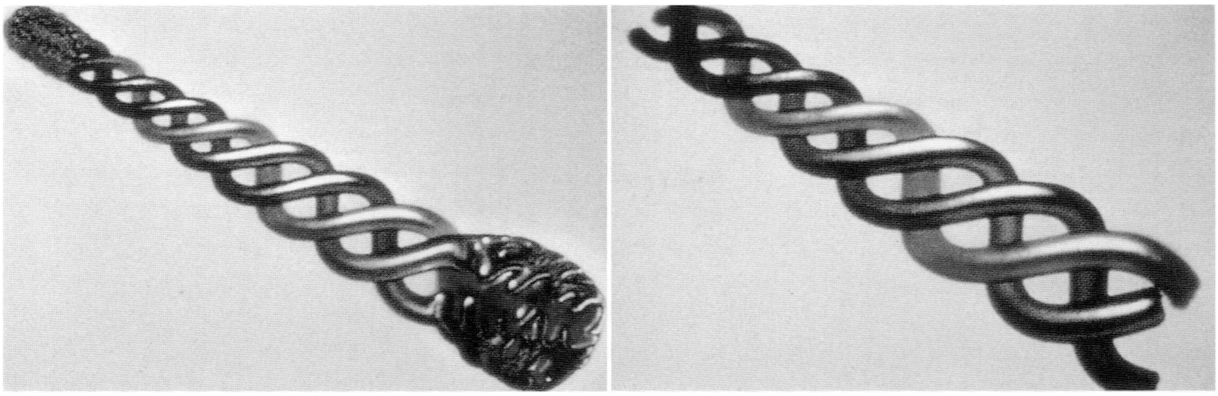

(a) テロペプチド終末端が除去される前。螺旋状になっていない部分が特異的抗原性をもつ。

(b) テロペプチド終末端が除去された後。加工してテロペプチドを取り低抗原性としたもの。

図 19・1　コラーゲン分子
(コラーゲンコーポレーション：コラーゲン注入療法の概要より引用)

修復に用いる原料が研究・開発され，1977年 Knapp ら[9] による報告から，医学的臨床への応用が始まった。

コラーゲンは皺に対する効果が高いことから1981年に米国で許可され，日本においてまず1986年に高研社のアテロコラーゲン® が，続いて1987年に米国のコラーゲンコーポレーションのザイダーム® ⅠとⅡが，1991年にザイプラスト® が厚生省から認可を受けている[10)11]。

A 概　　念

コラーゲンは人間や動物に存在するタンパク質で皮膚，筋肉，骨など体の構成要素の一つである。

コラーゲン分子は，両端にテロペプチドをもつ3本のポリペプチド鎖で構成された螺旋状の線維状蛋白質である（図19・1）。コラーゲン線維のうち，アレルギー反応を起こしやすい部分はテロペプチドの両末端で螺旋状になっていない部分である。注入用コラーゲンはこの部分を除去したもので，抗原性の低い製剤である。注入用コラーゲンを細い針を用いて修正したい部位の直下の真皮層に注入することにより，その部位の陥凹を補正することができる。

B 術前の評価

治療前の問診で既往歴に膠原病や薬剤アレルギー，とくにリドカインによるアレルギーがないか確かめておく必要がある。リドカインアレルギーの既往がある場合は，リドカインを含有するザイダーム®，ザイプラスト® は使用しないようにする。コラーゲンにもアレルギー反応があるため，術前に患者の前腕内側で注入用コラーゲンの皮内反応検査を行い，その反応が陰性を示した患者がコラーゲン療法の治療対象となる。

注入後は4週間経過観察を行い，発赤，硬結，腫脹，熱感，搔痒などの過敏症状はないか，その他関節痛がないかなどを確認しておく。上記症状が認められたものは，コラーゲン治療は不可となる。皮内反応陽性，過敏症のためにコラーゲン治療不可なものは約2％である（図19・2）。

C 手　　技

実際の注入に際しては，まず洗顔を行い患部を清潔にし，座位もしくは立位にてスキンマーカーで印をつける。この場合，注入部位がずれないようにできる限り細いスキンマーカーで患者自身が座位もしくは立位でマークするか，医師と患者で確認しながらマークすることが望ましい。

コラーゲン療法は針を刺す治療のため，刺入時の疼痛緩和をした方がよい。リドカインを含有している製剤を使用する場合でも，注入を行う予定部位に針入時の疼痛を緩和する目的で，リドカインテープを約1時間貼付するか（図19・3），あるいはクライオスプレーを噴射（図19・4）する必要がある。その後，注入前に消毒を行い仰臥位にて注入する。

コラーゲン注入に際しては，30G針にて，皺の端や皺の横の離れた部位から皺の直下に皺の溝を押し出しやすいように針先を上にして刺入角度を10～20度とし，皺に沿って針を進め針先を先端まで入れて針を引きながら注入する（図19・5）。注入量は1カ所に少量ずつ，皮膚が少し白くなりわずかに隆起する程度を目安とする。これが真皮に注入されていることを確認する一つの方法である。

(a) 発赤。 (b) 硬結。
図 19・2 皮内テスト陽性反応
(コラーゲンコーポレーション：コラーゲン注入療法の概要より引用)

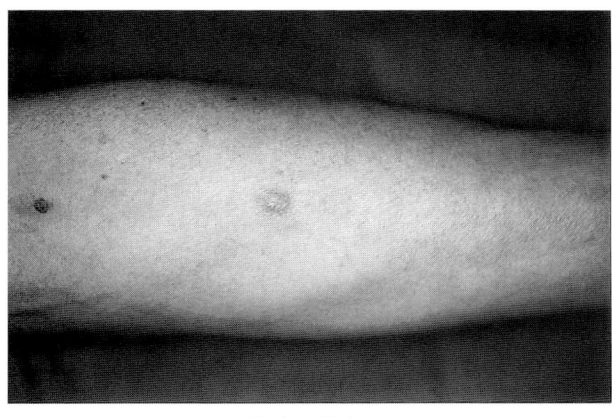

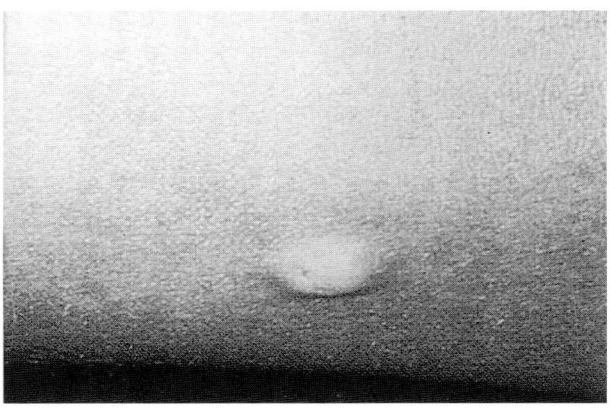

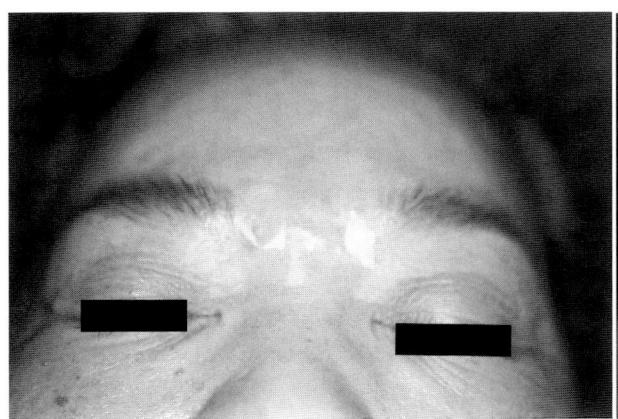

図 19・3 ペンレステープ貼付時

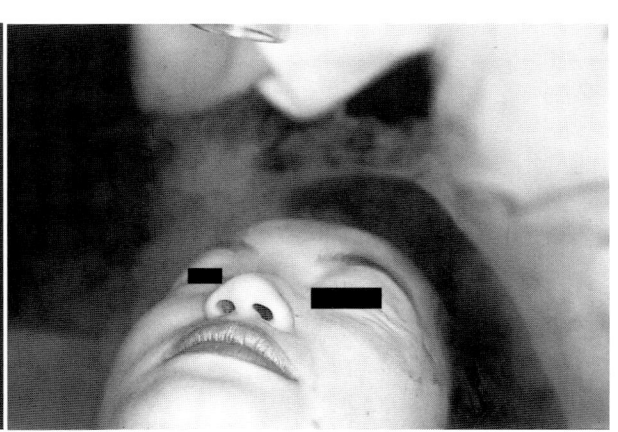

図 19・4 クライオスプレー噴射時

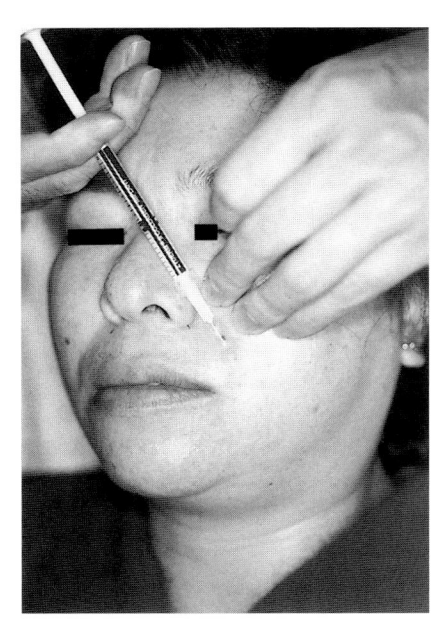

図 19・5 注入用コラーゲン製剤刺入時

注入中，白くならなかったり抵抗が弱かったりする場合は注入部位が深いことが多く，毛穴からコラーゲンが漏出する場合は注入部位が浅いか注入速度が速いことが多い。その場合は再度刺入し注入する。この際，刺入時の針の抵抗も正しい深さに入っているかという大切な情報となる。注入の深さは真皮の浅層だが部位により深さは一定ではない（**図 19・6**）。皺の直下の注入のみで皮膚の隆起が不足する場合は，皺の溝を目立たせなくするために，その1〜2 mm左右に皺に平行にあるいは斜めに注入を追加する。ただし，抵抗なくコラーゲンが注入される時はやや深すぎるので，いったん針を抜いて再度浅く刺入し注入するようにする。注入後，溝をなだらかにするために綿棒で均等になるようにマッサージする（**図 19・7**）。

使用するコラーゲンは眼瞼など皮膚が薄い部分は濃度の低いものを，眉間など皮膚が厚い部分は濃度の高いものを使用し，患者の個人差，注入部位，症状により使用する濃度を調節することが大切である（**図 19・8**）。また深い溝状の皺においては一度で修正することは難しく，とくに皺の底の部分は元に戻りにくい。何回かに分けて少量ずつ注入することにより効果の高い修正が得られる。

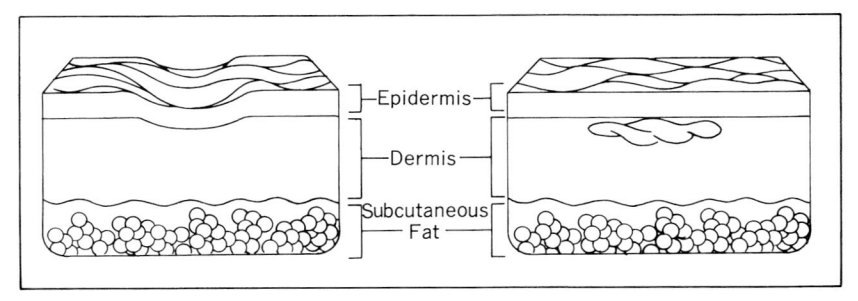

(a) superficial dermal defect　　　(b) Zyderm® I collagen

図 19・6　陥凹は真皮浅層および深層に及んでいるため，使用する製剤を使い分ける。
（コラーゲンコーポレーション：コラーゲン注入療法の概要より引用）

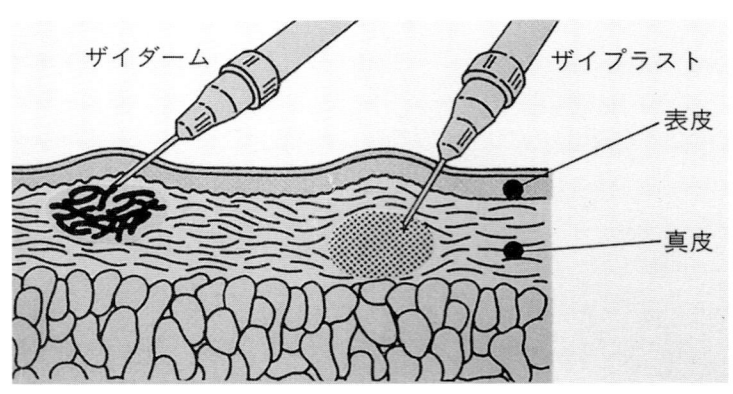

図 19・8　コラーゲンの使い分け
（コラーゲンコーポレーション：コラーゲン注入療法の概要より引用）

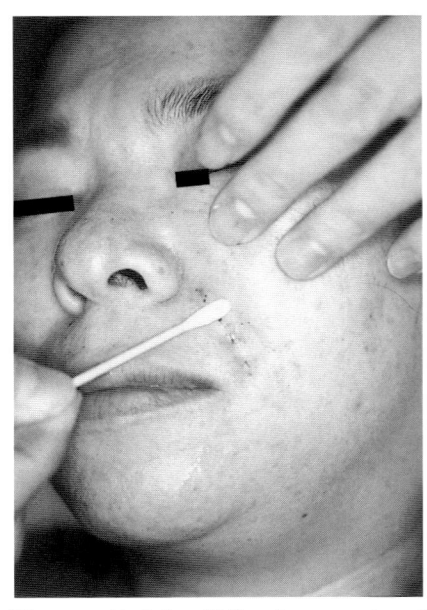

図 19・7　注入後の綿棒によるマッサージ

D 術後管理

　注入直後は皮膚からの点状出血があるので数分間圧迫し，できる限り皮下出血を来さないようにする。また注入時に血管を損傷した印象をもった時は，その場でしばらく軽く圧迫しておくと施術後の内出血は少なくてすむ。点状出血を止血するために数分間圧迫し，止血した後に抗生剤含有の軟膏を塗布する。また，溝の陥凹をなだらかにするために綿棒でマッサージする。とくに深い溝になっている皺の場合は溝の痕跡が残りやすいが，それを修正する意味でも術後のマッサージは有効である。化粧は数時間控え，翌日からは通常の生活を行うことを許可する。

　また注入後2カ月間は直射日光を避けるように指導しておく。注入後約5日～2週間後に注入部位のチェックを行う。注入効果が不足している場合，もしくは患者の希望などを考慮し，再注入を行うこともある。注入されたコラーゲンは半年～1年半で吸収されるため，改善を持続させるには1年前後で注入を継続する方がよい。

E 考　察

1．適　応

　①皮内テスト陰性で，注入予定部分に感染を起こしていない患者。

　②美容目的で使用する場合には，眉間，鼻唇溝，外眼角部などの皺が適している。また，ストレッチテスト（皺を摘み引っ張る）で皺が消失しやすいかどうかを確認しておく。消失しやすい皺の方が効果が高い。

　③皺以外では，狭い範囲の陥凹性瘢痕（直径1cm程度の範囲内に高密度の注入で皮膚の壊死を生じた報告がある），赤味などの炎症症状のない痤瘡後瘢痕陥凹，また受傷後にある程度の年数が経過し，白く柔らかくなっている外傷性陥凹などに効果が高い。

2．禁　忌

　①皮内テストで陽性であった患者。
　②自己免疫疾患，アトピー性皮膚炎，アレルギー症状

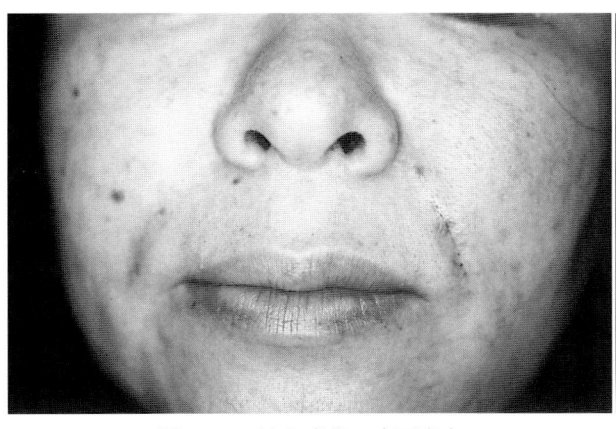

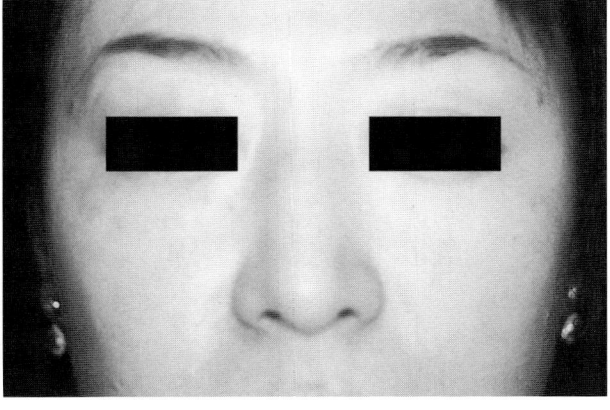

図 19・9 注入直後の皮下出血

図 19・10 白いビーズ反応
右内眥下方に認められる。

表 19・1 コラーゲン療法に際して起こりうる副作用，合併症

種類	頻度	発生時	予後
疼痛	頻繁	注入中	注入直後から消失
皮下出血	頻繁	注入直後	数日で改善
皮膚壊死	1/1000	直後〜数カ月	数カ月で瘢痕として治癒
皮膚膿瘍	1/2500	1週〜数カ月	1年位で瘢痕として治癒
白いビーズ反応	使用濃度によるが数%	数日後	数カ月で消失
遅延型陽性反応	1%前後	数日〜数カ月後	数カ月〜1年半位で消失

を起こしやすい患者。

③リドカインにアレルギー反応を起こした患者は，ザイダーム®を使用しない。ただし，リドカインを含有していないアテロコラーゲン®は使用可能である。

注入部位の皮膚が薄い患者には慎重に使用し，凹凸が目立ったり入れすぎないよう注入量に十分注意すべきである。また，できるだけ薄い濃度のものを使用すべきである。

3．合併症

ほかの治療法に比べると重篤な合併症は少ないとは思われるが，疼痛，皮内皮下出血（図19・9），皮膚壊死，膿瘍，コラーゲンの注入部位が白色に隆起してしまうビーズ反応（図19・10），遅延型アレルギー反応などがある[12,13]（表19・1）。

1）術中の疼痛

リドカインテープを貼付する時間を長くする。それでも疼痛を訴える人にはクライオスプレーを注入時に併用する。また，注入圧をできるだけ低くする（ゆっくりと注入する）などが有効であると思われる。

2）皮下，皮内出血

注入直後数分間圧迫することがかなり有効である。また，できるだけ細い針で知覚神経の走行に沿って注入するようにする。

3）皮膚壊死

眉間が好発部位であり血管の吻合が少ないために血管内にコラーゲンが入ると閉塞を起こしやすいといわれている。なるべくゆっくりと注入し，一度に大量のコラーゲンを注入することを避け，注入中皮膚を十分に注意深く観察しておくことが必要である。また，膿瘍は原因不明で発生頻度も少ないが，瘢痕となることもある。もし膿瘍が認められた時には，早期に適切な抗炎症療法を含めた対応が必要である[14,15]。

4）白いビーズ反応

使用濃度が高い時，量が多い時に起こりやすい。適切な濃度のものを適量注入することが望ましく，下眼瞼，目尻，額に起こりやすいので，それらの部位に注入する時は十分注意する。また，注入直後に十分なマッサージをすることも有効である。消退するまでに1カ月〜1年位要することがある。

5）遅延型アレルギー反応

皮内テストを4週間以上経過観察し陰性と判定した症例でも，0.4〜3%で注入後数日〜数カ月経過してから患部に陽性反応を起こす遅延型アレルギー反応には注意を要する。これは注入部位に一致して小丘疹状に赤く膨らみ時々かゆみを生じたり，軽い痛みを感じるといった症状から始まることが多いため，患者の訴えなどに十分注意する必要がある。また，体調によって1週間に1回か

ら数回症状が出現し，症状にも個人差がある。あまり目立たなく短期間で消退する症例もあれば，長期症状が出現している症例もある。ほとんどの症例は1年以内に消失することが多いが，遷延する場合もある。このような事態も起こりうるため，しっかりとしたインフォームドコンセントが必要である。

　遅延型アレルギーの悪化因子としてはアルコール，ストレス，カフェイン，月経，運動，アレルギー疾患の既往，全身性消耗疾患の合併などが挙げられる。予防策としては，皮内テスト時に確実に皮下注射する，2回の皮内テストを施行する，などが考えられる。反応が出現したらコルチコステロイドの外用，抗アレルギー剤，抗ヒスタミン剤の内服治療を行う。自然消退が十分に期待できるため，できる限り保存的に対処すべきである。外科的な切除は治療後の瘢痕を考えると行わない方がよい。

4．手技上の問題点，長所と短所

〔長所〕
①術後管理が簡便である。
②処置後すぐに日常生活がおくれる。
③術後6時間後から化粧や洗顔ができる。
④外科的手術と違い，痛み，出血が少ない。
⑤手術痕が残らない。
⑥効果がすぐに現れる。

〔短所〕
①皮内テストが必要である。
②注入効果が半永久的なものではない。

　コラーゲン治療は患部への直接注入であるので簡単に実施でき，効果もすぐ現れるため非常に簡便な方法と思われる。しかし，有効な効果を得るためには慎重な診察，微妙な技術が必要であり，また十分なインフォームドコンセントが大切である。　　　　　（古山　登隆）

文　　献

1) Elson, M.L. : The role of skin testing in the use of collagen injectable materials. Dermatol. Surg. Oncol., 15 : 301-303, 1989.
2) Cooperman, L.S., Mackinnon, V., Bechler, G., et al. : Injectable cllagen ; A six-year clinical investigation. Aesthet. Plast. Surg., 9 : 145-151, 1985
3) DeLustro, F., Smith, S.T., Sundsmo, J., et al. : Reaction to injectable cllagen impants ; Result in animal models and clinical use. Plast. Reconstr. Surg., 79 : 581-592, 1987.
4) 征矢野進一：注入用コラーゲンを用いた皺の治療．日美外報，12（4）：33-41，1990．
5) 征矢野進一，福田　修：ZCI（コラーゲン注入剤）による皮膚陥凹の治療経験．日美外報，8：147-154，1986．
6) Dierickx, P., Derumeaux, L. : Comparation des test d'hypersensibite' 2 collag nes injectables ; Le Zyderm et l'Atelocollagen. Nouvelles Dermatologiques, 3 : 43-44, 1984.
7) Charriere, G., Bejot, M., Schnitzler, L., et al. ; Reactions to abovine collagen implant ; Clinical and immunological study in 705 patients. J. Am. Acand. Dermatol., 21 : 1203-1208, 1989.
8) Sigle, R.J., McCoy, J.P., Schade, W., et al. ; Intradermal implantation of bovine collagen ; Humoral immune responses asociated with clinical reactions. Arch. Dermatol., 120 : 183-18.
9) Knapp, T.P., Kaplan, E.N., Daniels, J.R. : Injectable collagen for soft tissue augmentation. Plast. Reconstr. Surg., 60 : 398-405, 1977.
10) 本間堅一，大浦武彦，井川浩晴：Zyderm（注入用コラーゲン）の使用経験．西日本皮膚，49：311-319，1987．
11) 平本道詔，一色信彦：顔面の陥凹性瘢痕および皺に対するZyderm（ZCI）の臨床的応用．耳鼻臨床，81：471-477，1988．
12) 征矢野進一：コラーゲン注入において注意すべきいくつかの問題点．形成外科，35：1487-1494，1992．
13) 征矢野進一：コラーゲン注入におけるいくつかの問題点．日美外報，14（2）：15-21，1992．
14) Hanke, C.W., Robinson, J.K. : Injectable collagen implants. Arch. Dermatol., 119 : 533-534. 1983.
15) Hanke, C.W., Higley, H.R., Jolivette, D.M., et al. : Abscess formation and local necrosis after treatment with Zyderm Zyplast collagen implant. Dermatol. Surg., 25 : 319-326, 1991.

20. 脂肪注入術

SUMMARY

　顔面の若返りのための処置の一つとして，脂肪注入術は重要な意味をもつ。かつてシリコンゼリーやパラフィンのような異物を，顔面の窪んだ部位や乳房の皮下に注入し，美容効果や若返り効果を得るという安易な美容外科的処置が流行した。それにより多数の修復不可能な悲惨な結果を生んだという美容外科の苦い歴史的事実の影響で，注入法には未だに抵抗があるのかも知れない。しかし，患者自身の脂肪を利用して行う注入法は安全な注射法であり，今後は十分に普及する可能性がある。

　筆者が現在行っている顔面への脂肪注入術は，まず10Gのアンギオカット針を用い，20mlのディスポーザブルシリンジで採取部から脂肪を吸引する。これにより，かなり大粒の脂肪粒を採取することができる。採取した脂肪を紅茶のこし器にて洗浄し，十分水分を除去した後，今度は1mlのディスポーザブルシリンジにその脂肪を吸引・充填し，18G針にて顔面の陥凹部位に注入するという方法である。

　注入された脂肪が生着するには，個々の脂肪粒の毛細血管に周囲からの血行が再開されなければならないが，そのためには注入脂肪ができるだけ細かく散らばるように注入する必要がある。筆者は1mlの脂肪を25〜30ショットに分けて注入するが，この方法では1ショットの容量が0.03〜0.04mlであり，かなり生着率も上がる可能性がある。

　脂肪注入は顔面でも多くの部位に応用している。それぞれ注入における難易度には差があり，また生着率にも差があるが，有効であることには相違ない。また，脂肪の注入法にも工夫を重ね，水平注入法と垂直注入法を，注入する部位によって使い分けている。

はじめに

　顔面の若返り術の一手段として，脂肪注入術は非常に大きな可能性のある手技である。ただし現時点ではその手技に繁雑さがあり，諸家が適当に工夫をして実行している段階で，確立された手技がない。そのため，最初にうまく成功しなかった術者は，それだけでやる気をなくしてしまうのが現状のようである。

　筆者は12年前よりこの脂肪注入術に積極的に取り組み，すでに1400例以上の経験から独自の手技を確立して臨床成績を確実にあげている。そしてこの脂肪注入術が，メスに頼らないで軟部組織のaugmentationを可能にすると確信している。本稿では，現在筆者が実行している脂肪注入術の手技を解説するとともに，実際の症例を供覧し，またこの方法のコツについても解説する。

A 概　念

　顔面の若返りには，①皮膚そのものを若々しくする方法，②皮膚のたるみを取ることによって皮膚に張りをもたせる方法，③皮下の軟部組織のボリュームを取り戻すことによって皮膚に張りをもたせる方法，の3つの手段が考えられる。脂肪注入法はこのうちの3番目の手段である。

　脂肪注入術は，言葉をかえれば脂肪の移植である。移植であるからには注入された個々の脂肪の粒（組織塊）に周囲の毛細血管が繋がり，血液が循環することによって初めて生着することになるわけである。

　しかしながら，脂肪注入法によって目的部位に移植される脂肪は，せいぜい直径1mm程度の小粒である。注入するのはその部位をaugmentationするためであるから，かなりの量を注入しなければならない。したがって，

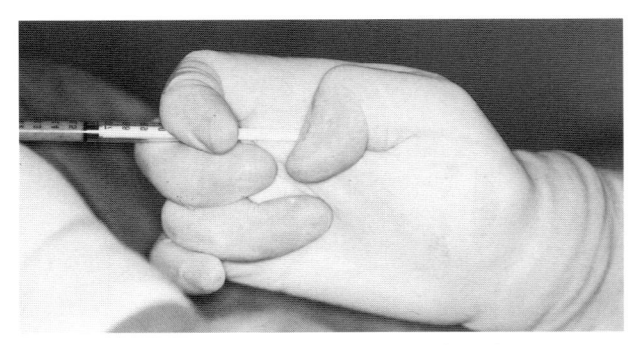

図 20・1　脂肪注入時の母指の使い方

注入されたすべての脂肪の小粒に血行が再開することは不可能といわざるを得ない。経験上，実際に生着する脂肪の容量としては，約50％と考えるのが妥当である。しかし，顔面でも部位によっては20～30％しか生着しない部位もあれば，70～80％生着する部位もある。このことについては後述する。

もう一つの問題は，採取部から脂肪を採取する際，鈍的に採取するか，鋭的に採取するかの選択である。皮膚移植，脂肪移植の生着のメカニズムからすると，毛細血管が引きちぎられるよりは，鋭的にカットされた方が断端の損傷が少ない。したがって，毛細血管の吻合がよりスムーズに行われるであろうという考え方から，筆者は鋭的に採取する方法を常用している。しかし，吸引した脂肪を捨てずに再利用する場合には，鈍的に採取した脂肪であってもそれを用いることにしている。

B 手　技

筆者の脂肪注入術はつぎのような手順で行う。
①採取部の選択，消毒と局所麻酔
②注入部位の消毒と局所麻酔
③脂肪の採取
④採取脂肪の洗浄
⑤脂肪の注入
⑥ならし揉み
⑦cooling
以上の手順について，以下に解説する。

1．採取部の選択

原則的には腹部を第一選択とする。とくに女性の場合，腹部の臍の周辺は比較的痩せている女性でも皮下脂肪が残っているものである。その他に採取部となる部位は，側腹部，大腿内側，上腕内側などである。

男性の場合，注意すべきことは，体毛の濃い部位は避けることである。毛根を針が貫通する可能性が高く，感

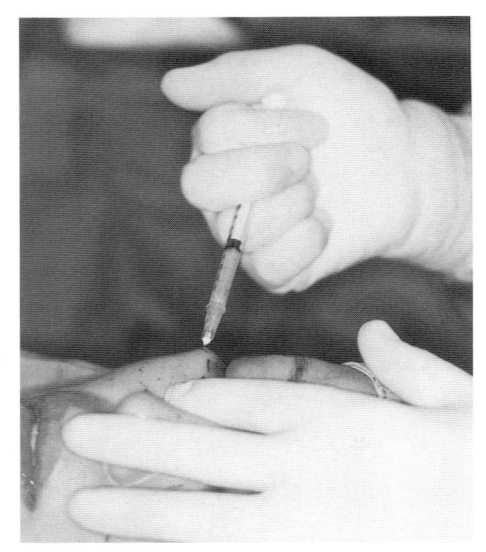

図 20・2　脂肪垂直注入時の手の使い方

染の恐れがあるという理由からである。

2．採取部への局所麻酔

通常0.5％リドカインEを用いる。使用量は注入予定脂肪量の6倍を目安とする。必要な脂肪を無痛状態で吸引するにはその2倍の麻酔液が必要であり，それは吸引採取した脂肪を洗浄すると約1/3になるからである。

3．脂肪の採取

20 ml ディスポーザブルシリンジに，10Gまたは14Gのアンギオカット針，または18G針を用いて採取する。針は以下のごとく注入部位によって使い分けている。
10G針：顔面のほとんどの部位，その他の陥凹部位
14G針：上眼瞼，下眼瞼
18G針：前額，眉間，頸部などの皺

4．洗　浄

採取した脂肪を紅茶のこし器に入れる。これには血液，麻酔液，破壊された脂肪の油滴が混在しているため，生理食塩水にて十分に洗浄し，血液や油分をよく取り除く。最後にはこし器の下にガーゼを置いて水分を取り除く。

5．脂肪の注入

1）顔面への注入

1 ml のディスポーザブルシリンジに脂肪を吸い取り，18G針にてごく少量ずつ注入していく。1 ml の脂肪を25～30ショットに分けて注入する。太い血管を針で損傷しないように，非常にゆっくりと針を刺入すること，針を後退させながら少量ずつ脂肪を注入することが大切なポイントである。脂肪注入の際，シリンジを母指の基部

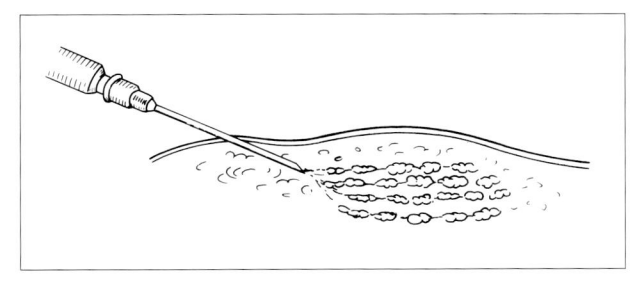

図 20・3 水平注入法

で押すと(図20・1，20・2)，微少量ずつ注入することが容易になる．

2) 注入する層

皮下脂肪層に限ることはなく，筋層にも注入してよい．頬に注入する際は，真皮下ぎりぎりに脂肪を注入すると頬の膨らみがなかなか出ず，うまく目的が果たせない．そのため水平方向に注入する際にはとくに注意を要する．

3) 脂肪の注入方法

注入の方向に2つのタイプがある．一つは水平注入法，もう一つは垂直注入法である(図20・3，20・4)．水平注入法はその部位全体を隆起させる目的，垂直注入法は溝状に窪んでいるようなごく狭い局部を隆起させる場合に有効である．垂直注入法が有効な部位は下眼瞼下部，鼻唇溝，眉間部，などであるが，頬部を膨らませる場合も浅い層に注入する段階ではこの注入法が有効である．

4) 額などの深い皺への注入法

この場合はより細かい脂肪粒が必要であるため，20G針で採取した脂肪を20G針を用いて皺のすぐ皮下に注入する．コラーゲンの皮内注射を併用するとさらに有効で，持続的な効果も期待できる．

5) 下眼瞼のいわゆる涙堂の膨らみの形成

この部位の脂肪注入法は18G針で採取した脂肪を20G針で注入するが，かなり高度な技術を要するため，初心者には危険である．また，十分にインフォームドコンセントの取れた患者にのみ行わないとトラブルの元になる．

6) 豊胸術に脂肪注入法を応用する場合

この場合はもっとも特殊な脂肪注入法となる．注入に要する実質脂肪の量は片側150ml程度であるため，それだけの脂肪(両側で300ml必要とすると，吸引採取する量は最低600ml以上が目安である)を採取できるだけの蓄積皮下脂肪が必要である．脂肪の採取は脂肪吸引器を用いて，そのチューブの途中で清潔な状態のまま脂肪を採取し，洗浄して，3mlのシリンジに2mmの鈍針を用い十分に散らしながら注入する．豊胸術の場合は脂肪の生着率が低く，せいぜい30〜40%であることを十分に説

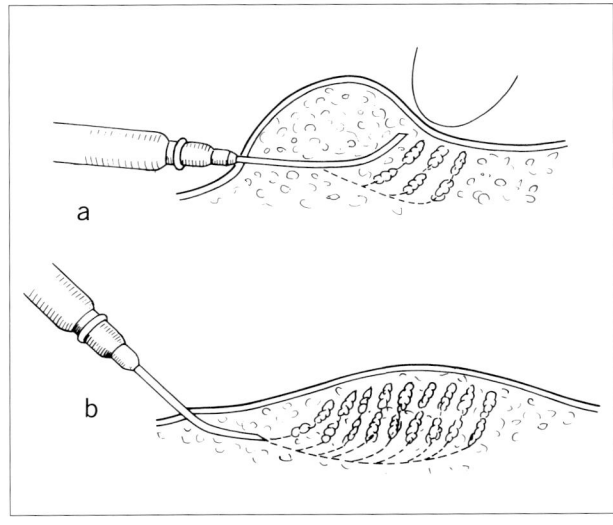

(a) 少し曲げた18G針の先端をもっとも表層まで進ませた状態．
(b) 注入が終了した時点では脂肪が垂直方向に注入されていることが分かる．

図 20・4 垂直注入法

明しておくことが必要である．

6．ならし揉み

注入した後に，外観を整えることと，脂肪粒が1カ所に固まりすぎないように均等にすることが脂肪注入法においては重要な1ステップである．粘度細工で形を整えるように指を用いるのがもっとも効果的な方法である．

C 術後管理

術後管理として大切なことはつぎのような点であり，特別な術後処置は必要ない．

①局所の安静
② cooling
③禁煙

細かい脂肪粒に周囲からの毛細血管が吻合し血行が再開し，あらためて血液循環が確実になるには局所の安静が当然必要である．気にして触ってばかりいると，血管の吻合が十分にできなくなり，生着率はどんどん抵くなる．血行再開まで待つには低温の方が当然良い．また喫煙は毛細血管を縮ませるため血行の再開を阻害する．

④患者の精神的なケア

術後，顔の腫れた状態を非常に気にして患者が不安状態に陥ることがある．脂肪の生着率が低いことを見越して，約150%と多目に注入することを説明してあっても，心配する人はやはり心配になるものである．しかし患者には我慢させるしかない．筆者は術前に「術後1週間目ではまだかなり腫れていて，2週間目位でやっと不自然

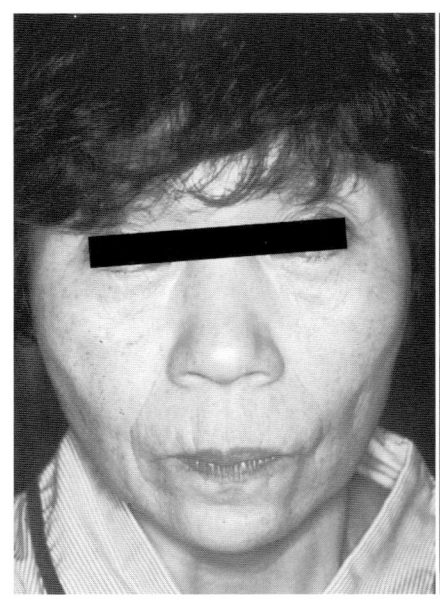

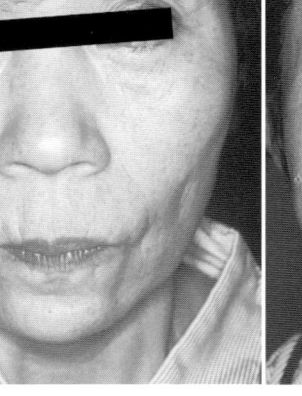

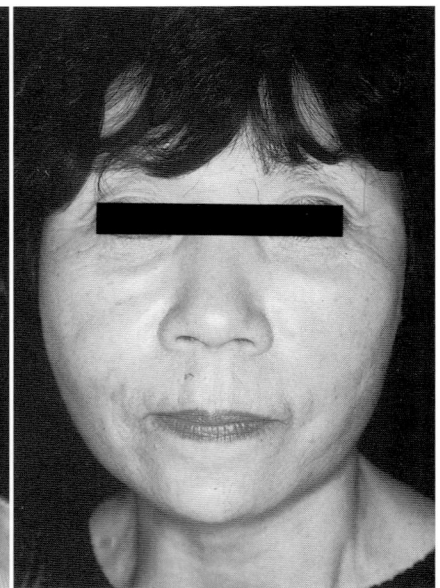

（a）術前。　　　　　　　　（b）1回目の注入直後。　　　　　　（c）術後2カ月。
図 20・5　症例1：48歳，女

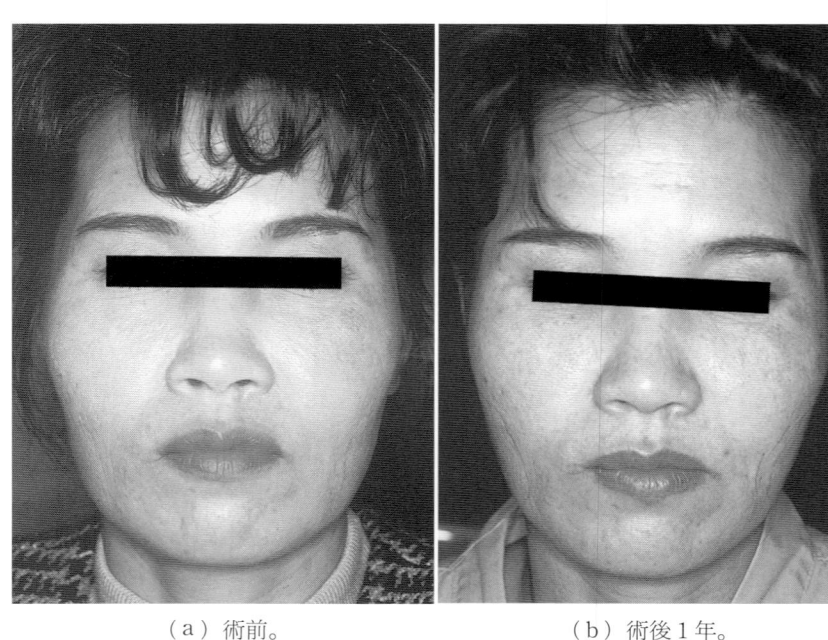

（a）術前。　　　　　　　　　　　　　（b）術後1年。
図 20・6　症例2：41歳，女

さが消えるくらいの方が結果としてはよい。術後1週間目でもう不自然さがなくなっている場合は，患者にとっては早く安心できるが，結果は物足りないという場合が多い」といった説明をすることにしている。

D　症　例

【症例1】　48歳，女（図20・5）
　頬が痩せてきたことを気にして来院した。脂肪注入術を施行することにした。両側頬部に腹部より採取した脂肪を10 mlずつ注入し，1回の脂肪注入でほぼ満足でき

る結果を得た。

【症例2】　41歳，女（図20・6）
　頬とこめかみの窪みを気にして来院した。両側の頬部には6 mlずつ，こめかみには3 mlずつ脂肪注入を施行した。

【症例3】　41歳，女（図20・7）
　下眼瞼とその下方の窪みを気にして来院した。下眼瞼の除皺術を覚悟していたが，脂肪注入術を説明するとその施行を希望した。両側に3.3 mlずつ脂肪注入術を施行した。術後6カ月，脂肪はよく生着した。

【症例4】　45歳，女（図20・8）

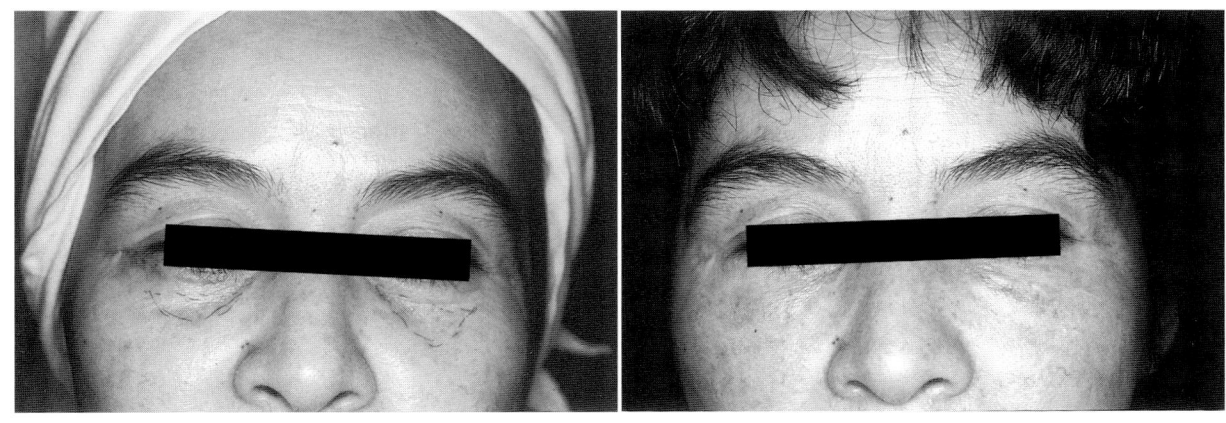

(a) 術前。　　　　　　　　　　　　(b) 術後6カ月。
図 20・7　症例3：41歳，女

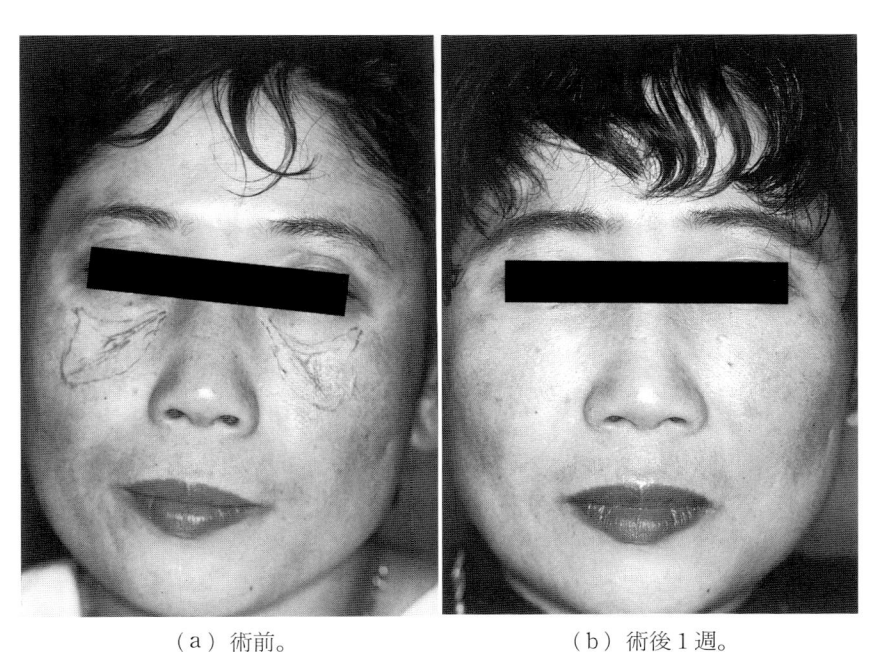

(a) 術前。　　　　　　　　　　　　(b) 術後1週。
図 20・8　症例4：45歳，女

下眼瞼とその下方の皺を気にして来院した。脂肪注入術を行った。術後1週の時点ではまだ少し腫れが気になる。2週目でちょうど良い程度に戻る程度の方が多量の脂肪が生着することになり，結果的には満足できることが多い。

【症例5】　45歳，女（図20・9）

鼻唇溝が深くなったことを気にして来院した。下眼瞼下部と鼻唇溝への脂肪注入術を施行した。注入した脂肪の量は片側が1.5 mlである。

【症例6】　43歳，女（図20・10）

上眼瞼の窪みを気にして来院した。脂肪注入術で膨らみを回復することにした。両側に1 mlずつの脂肪を注入した。その後もう一度脂肪注入術を施行した。

E 考　　察

脂肪注入術は，軽度な肉体的負担でかなりの若返り効果を得ることができるという時点で，筆者は今後ますます普及してしかるべきものという確信をもっている。しかし，未だ十分に普及するところまでは達していない。それは脂肪注入術を実際に施行してみると，最初に予想していたよりもずっと難しいことが分かり，多くの術者があまり積極的に施行する気になれない，というところに原因があるものと思われる。

しかし，すでに1400例を越える症例を経験し，それなりに手技を確立している筆者の立場から考えると，つぎのようなことがいえる。

1）脂肪注入法が未だに一部の美容外科医でしか積極

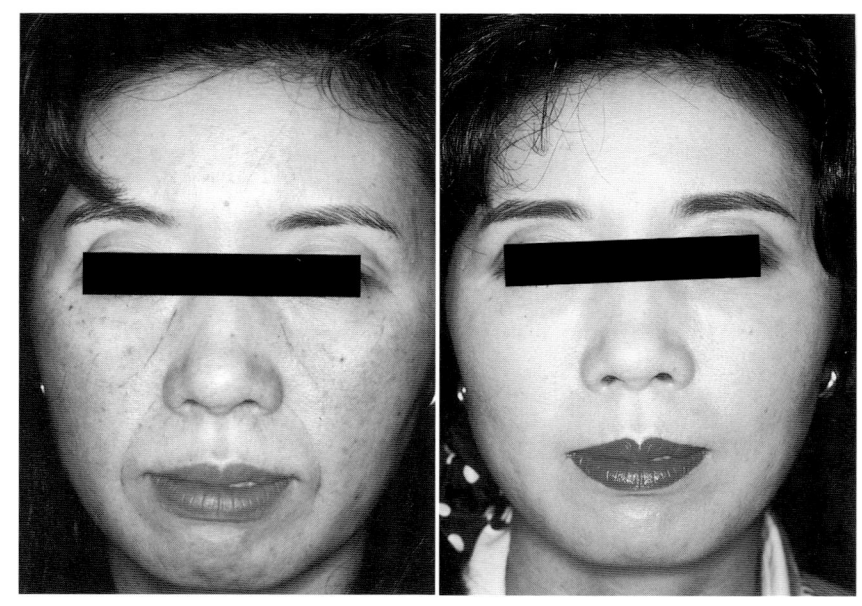

(a) 術前。　　　　　　　　　(b) 術後2カ月。
図 20・9　症例5：45歳，女

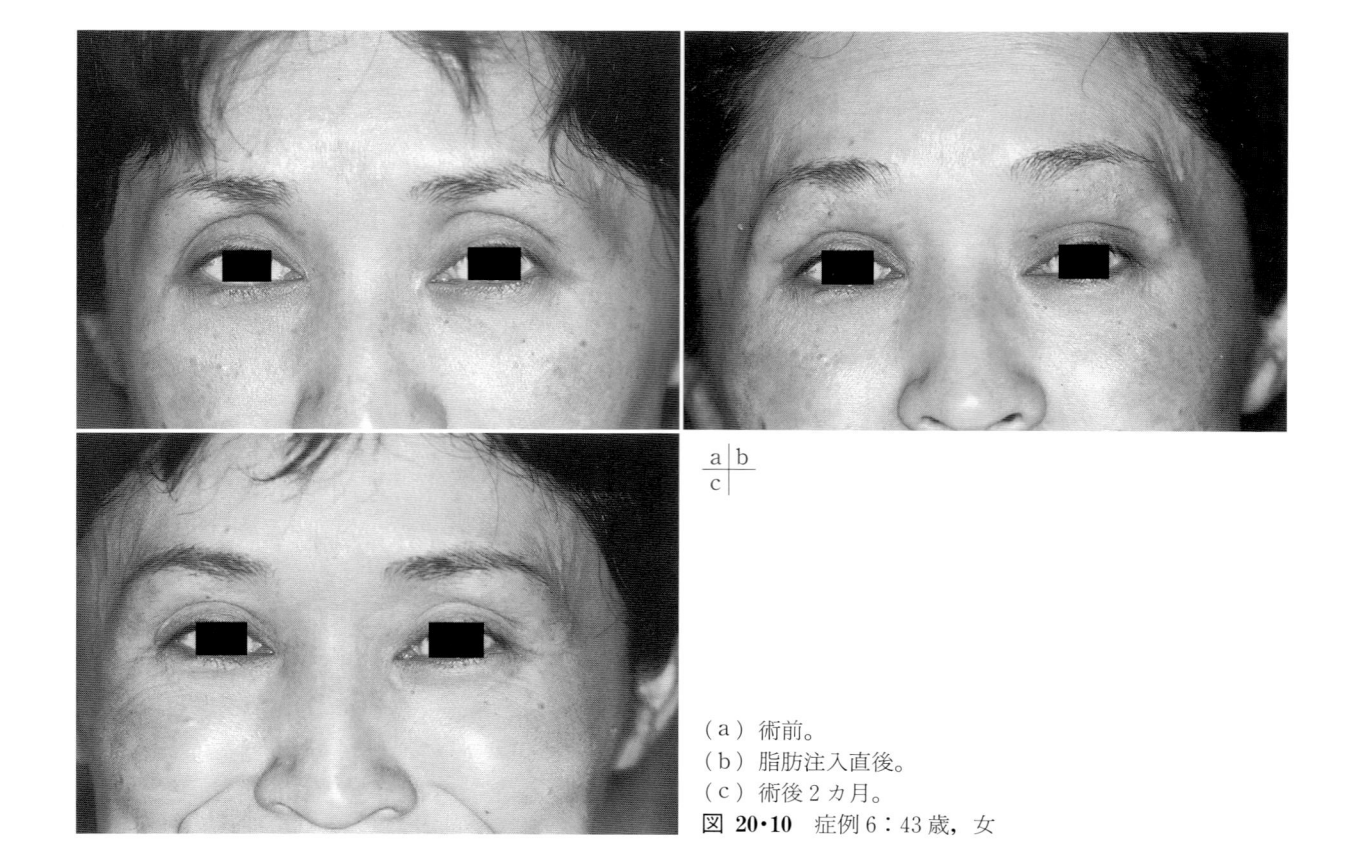

(a) 術前。
(b) 脂肪注入直後。
(c) 術後2カ月。
図 20・10　症例6：43歳，女

的には実行されていないという原因は，①手技が一見簡単なように見えても，割合煩雑であること，②注射器での脂肪採取が意外に困難であること，③慣れないうちは脂肪の生着率がかなり低いものであること，などであろう。しかし，実際には基本的な注意点を守り，症例を積み，慣れてしまえば問題はない。

2）脂肪の生着率については，顔面では約50％という

のが目安であるが，筋層に注入された脂肪で，その局所の安静が保たれうる部位でははかなり生着率が高く，たとえば涙堂の膨らみに注入した場合には，70～80％は生着する。しかし，上眼瞼の陥凹に注入した場合は，おもに筋層であっても眼瞼の開閉という動きによって局所の安静が保たれないため，生着率は30％程度とかなり低くなる。つまり脂肪の生着率は，周囲の毛細血管からの血

行がよりよく期待できる部位で，なおかつ局所の安静が保たれうる部位であるほど高いということがいえるのである。

　3）美容外科がますます一般大衆に普及しつつある現在，手術はよりラディカルなものも発達するが，反面，やはり簡単にできるものにリクエストが殺到する傾向がある。その点でも，脂脂注入法はますます普及する要素を備えている。「メスで切る手術はとてもできないが，注射だけで改善する方法があるならそれでやってほしい」という患者は非常に多いものである。そういった患者を扱えるようにすることが，今後美容外科の患者の人口を増加させることにつながるものと確信している。

（市田　正成）

文　　献

1) 市田正成：私の行っている脂肪注入法(第1報)．日美外報, 18：150-158, 1996．
2) Niechajev, I., Sevcuk, O.：Long term results of fat transplantation；Clinical and histologic studies. Aesth. Plast. Surg., 94：496-506, 1994.

21. テフロン埋入術

SUMMARY

テフロン埋入術の代表的な材料としてソフトフォーム・インプラント（以下ソフトフォーム®）がある。非吸収性の円柱状インプラントで，テフロン（ポリテトラフルオロエチレン）で作られている。本稿ではソフトフォーム®の埋入術について述べた。

加齢とともに顔面には多くの皺や溝が生ずる。それらに対していろいろなアプローチがあるが，とくにフェイスリフト手術などでは治療がしにくい部分に対して，このソフトフォーム®が用いられる。したがって，鼻唇溝や口交連，眉間部などの細長く深い溝状の凹みや皺の修復に使用される。また赤唇縁（vermillion border）に使用すると，くっきりとした口唇形態が得られる。コラーゲン注射とは異なり，ソフトフォーム®は体内で吸収されないために持続的な効果がある。

ソフトフォーム®の特徴は，最初から注射筒の中にソフトフォームが埋め込まれているため手術操作でインプラントが汚染される可能性がきわめて少ない点，中が空洞のため皮膚上から触れても適度な柔らかさを有する点，および30分前後の外来手術で施行が可能な点などである。また組織と強い癒着を起こすことはなく，摘出したくなった場合には簡単に摘出も可能である。ソフトフォーム®は真皮下に埋入するため，真皮内に注射するザイプラスト®，ザイダーム®などのコラーゲン製剤との併用も可能である。

なおテフロンは20年以上前より，人体内の人工血管や鼠径ヘルニアの手術時に使用するテフロン・メッシュなどの形で350万人以上の患者に対し使用され，人工埋入材料としての安全性が確認されている。

はじめに

加齢とともに顔面の皺や溝に悩む患者は多い。欧米で頻繁に行われている皺取り術も，最近ではわが国でかなり一般化してきたといえよう。しかしそのような手術により前額，眼瞼周囲，頬部や頸部の皺の改善が得られると，手術でなかなか改善しない部分，すなわち口唇周囲の皺や鼻唇溝，眉間部の皺などが気になってくる。Laser resurfacingは深い皺には適応はなく，かつ持続性も得られにくい。また東洋人には色素沈着症などの後遺症も散見される。よく行われるchemical peelingも，痤瘡には適切な治療法であるが皺の治療法としてはその効果には限界がある。したがって，深い皺などにはdirect rhytidectomyなどが考慮されるが，術後瘢痕の問題が残る。そこで，ごく小さな切開線よりソフトフォーム®（テフロンチューブ）を埋入する方法が開発された。ここではソフトフォーム®の適応と禁忌，手技，術後管理などにつき述べる。

A 概念

前述したごとくソフトフォーム®の概念とは，顔面の皺や溝部分の真皮下にポケットを作成し，あらかじめ特殊な注射針に埋入されたソフトフォーム®を移植することにより皺や溝が浅くなる効果を期待するものである。挿入された後，その位置が移動したりしないように，ソフトフォーム®は内腔をもつチューブ状になっている。その内腔に線維組織が入り込むことにより固定される。一般的な適応部分は顔面皮膚の陥凹部，とくに鼻唇溝や口交連，赤唇縁（vermillion border）部分などである。よく使用される医療用のシリコン・インプラントと同様，手術後には炎症や感染，瘻孔形成，露出などの合併症が起こりうる。

B 手　技

必要なものは以下のごとくである。
①手術用消毒薬（イソジン® 液，ヒビテン® 液など）
②滅菌手袋（なるべくパウダーレスのもの）
③マーキング用のペン，ピオクタニンと竹棒
④局所麻酔剤（1％または2％塩酸リドカインE）
⑤ディスポーザブル注射器と27～30G注射針（局所麻酔用）
⑥その他：滅菌ドレープ，滅菌タオル，ガーゼ，#11メス，持針器，縫合糸(6-0，7-0ナイロン)，剪刀（先の鋭いもの），小摂子，止血鉗子など

実際の埋入方法の要点を，図21・1-a～jに示す。

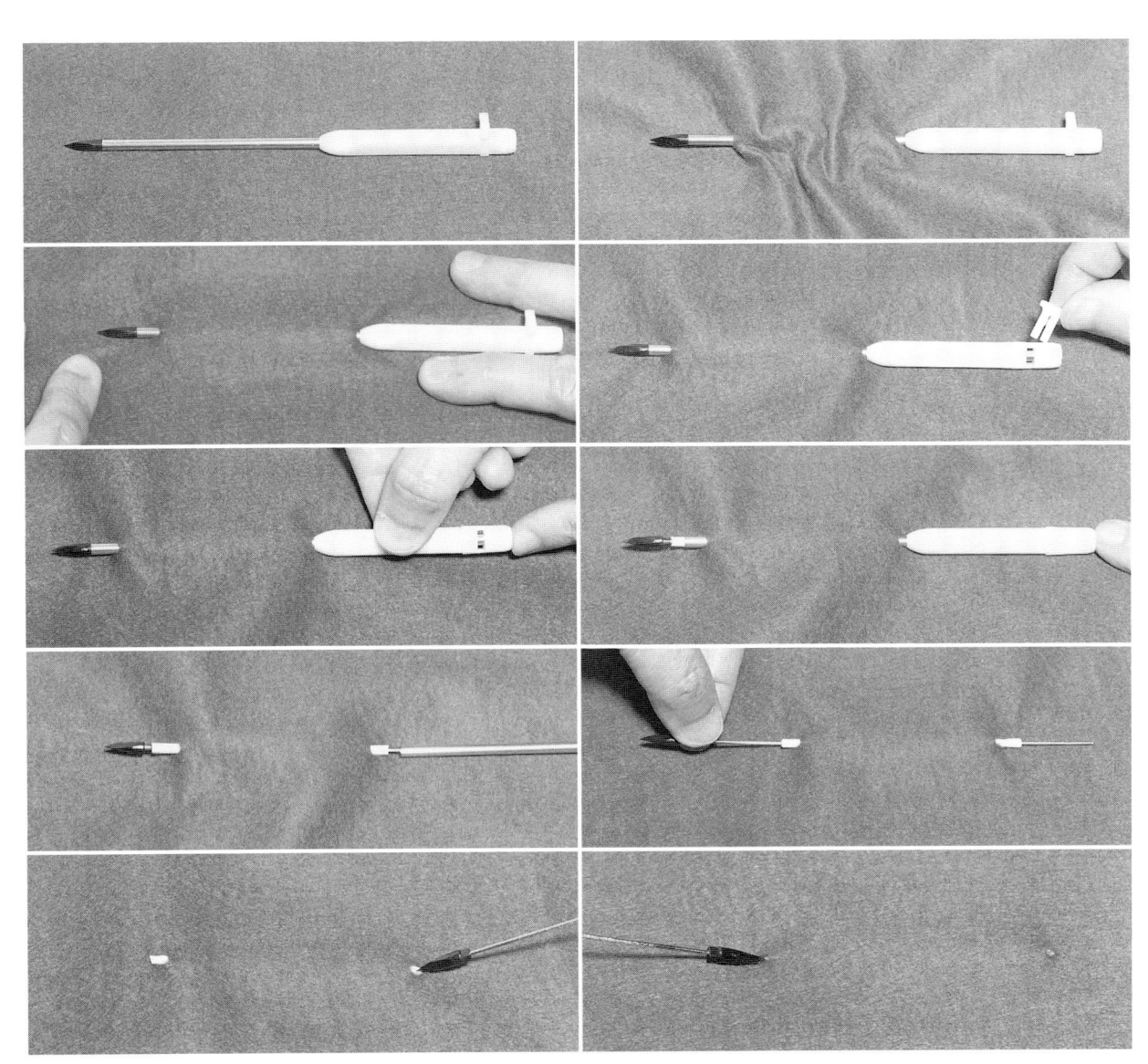

(a) 3.2 mm径のソフトフォーム®。
(b) 真皮下に挿入したところであるが，皮膚が寄っている。
(c) 皮膚を左右に引っ張り，寄った皮膚を伸ばしたところ。
(d) ソフトフォームのピンロックを外す。
(e) プランジャーを押し込むところ。
(f) 押し込んだところ，針先からソフトフォームが5 mm見える。
(g) カニューレを引き抜いているところ。
(h) 内筒を針先をつまんで引き抜いているところ。
(i) インプラントをトリミング後，引き抜いた針先を用いて，ソフトフォームの内腔が空いている状態で真皮下に埋め込む。
(j) 埋め込みが終了し，このあと創の縫合を行う。

図 21・1　埋入方法

C 術後管理

　一般的なインプラント埋入術と同様，手術は無菌的に行い，術後には抗生物質と鎮痛剤を投与する。1日に2，3回は抗生物質含有軟膏を局所に塗布し，術後1，2日は氷などで冷却してもよい。患者に対しインプラントの埋入部位を押さえたりしないように指導しておき，挿入部位が汚染されないように注意する。

　ソフトフォーム®の内腔に数週間で線維組織が増殖し，インプラントが安定する。したがって，術後2週間程度は手術部位を過度に動かさないようにする。たとえば鼻唇溝や口交連では口を大きく開けて食事をしたり，過度の会話や笑ったりすることは避ける。またこの期間中に過度のキスをしたり大きく開口を要するような歯の治療を受けるのも避けた方がよい。

　抜糸が完了するまで局所の化粧はしないように指導する。また異物感の増加や痛みの増加，10日以上の赤みの持続，切開部分の吹き出物や硬結の出現，切開部からの膿や浸出液，あるいは切開創からインプラントが薄く見えるようになった時には，ただちに来院するように説明する。

D 症　　例

　50歳，女。3.2mmのソフトフォーム®を鼻唇溝に埋入した（図21・2）。

E 手技のポイント

　適応患者は，顔面に深い皺や溝を有する患者で，対象部分としては鼻唇溝，口交連，赤唇縁などである。また以前に同部分にザイプラスト®やザイダーム®を注入された患者もソフトフォーム®埋入術の対象となる。ただしコラーゲン注射が過去に行われている場合，ソフトフォーム®の埋入時には組織抵抗が大きいことがあり，慎重な操作が望まれる。

　患者に口唇ヘルペスの既往がないか確認する。もしあれば念のため，術前，術後に抗ウイルス薬（ゾビラックス®）の服用をすすめる。またアスピリンなどの抗凝固剤や非ステロイド性抗炎症剤を服用している場合は傷の治癒が遅れたり，術後に出血しやすいので慎重に適応を決める。創傷治癒を遅延させるとされる経口ステロイド剤の投与を受けている患者，手術部位に炎症や感染（痤瘡）などがある患者では，手術を延期した方がよい。合併症には位置の不整，感染，ソフトフォーム®の露出や瘻孔形成，血腫，硬結，漿液種，治癒遷延，修復の不足ないしは修復の過剰などがある。

　手術のポイントは，皺の性質上必ず坐位にて皺の位置のマーキングを行い，鼻唇溝の場合，皺の直下ではなくやや内側の真皮下に均一なトンネルを作る。これは局所麻酔剤の注入により組織が膨張し，インプラントが少し外側に入る傾向があるからである。またソフトフォーム®の入っているトロッカーを皮膚から出す際には，不用意に鼻翼などを刺してしまわないよう鉗子などで皮膚を押さえ，トロッカーが飛び出すのを防ぐことも重要である。またソフトフォーム®は少し縮むので，両端をトリミングする前に皮膚の皺を延ばして十分に余裕をもたせ，2，3mmは皮膚からはみ出るくらいにしてから斜めに切るように留意する。その切った断端の内腔が空いていることを確認後，真皮下に埋め込む。小切開創を6-0または7-0ナイロン糸で縫合して手術終了となる。

　いったん挿入したソフトフォーム®を除去するのは，触感が悪い場合やサイズの異なるソフトフォーム®に入

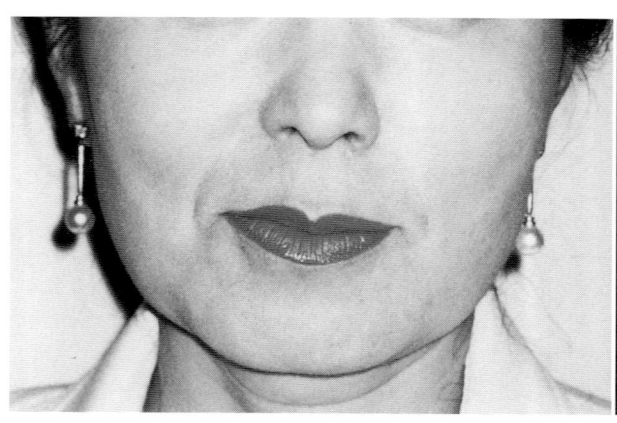

（a）術前。 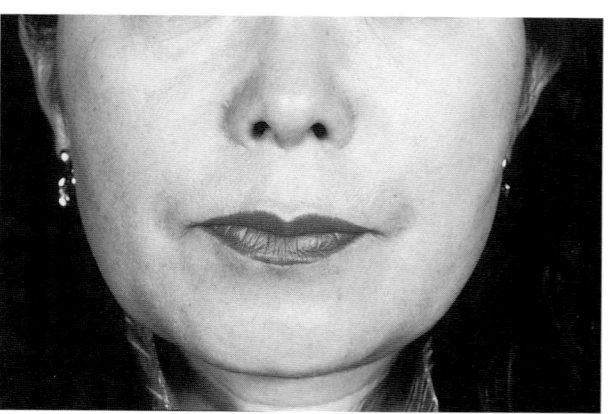　　　　　　　　　　　　　（b）術後1年。

図 21・2　症例：50歳，女

表 21・1　ソフトフォーム® インプラントについての Q & A

Q：ソフトフォーム® インプラントとは何ですか？
A：非吸収性のインプラントで鼻唇溝（鼻と口角を結ぶ線）や口交連（口の両端）などの部位の細長く深い溝状の凹み部分を修復するために使います。また口唇の外縁（赤唇縁）に使用するとくっきりと下唇になります。

Q：原材料は何ですか？
A：テフロンという材質でできています。テフロンは医療用の材料として人工血管やヘルニアの治療などに 20 年以上前から使用されています。

Q：どのように作用するのですか？
A：凹んでる部分の皮下に埋め込むことにより，皮膚を盛り上げて凹みを修復します。

Q：どのような部位に使用するのですか？
A：顔面の細長くて深い溝状の凹み部分です。鼻唇溝，口交連，赤唇縁に使用できます。

Q：どの人でも使用できますか？
A：ある程度深い溝状の凹みがあり，それを直したいと考えている人に使用します。浅い皺には使用できません。

Q：ソフトフォーム® 治療はどのように行うのですか？
A：局所麻酔の注射をして，皮膚の 2 カ所に小さな切開を加え，皮下に埋め込みます。治療時間はだいたい 20 分～30 分です。

Q：どのくらい痛いでしょうか？
A：局所麻酔時にチクッとしますが，それが終われば痛くありません。

Q：ソフトフォーム® 治療後の経過はどのようになりますか？
A：術後は少し腫れたりしますが，2，3 日から 1 週間位で治ります。皮膚を切開して縫合した部分は普通 5 日から 7 日後に抜糸します。術後 5～7 日はソフトフォーム® を入れた部分が突っ張るような感じがします。また初めのうちは異物感がありますが，時間とともにほとんど感じなくなります。

Q：この手術により傷跡が残るでしょうか？
A：皮膚を 3～5 mm ほど切開しますので，その部位に小さな傷跡が残りますが目立たない場所を切開しますので時間が経つとほとんど分からなくなります。

Q：治療効果はすぐ分かりますか？
A：治療結果はすぐ分かりますが，最初のうちは少し腫れています。完全に手術の跡が目立たなくなるのは 6～12 カ月後です。

Q：治療効果はいつまでも持続しますか？
A：ソフトフォームは体内で吸収されたりしないので，埋め込んだインプラントを取り除かない限り効果も持続します。ただし加齢とともに少しずつ皺は生じます。

Q：このインプラントによるアレルギー反応は起こりますか？
A：ソフトフォーム® に対してのアレルギー反応の報告は今のところありません。

Q：ソフトフォームによる治療は，フェイスリフトの代わりになりますか？
A：皮膚のたるみや小皺を治したい人には，このソフトフォーム® 治療だけでは十分に直せません。しかしフェイスリフトとソフトフォーム® 治療を組み合わせて皺を目立たなくできます。またコラーゲン注射を併用することにより，同じように皺をより目立たなくできます。

Q：ソフトフォーム治療とコラーゲン注入とはどう違うのでしょうか？
A：ソフトフォームは皮下に入れて皮膚を押し上げて，深い皺を修復するインプラントです。このソフトフォームは体内で吸収されたり変形したりしない材料でできています。コラーゲン注射は，皺のある皮膚の浅い部分に注入するものです。それら牛の皮から抽出されたコラーゲン製剤はいずれしだいに吸収されるため，再注入が必要となります。

表 21・2　インフォームドコンセント

1. ソフトフォーム® 治療は外科手術ですので，ほかの手術同様に感染などリスクを伴います。それらの予防のため，術後の抗生物質を忘れず服用してください。
2. この方法で皺を浅くしたり赤唇縁を強調することができますが，改善率は 50〜70％位です。
3. ソフトフォーム® の治療の後，場合によりザイプラスト® やザイダーム® などのコラーゲン注射を行うことによってさらに修正が可能です。
4. 将来ソフトフォーム® の入れ替えが必要になることがあります。
5. ソフトフォーム® 治療の術後は，痛み，腫脹が約 1 週間続きます。
6. ソフトフォーム® 治療は皺に対する効果が持続しますが，ほかの美容外科手術同様，加齢とともに新たな皺は生じます。
7. 術後しばらくインプラントが入っているのを触知します。時間とともにそのような触感は薄らぎますが，完全に消えることはありません。
8. 切開した部分は小さな傷ができますが，やがてほとんど目立たなくなります。

れ替える場合，長さが足りなかった場合などである。方法は，皮膚消毒の後に局所麻酔を行い，最初の切開部分を再切開してモスキート鉗子などでインプラントが見えるまで剥離を行う。インプラントの片端を固定後，内腔に入っている線維組織を切る。ある程度の力を込めて摂子でインプラントを把持し引き抜く。もし癒着が強くて出てこない場合は，もう片方の端も切開して線維組織を切り引き抜く。

最後に患者への説明と Q & A を表 21・1 に，インフォームドコンセントを表 21・2 に挙げた。

（西村　正樹）

文　献

1) Davis, G. M.：SoftForm facial implants. Plastic Surgery Educational Foundation DATA Committee. Device and Technical Assessment. Plast. Reconstr. Surg., 101：1988-1989, 1998.

和文索引

あ

悪性黒子　16
悪性黒色腫　15
アスコルビン酸　79
アセトン　34
アテロコラーゲン®　143
アトピー性皮膚炎　75
アミノ酸　32
アルゴンレーザー　120
アルブチン　71
アルロン酸　79
アレルギー反応　144
アンギオカット針　150

い

イオントフォレーシス　56, 57
医薬部外品　75

う

ウルトラパルス CO_2 レーザー　96, 97, 103, 129
ウルトラパルスレーザー　67

え

エタノール　35
エタノールアミン　79
エネルギー密度　102
エラグ酸　71
炎症後色素沈着　51, 124
エンドセリン　80
エンリッチング効果　58

お

黄色腫　16

か

外因性老化　3
外傷性瘢痕　109
海水浴後色素斑　115
外用ビタミンC　69
化学熱傷　96
下眼瞼外反　109
下眼瞼除皺術　101
角化作用（ターンオーバー）　32, 78
角層　76
角層水分量　79
活動性痤瘡　138
痂皮形成　124
ガラクトシルセラミド　79
加齢に伴う皮膚の形態学的変化　12
陥凹性病変　143
眼瞼黄色腫　16

感染　111
肝斑　39, 50, 98, 117

き

基底細胞上皮腫　15

く

クーリング・デバイス　125
クールタッチ™レーザー　27, 125
クライオスプレー　144
グリコール酸　8, 24, 29
グルコシルセラミド　79

け

経結膜的眼窩脂肪摘出術　103
経結膜的脱脂術　101
経口ステロイド剤　158
経表皮水分蒸散量　77
化粧品　75
結節型黄色腫　17
ケラチノサイト　76
ケラトアカントーマ　14
ケロイド　124

こ

コウジ酸　47, 51, 71, 100
口唇ヘルペス　38, 158
光線性花弁状色素斑　17, 115
紅斑　110
光老化　3, 38, 53, 70, 91, 96, 101, 103, 109
黒子　116
小皺　48
コラーゲン　49, 79, 103, 126, 143
コラーゲン注射　96, 151
コラーゲン治療のインフォームドコンセント　148
コラーゲンの再編成　93
コラーゲンの収縮　94
コラーゲンの使い分け　146
コラゲナーゼ　79
コレステロール　77

さ

最小紅斑量（MED）　85
最小持続型即時黒化量（MPPD）　85
ザイダーム®　158
ザイプラスト®　158
細胞外マトリックス　4
細胞間マトリックス　79
痤瘡　26
痤瘡後瘢痕　36, 109, 138, 140, 141
サリチル酸　21, 22, 25, 30, 33
サリチル酸エタノール溶液　34

酸化アルミニウム　135
酸化ストレス　4
サンスクリーン剤　7, 32, 83

し

紫外線　94
紫外線A（UVA）　84
紫外線B（UVB）　84
紫外線吸収剤　86
紫外線散乱剤　85
紫外線防止用化粧品　83
色素性母斑　116
色素脱失　76, 103
色素沈着　49, 75, 95, 103, 110
色素沈着型化粧品皮膚炎　117
色素沈着型接触性皮膚炎　117
色素レーザー　120
シグナル伝達　3
シクロブタン型二量体　8
刺青　140
脂性肌のスキンケア　26
持続型即時黒化反応　7
湿潤環境　95
脂肪酸　77
脂肪注入術　97, 149
脂肪の生着率　154
雀卵斑　50, 113
遮光剤　94
酒皶　119, 120
出血斑　124
蒸散　91
蒸散深度　93
上皮成長因子　3
生薬　80
脂漏性角化症　13, 108, 115
脂漏性疣贅　115
皺　109
尋常性痤瘡　36
深達性II度熱傷（DDB）　99

す

水性ゲル　50
垂直注入法　151
水痘の瘢痕　109, 139
水分保持能　79
水平注入法　151
スーパーパルス CO_2 レーザー　97
スキンケア化粧品　75
スキンタイプ　94
ステロイド　54
ストレッチテスト　146
スフィンゴ脂質　77

和文索引

せ

製造物責任法（PL法）　73
静的な皺　109
生理的老化　3
赤唇縁　156
雪状炭酸治療　123
接触性皮膚炎　94
セラミド　77
線維芽細胞　79
選択的光加熱分解理論　91, 101
浅達性II度熱傷（SDB）　99

そ

創傷治癒　4
増殖因子　79
即時黒化　84
組織褐色変症　69
そばかす　113
ソフトフォーム®　156

た

耐性　54
太陽光線　94
太陽光線の区分　84
単純ヘルペス　98

ち

遅延型アレルギー反応　147
遅延型紅斑惹起量　7
注射用コラーゲン　97
チロシナーゼ　80
チロシナーゼ活性　7

て

テフロン埋入術　156
デルマトスコープ　12
テロメア　4
テロメラーゼ　4
転写因子　4
天然保湿因子　76
癜風　17

と

動的な皺　109
トラネキサム酸　27
トリエタノールアミン　31
トリクロル酢酸　21, 25, 30, 33, 40
トレチノイン　48, 67, 69, 70

な

ナイアシンアミド　77
内因性老化　3
ならし揉み　150
難治性痤瘡　140

に

ニコチン酸アミド　77

20％浸透型ビタミンC（Skin Ceuticals）　45
日光角化症　14
乳酸　8, 24, 29, 50
乳房外ページェット病　15

ね

熱拡散時間　97
熱緩和時間　92, 101

は

ハイドロキシエチルセルローズ　31
ハイドロキノン　8, 27, 40, 41, 47, 50, 67, 69, 98, 100
ハイドロキノン軟膏　35
肌荒れ　78
発疹性黄色腫　16
パルスYAGレーザー　129
瘢痕　95
瘢痕形成　75, 79, 111
瘢痕性兎眼　99
瘢痕性病変　26

ひ

ヒアルロン酸　49, 126
ビーズ反応　147
皮角　14
肥厚性瘢痕　103, 124
鼻唇溝　151, 156
ヒスタミン　80
ビタミンA軟膏　35
ビタミンC　7, 79
ビタミンE　7
ビタミンEフェルラ酸　8
ヒドロキシ酢酸　24
皮内テスト　146
美白化粧品　84
美白剤　80, 94
皮膚アミロイドーシス　17
皮膚炎　51
皮膚線条　138
皮膚剥削術　96
漂白治療　50
表皮剥離（exfoliation）　135
表皮バリア機能　76

ふ

フェノール（石炭酸）　22, 25, 96
プライミング　56
フルーツ酸　21, 29, 30
フロスティング（frosting）　26, 40, 42
分裂能　3

ほ

豊胸術　151
放射束密度　102
ボーエン病　14
ホームケアー（home care）　57, 139

保湿剤　76
ボツリヌストキシン　97, 103, 128
ボトックス療法　129

ま

マトリックス　79
マトリックスメタロプロテアーゼ　6

め

メイラード反応　5
メディカルエステ　63
メラニン　80, 94
メラニンの生成過程　68
メラノサイト　80
メンテナンスセラピー　56

も

毛細血管拡張症　119
網膜芽細胞腫　4

ゆ

有棘細胞癌　15

ら

ラメラ構造　77

り

リール黒皮症　117
リドカインテープ　126, 144
隆起性皮膚病変　109
両側性太田母斑様色素斑　113, 115

る

ルシノール　71

れ

冷却ガス　125
レチノイド　48
レチノイドX受容体　48
レチノイン酸　7, 27, 40, 41, 48, 57, 103
レチノイン酸受容体　48
レチノール　49
レチン-A含有クリーム　98

ろ

老化関連遺伝子　4
老人性血管腫　13, 119
老人性色素斑　7, 13, 50, 114
老人性色素斑とボーエン病の鑑別ポイント　15
老人性脂腺増殖症　12
老人性白斑　17
老人性面皰　12
老人性疣贅　13, 115
ロングパルス色素レーザー　124
ロングパルスNd：YAGレーザー　125

欧文索引

A

α-ハイドロキシ酸（AHA） 21,29,40, 57,79
ablation 105
AHA peeling 22
all-trans retinoic acid 70
amyloidosis cutis 17
AP-1 6
arbutin 71
ascorbic acid 69

B

β-カロチン 7
β-ハイドロキシ酸（BHA） 21,25,30, 40
bacal cell epithelioma 15
bilateral nevus Ota-like macules 115
blue peeling 22,40
Bowen's disease 14

C

c-fos 5
chemical peeling 7,21,29,48,67,76, 96
chemical peelingの深達度分類 23
chemical peelingの適応疾患 26
chemical peelingの副作用 25
chemical peelingの歴史 22
chloaxma 117
CO_2 レーザー 91,97,120
coenzyme Q_{10} 61
computer pattern generator（CPG） 99,107

D

deep peeling 23
dexamethasone 54
DNA損傷 8
down time 125

E

8-オキソグアニン 8
ellagic acid 71
ephelides 113
epidermal growth factor 3
Er：YAGレーザー 93,105,129
Er：YAGレーザーのインフォームドコンセント 111
Er：YAGレーザーの合併症 110
Er：YAGレーザーの特徴 106
Er：YAGレーザーの麻酔法 106
extramammary Paget's disease 15

F

Fitzpatrick分類 33,41
4-n-butyl resorcinol 71
frecles 113
free acid value 24

G

glycation end-products（AGEs） 5

H

H_2受容体 80
HB-EGF 54
hydroquinone 69

J

Japanese Skin Type（JST） 98
Jessner液 21,25,33

K

keratoacanthoma 14
kojic acid 71
KTPタイオードレーザー 120

L

laser resurfacing 67,76,91,96,128
laser resurfacingの合併症 95
laser resurfacingの術前療法 94
laser resurfacingの麻酔法 95
lentigo maligna 16
lentigo senilis 13,114

M

malignant melanoma 15
matrix metalloproteinase 6
medium depth peeling 23
melasma 117
Microdermabrasion 135
Microdermabrasionの機械の設置 142
Microdermabrasionの機械の選定 142
Microdermabrasionの基本手技 136
Microdermabrasionの禁忌・合併症 142
Microdermabrasionの術前処置 136
Microdermabrasionの治療間隔 138
Microdermabrasionの適応 136,142
Microdermabrasionの問診表 137
Microdermabrasion用カルテ 138
minimum erythema dose（MED） 7
minimum persistent pigment darkening dose（MPPD） 7
mitogen-activated protein（MAP）キナーゼ 6

MMP 79

N

N-メチル-L-セリン（NMS） 79
Natural Moisturizing Factors 76
non-ablative laser resurfacing 125

O

Obagi 40,43
ochromosis 69
over peeling 38

P

p53 5
PA分類 84
Photo Facial™ 63
photoaged skinの治療 26
photoaging 70
pH値 24
pigmentatio pedaloides actinica 17
pigmentatio petaloides actinica 115
pigmented contact dermatitis 117
pigmented cosmetic dermatitis 117
pigmented nevus 116
pityriasis versicolor 17
pKa 24
protection factor of UVA（PFA） 7

R

retin-A 70
retinoblastoma 4
retinoic acid receptor（RAR） 48
retinoid 48
retinoid X receptor（RXR） 48
Riel's melanosis 117

S

seborrheic keratosis 13,115
seborrheic warts 115
senile comedo 12
senile pigment freckle 114
senile sebaceous hyperplasia 12
senile vitiligo 17
senile wart 13
senile（cherry）angiomas 13
shoulder technique 99,100
shrinkage 99
Silk Touch® 92
6-4光産物 8
skin resurfacing 91,105
skin resurfacingの概念 106
solar keratosis 14
SPF値 85

squqmous cell carcinoma　15
sun protection factor（SPF）　7
sun-reactive skin typing system　97
superficial peeling　23, 33

T

thermal relaxation time　97
trans-epidermal water loss（TEWL）
　77
tretinoin　70

U

Ultra Pulse 5000 C®　92
Uni Pulse COL-1040®　92
UVA 吸収剤　86
UVB 吸収剤　86

V

V-Beam™　123
verruca senilis　115
very superficial peeling　23

X

xanthoma　16

形成外科 ADVANCE シリーズⅡ-8

Facial Rejuvenation：最近の進歩

2001年6月15日　第1版第1刷発行

監　　修	波　利　井　清　紀
編　　集	谷　野　隆　三　郎
著　　者	分　担　執　筆　(27氏)
発　行　者	今　　井　　　　　彰
表紙装丁	塚　　本　　　　　陽
印　刷　所	三　報　社　印　刷　株　式　会　社

編集者の承認に
より検印省略

定価（本体15,000円＋税）

発行所　克誠堂出版株式会社

（〒113-0033）東京都文京区本郷3丁目23番5号202
Phone(03)3811-0995　　FAX(03)3813-1866
振替　00180-0-196804

Printed in Japan
© Ryuzaburo Tanino, 2001
「本書の内容の一部あるいは全部を無断で（複写機等いかなる方法によっても）複写複製
すると，著作権および出版権侵害となることがありますので注意下さい」
ISBN 4-7719-0233-X　C3047　￥15000E

大好評の形成外科 ADVANCE シリーズ

●形成外科 ADVANCE シリーズ I 《波利井清紀 監修》全10冊完

[I-1]
頭頸部再建外科：最近の進歩　　東京大学教授　**波利井清紀** 編著　　本体17,000円

[I-2]
四肢の形成外科：最近の進歩　　東京慈恵会医科大学教授　**児島忠雄** 編著　　本体17,900円

[I-3]
創傷の治療：最近の進歩　　川崎医科大学教授　**森口隆彦** 編著　　本体14,800円

[I-4]
皮弁移植法：最近の進歩　　名古屋大学教授　**鳥居修平** 編著　　本体21,000円

[I-5]
頭蓋顎顔面外科：最近の進歩　　大阪医科大学教授　**田嶋定夫** 編著　　本体23,000円

[I-6]
骨移植：最近の進歩　　香川医科大学教授　**秦　維郎** 編著　　本体18,000円

[I-7]
口唇裂・口蓋裂の治療：最近の進歩　　近畿大学教授　**上石　弘** 編著　　本体20,000円

[I-8]
画像診断と手術シミュレーション：最近の進歩　　藤田保健衛生大学教授　**中島龍夫** 編著　　本体32,000円

[I-9]
マイクロサージャリー：最近の進歩　　埼玉医科大学総合医療センター教授　**原科孝雄** 編著　　本体27,000円

[I-10]
腫瘍切除後の再建外科：最近の進歩　　久留米大学教授　**田井良明** 編著　　本体16,000円

●形成外科 ADVANCE シリーズ II 《波利井清紀 監修》

[II-1]
Tissue expansion 法：最近の進歩　　北海道大学名誉教授　**大浦武彦** 編著　　本体14,500円

[II-2]
レーザー治療：最近の進歩　　東海大学教授　**長田光博ほか** 編著　　本体14,500円

[II-3]
内視鏡下手術：最近の進歩　　東邦大学教授　**丸山　優** 編著　　本体18,500円

[II-4]
美容外科：最近の進歩　　東京警察病院形成外科部長　**大森喜太郎** 編著　　本体23,000円

[II-5]
乳房・乳頭の再建：最近の進歩　　東北大学教授　**山田　敦** 編著　　本体18,000円

[II-6]
各種局所皮弁による顔面の再建：最近の進歩　　関西医科大学教授　**小川　豊** 編著　　本体19,000円

[II-7]
殿部・会陰部の再建と褥瘡の治療：最近の進歩　　東京女子医科大学教授　**野崎幹弘** 編著　　本体19,000円

[II-8]
Facial Rejuvenation：最近の進歩　　東海大学教授　**谷野隆三郎** 編著　　本体15,000円

【今後の予定】

[II-9]
骨延長術：最近の進歩　　北海道大学教授　**杉原平樹** 編著

113-0033 東京都文京区本郷3丁目23-5-202　こくせいとう **克誠堂出版株式会社**　Tel. 03-3811-0995　Fax. 03-3813-1866
URL　http://www.kokuseido.co.jp